孕育健康宝宝四步曲

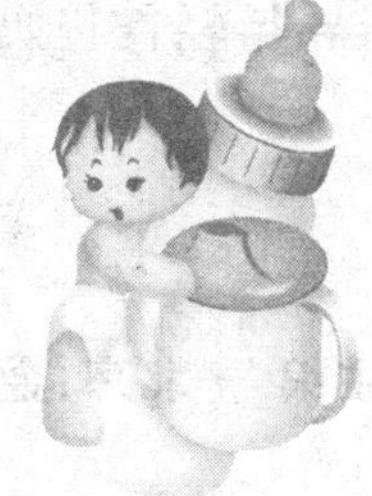

主　编

周　南

副主编

王雪婷

编　委

王　璇　张　婕　王丽芳　梁　艳　沈晓霞

金盾出版社

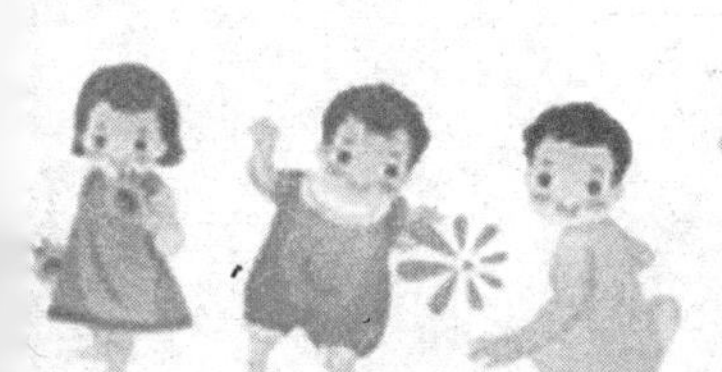

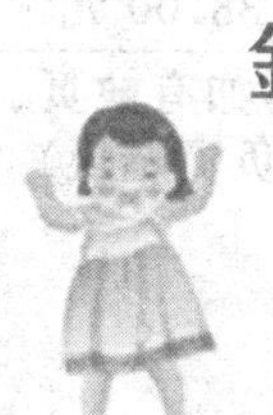

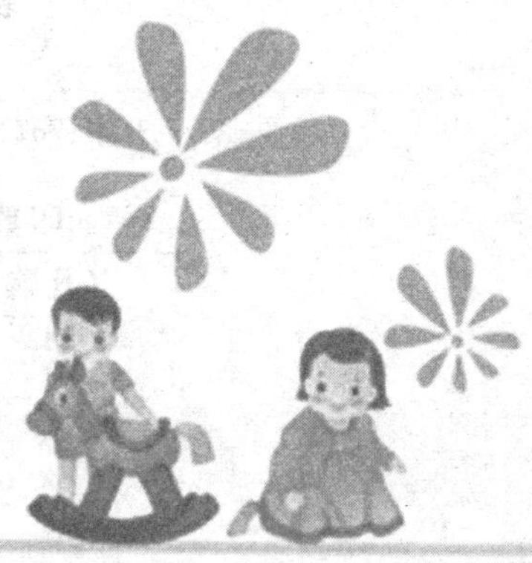

内容提要

本书共分四篇，包括孕前准备、孕期保健与胎教、产后护理及防病、0～3岁婴幼儿喂养与智力开发。介绍了在这个漫长却愉快的过程中，孕产妇所面对的各种新问题，并富有针对性地指出了具体应对方法。这不仅能消除在孕、产、育全过程中的各种顾虑，还能在孕育生命的伟大历程中享受到一份身体与心灵的独特旅行。本书结构编排合理，内容详实生动，可操作性和实用性强，是指导年轻爸爸妈妈学习的良师益友。

图书在版编目(CIP)数据

孕育健康宝宝四步曲/周南主编. —北京：金盾出版社，2013.7
ISBN 978-7-5082-8105-6

Ⅰ. ①孕…　Ⅱ. ①周…　Ⅲ. ①妊娠期—妇幼保健—基本知识②婴幼儿—哺育—基本知识　Ⅳ. ①R715.3②TS976.31

中国版本图书馆 CIP 数据核字(2013)第 028006 号

金盾出版社出版、总发行
北京太平路 5 号(地铁万寿路站往南)
邮政编码：100036　电话：68214039　83219215
传真：68276683　网址：www.jdcbs.cn
封面印刷：北京精美彩色印刷有限公司
正文印刷：北京万友印刷有限公司
装订：北京万友印刷有限公司
各地新华书店经销

开本：787×1092 1/16　印张：15.5　字数：216 千字
2013 年 7 月第 1 版第 1 次印刷
印数：1～7 000 册　定价：38.00 元

前言

孕育是一个复杂而受诸多因素影响的过程，它涉及生理、营养、环境、遗传等诸多因素，从孕前到分娩，忽视了任何一个因素、环节都会带来无可挽回的伤痛。有人说，孕育就好比建造房屋，首先要规划蓝图，设计建筑图纸。孕育的优生咨询、营养补充、身心调理必须面面俱到。而宝宝出生后如何科学养育，使其健康成长则又是一项艰巨的任务。每当年轻父母进入了让他们不断紧张、喜悦而又感动的生命历程时，他们时常会感到不安和困惑：我们该怎样努力，才能让这个小生命茁壮成长，成为一个健康、聪明、快乐的宝宝呢？

针对年轻父母的这一迫切要求，我们编写了《孕育健康宝宝四步曲》一书，书中就孕育过程中年轻父母最关心的问题或认识不全、一知半解的事情，还有不知道的、想知道的、应该知道的各种知识，对这些变化所需要相应配伍的营养、运动和防范，都进行了简洁、清晰的诠释，并给出了科学合理的应对措施。

我们真诚地希望广大年轻父母们通过阅读本书，学习到更多、更全面的科学知识，掌握更先进的科学理念。期盼每一位准妈妈以幸福、从容的心态和健康的身体迎接宝宝的到来；期盼每一位准爸爸承担起父亲的责任，照顾妻子，呵护胎儿，让宝宝在温馨的家庭环境中顺利、健康地降生。愿每个家庭都能有一个健康、聪明、美丽的宝宝。

让我们一起努力，让母亲快乐、儿童健康！

作　者

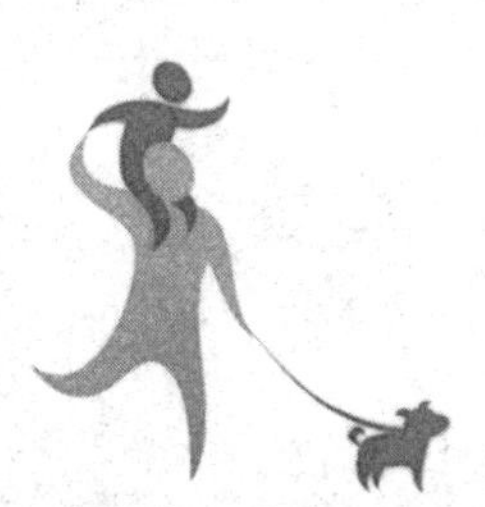

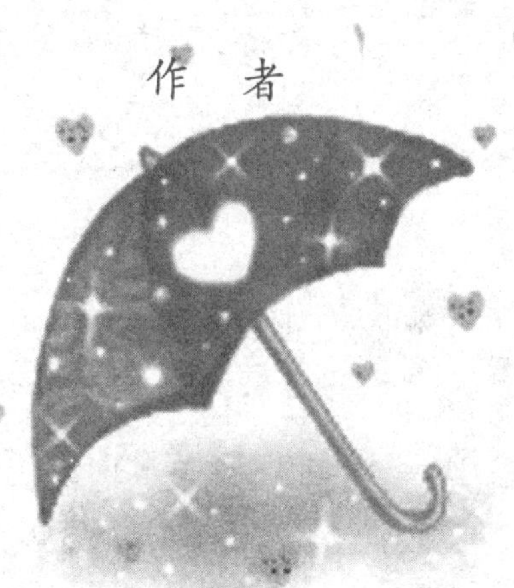

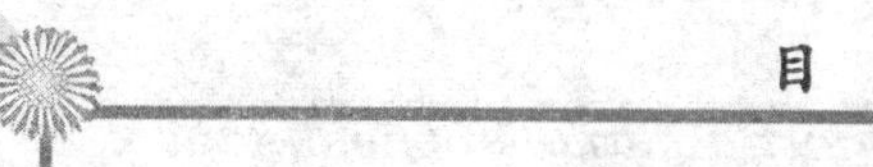

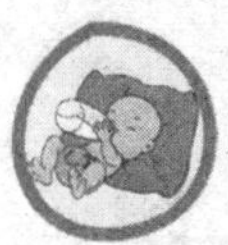

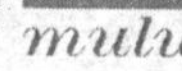

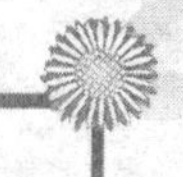

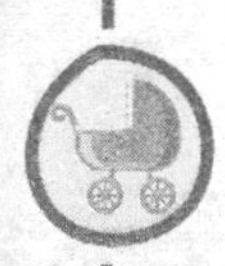

目录 mulu

第一篇 孕前准备

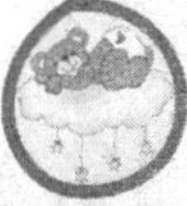

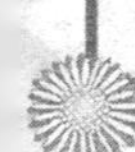

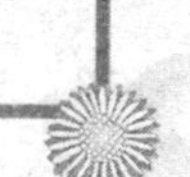

第二篇　孕期保健与胎教

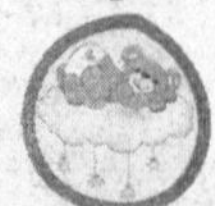

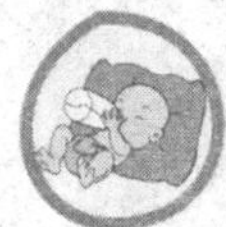

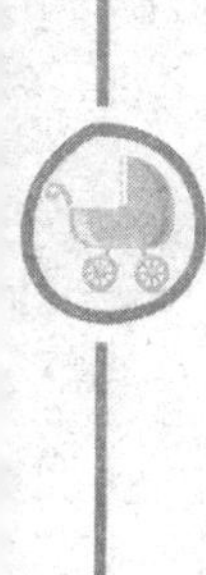

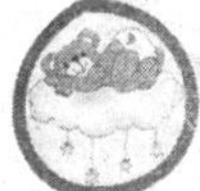

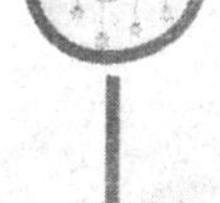

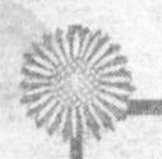
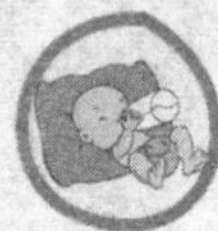
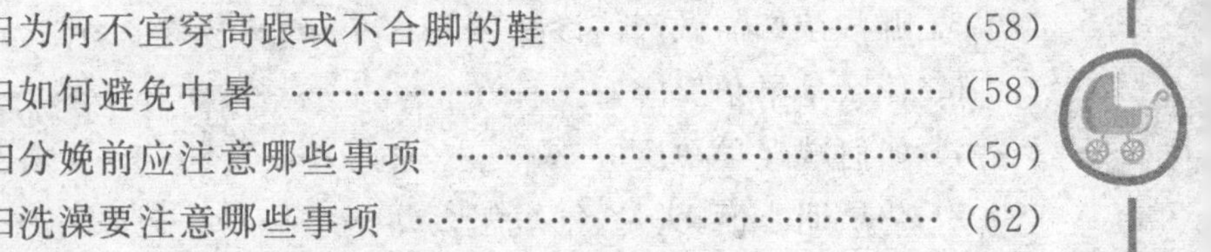

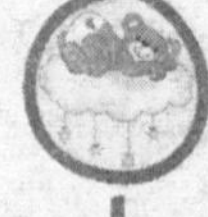
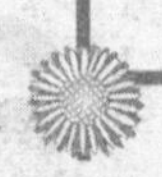
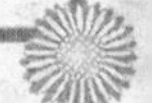

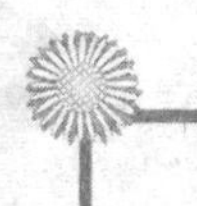
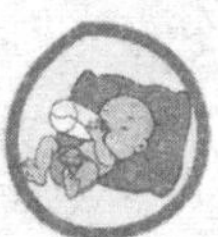
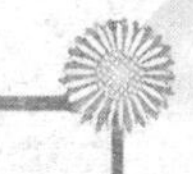

第三篇 产后护理及防病

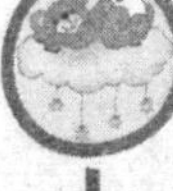
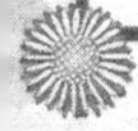
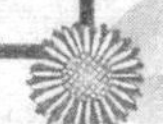

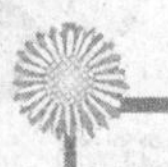

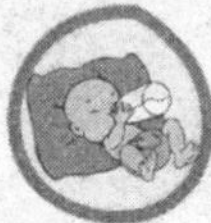

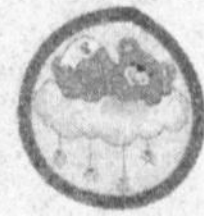

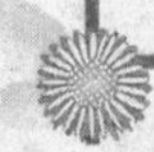

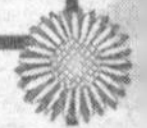

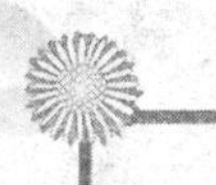

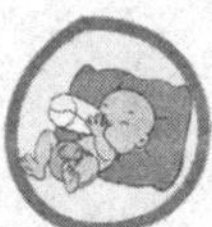

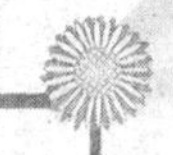

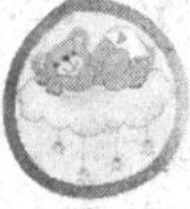
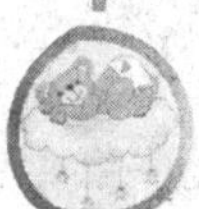
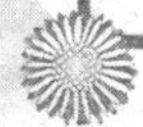

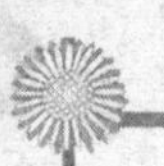

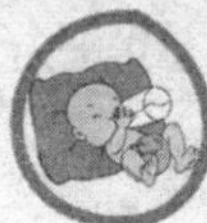

第四篇 0～3 岁婴幼儿喂养与智力开发

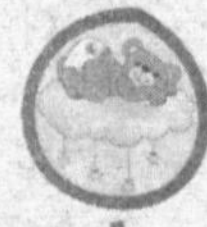
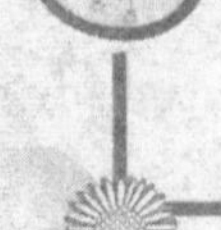

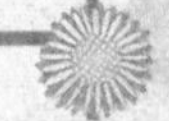

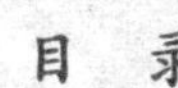
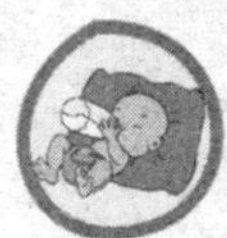
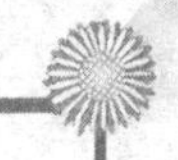

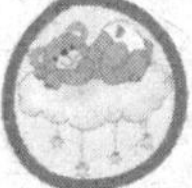
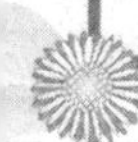

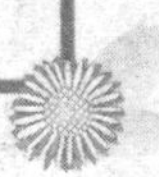

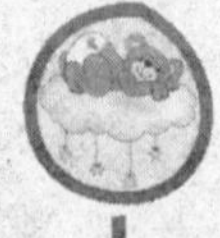

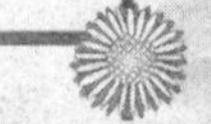

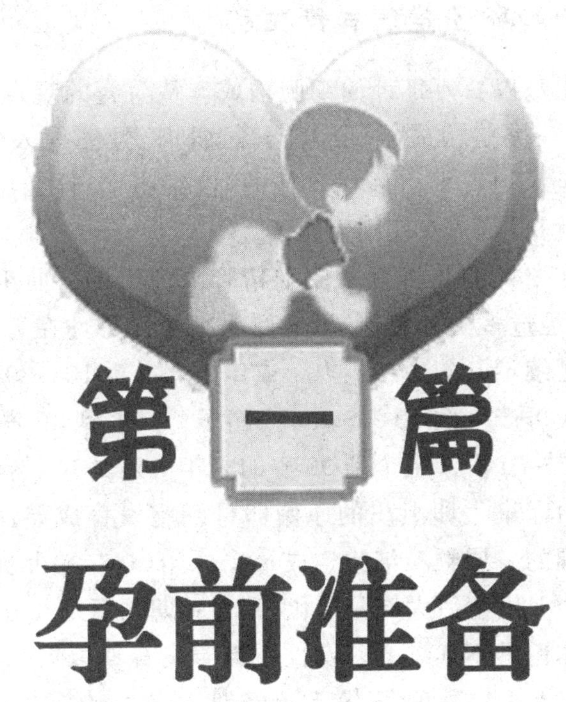

第一篇

孕前准备

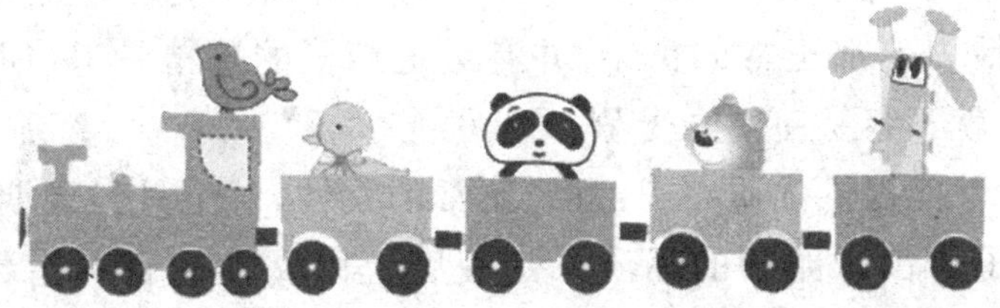

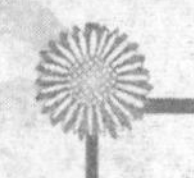

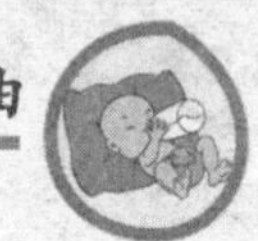

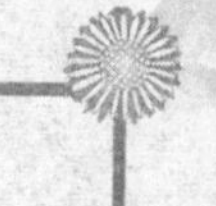
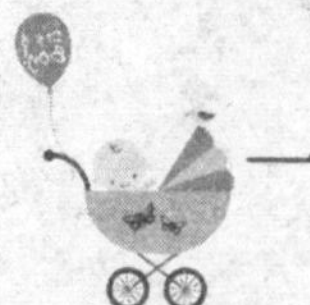
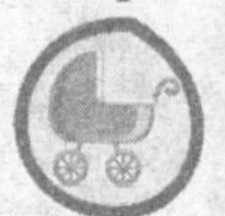

一、孕前健康和心理准备

1. 精子和卵子是怎样产生的

人体是由数以百万亿计的细胞构成。从生育的观点来看,这些细胞可归为两类,一类是构成心、肝、肺、肾、肌肉、骨骼等人体器官的“体细胞”,另一类是承担着繁衍后代重任的“性细胞”。性细胞又叫做生殖细胞,在男性,就是精子;女性则为卵子。

精子是在睾丸的几百万条曲细精管内产生的。曲细精管生精上皮的精原细胞,经过多次分裂,最后成熟为精子。男性在青春发育期以后,睾丸便拥有延续不断的生精能力。成年人睾丸重10～20克,而平均每克睾丸组织每天可产生约10 000 000个精子。一般到40岁后,生精能力逐渐减弱,但60～70岁甚至个别90岁的老年人还具有生精能力。

卵子是由卵巢生卵上皮的原始卵母细胞发育成熟而成。原始卵母细胞和它周围的一层颗粒细胞构成一个原始卵泡,胎儿卵巢内原始卵泡多达200万个。出生后大部分退化,到青春期剩下约3万个或更少一些。卵巢的生卵作用是不连续的。女性在青春发育期以后,每一个规律的月经周期可排出1个成熟卵子,直到绝经期,一个妇女一生约排出400个卵子,最多也不过500个。

2. 受孕必须具备的条件是什么

(1)男性的睾丸产生正常的精子:正常成年男性一次射出的精液量为2～6毫升,每毫升精液中的精子数应在6 000万以上,有活动能力的精子达60%,异常精子在15%～20%。男性可以产生足够数量的和在功能、形态、活力上都正常的精子,并有运送精子的输精管道,如果达不到上述标准,就不容易使女方受孕。

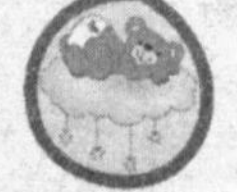
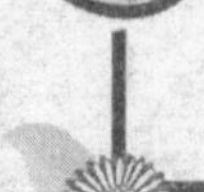

(2)女性能提供优质卵子:月经正常的女性,每个月经周期都有一个健康的卵子排出。卵子的品质一定程度上由女性的青春指数来保障。

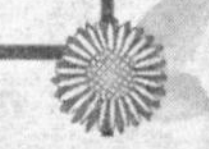

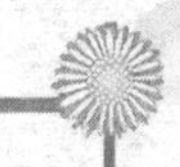
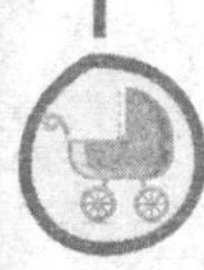

女性身体越健康,卵子发生染色体变异的几率就越低,不但能顺利受孕,而且流产的几率也较小。但是,卵子变异也与年龄、生活环境的好坏等因素息息相关。因此日常生活中,增强自身免疫系统活力,适时运动、规律三餐、保证睡眠是基本原则;同时,减少接触污染物的机会,都能在一定程度上避免卵子受到影响。

(3)适时的性生活,使精子和卵子有机会相遇受精:适时性交是卵子受精的先决条件。精子在女性生殖道内能生存1～3天,卵子排出后能生存1天左右,女性排卵时间在下次月经来潮前14天左右,在排卵前后几天内性交才有受孕的可能性。在非排卵期性交是不会受孕的。因为卵子排出后寿命较短,一般认为卵子的受精能力短于24小时,精子在女性生殖道中只能生存1～3天。因而卵子受精的机会只有在射精后3天内和排卵后24小时内。另外,女性的排卵一般1月1次,错过了这个机会则不会受孕。

(4)生殖道必须通畅无阻:男性的输精管道必须通畅,精子才能排出。女性的生殖道也必须通畅,这样性交时进入阴道内的精子才可以毫无阻挡地到达输卵管,并与卵子相遇而受精,受精卵也可以顺利地进入宫腔。精子进入女性体内,其质量和活性是自身运动的基础,而女性的体内环境则是它运动的助力。所有的通道,包括男性附睾、输精管、尿道,以及女性阴道、子宫颈管、子宫腔、输卵管,都必须畅通无阻。精子和卵子在输卵管壶腹部相遇,并结合受精。受精卵再借助输卵管的蠕动被送到子宫腔。

(5)合适的子宫内环境:卵子受精后,一边发育一边向子宫方向移动,3～4天后到达子宫腔,6～8天就埋藏在营养丰富的子宫内膜里,然后继续发育为胎儿。受精卵发育和子宫内膜生长是同步进行的,如受精卵提前或推迟进入宫腔,这时的子宫内膜就不适合受精卵着床和继续发育,也就不可能怀孕。

在正常生理情况下,夫妇同居而未采取避孕措施,每个月受孕的机会为20%,半年怀孕的机会为70%,一年怀孕的机会为80%,若超过一年以上未采取避孕措施而不孕应进行医学检查,以排除不孕不育的可能。

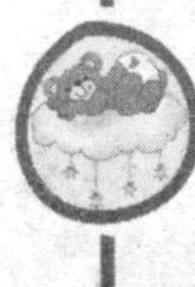
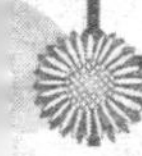

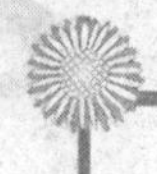

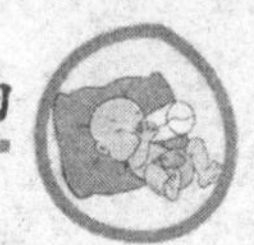

3. 怀孕的最佳年龄是何时

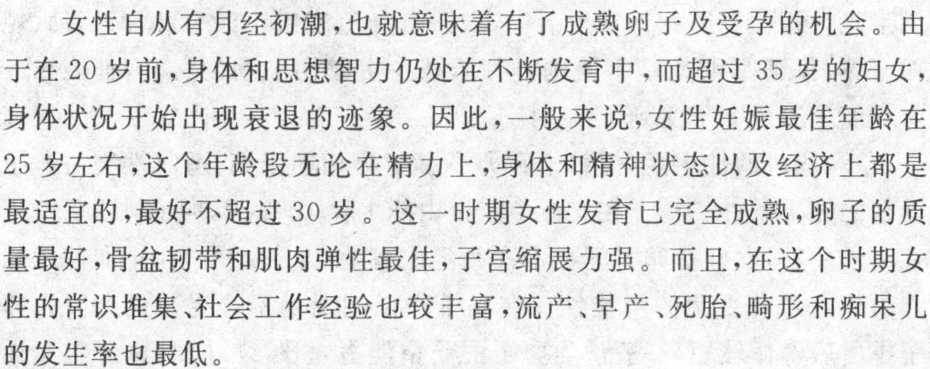

女性自从有月经初潮，也就意味着有了成熟卵子及受孕的机会。由于在 20 岁前，身体和思想智力仍处在不断发育中，而超过 35 岁的妇女，身体状况开始出现衰退的迹象。因此，一般来说，女性妊娠最佳年龄在 25 岁左右，这个年龄段无论在精力上，身体和精神状态以及经济上都是最适宜的，最好不超过 30 岁。这一时期女性发育已完全成熟，卵子的质量最好，骨盆韧带和肌肉弹性最佳，子宫缩展力强。而且，在这个时期女性的常识堆集、社会工作经验也较丰富，流产、早产、死胎、畸形和痴呆儿的发生率也最低。

男性最佳生育年龄是 30 岁左右，在这个时间无论在身体和精神状态，以及经济条件上都是最合适的。要是在不考虑女性年龄差异的情况下，如果男性年龄大于 35 岁，流产的几率要增加 30％左右。而 50 岁和 20 岁的父亲相比，这个几率就增加 1 倍。随着男性年龄增长，其精子染色体损伤的可能性也会增加，35 岁以上男性的精子会有更多的染色体异常，而这些脱氧核糖核酸缺陷会导致胎儿发育异常，甚至流产。

4. 什么季节受孕最佳

妊娠最好在男女双方都处在身体健康、精神饱满的情况下进行。一般认为最好延续到结婚 3 个月后，在季节上选择夏末秋初季节受孕，第二年春末夏初分娩较为理想。因为许多事实证明，在怀孕早期，许多病毒性疾病，如流感、风疹、腮腺炎等，可导致胎儿畸形。病毒性疾病一般发生在春初或冬末。若是选择在这一时节受孕，不但孕妇极易受到传染而导致胚胎受损畸变，而且胎儿在第 3、4 个月正是发育加速，体重增加明显的时期，又正值盛夏，天气炎热，孕妇受高温影响而进食少，加上出汗使体内渗出量加大，不良的气候因素对胎儿的正常发育都极为不利。

若是选择在 2、3 月份受孕，整个怀孕期经历春、夏、秋 3 个季节，能获得养分充实的蔬菜、水果，使矿物质和各类维生素获得充实的供应。当然，随着物质条件的改善，关于怀孕季节的选择已经不是那么苛求了。

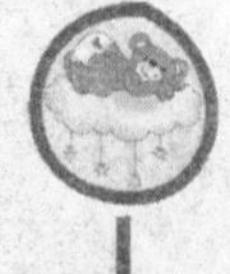
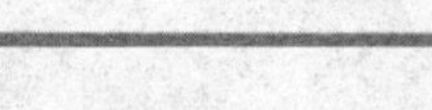

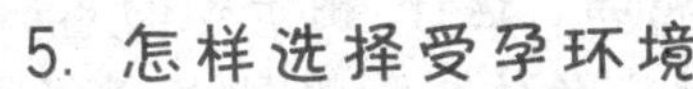

5. 怎样选择受孕环境

安静、轻松的环境，有利于夫妻双方处于最佳的健康状态，情绪的稳定和心情舒畅，也利于夫妻更好地享受性爱，在愉快中受孕。夜深人静、居室清洁、心境恬淡、恩爱缠绵之时，则被认为是最好的受孕时机。因为良好的心境和外界条件能对夫妇产生较好的心理暗示作用，也可能是人的心理活动对外界的各种刺激和反应有时是很微妙的缘故。应避免在雷电交加时受孕，因为人体也是一个磁场，这些因素可能会引起生殖细胞的变化，影响受孕及胚胎的发育；远离新装修的房间及有污染的环境，因为胚胎对化学性的物质极其敏感，可以造成胚胎发育停止，甚至流产；避免辐射也很重要，如果接受放射线照射，可以造成精子和卵子的发育异常，或胚胎的异常，最好在接受放射线照射 3 个月后再受孕。总之，只要夫妻是在思维、语言、行为、情感诸方面都达到高度协调一致的时候同房受孕，出生的孩子就会集中双亲在身体、容貌、智慧等方面的优点。

6. 胎儿的性别是怎样决定的

现代科学已经证明，胎儿的性别是由受精卵中的一对性染色体决定的。在人体的每个细胞核里都有 23 对携带遗传物质的染色体，其中 22 对为常染色体，决定除性别以外的全部遗传信息，另一对为性染色体，决定胎儿的性别。常染色体男女都一样，没有性别差异。性染色体则不同，分为"X 性染色体"和"Y 性染色体"两种。男性细胞中的一对性染色体，有一个是 X，有一个是 Y，即是 XY 型；女性的一对性染色体均为 X，即是 XX 型。23 对染色体中一半来自父亲，另一半来自母亲。

人体细胞是通过分裂方式进行繁殖的，即 1 个细胞分裂为 2 个，2 个再分裂为 4 个，这样继续分裂下去。在从未成熟的生殖细胞发育成为成熟的生殖细胞过程中，细胞内的染色体要经过一次减数分裂，即成熟后的精子或卵子只含有 23 条染色体，为原来的一半，其中 22 条为常染色体，1 条为性染色体。男性的 1 对性染色体为 XY，所以分裂成熟后的精子，一种含 X 性染色体的称为 X 精子，另一种含 Y 性染色体的称为 Y 精子。女性的 1 对性染色体为 XX，所以分裂成熟后的卵子都是含有 1 条 X 性染色体。由此可知，男性的精子有 2 种，而女性的卵子只有 1 种。

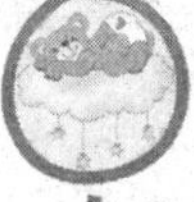

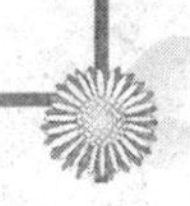

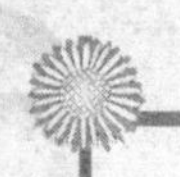

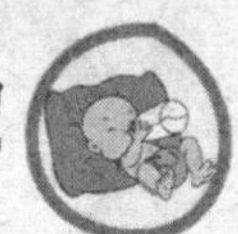
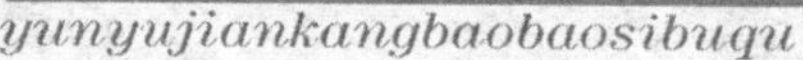

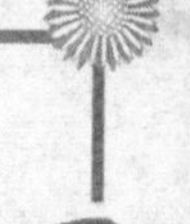

精子和卵子结合后融为一体，成为受精卵。这样，精子中的23条染色体和卵子中的23条染色体又配成23对染色体。如果是X精子和卵子结合，则受精卵中的一对性染色体为XX，胎儿发育为女性；如果Y精子与卵子结合，则受精卵中的一对性染色体为XY，胎儿发育为男性。由此可知，生男生女决定于男方的精子所携带的性染色体是X，还是Y，而与卵子无关。一次射精，精子可达几亿之多，是带X还是带Y染色体的某一个精子与卵子结合，完全是偶然的，并不受父、母亲的意志控制，对哪一方都无可埋怨。

由上可知，孩子的性别是在受精的一瞬间决定的，有些人把生男生女的责任完全归结于女方，这是没有道理的。

7. 孕前女性标准体重是多少

世界卫生组织（WHO）公布的计算公式为：体重指数（BMI）＝体重（千克）/身高（米）的平方。

计算之后用下面的标准来衡量：

BMI＜18.5为消瘦；

BMI在18.6～24.9为正常，为标准体重；

BMI≥25为超重；

其中，BMI在25～29.9为1级肥胖；BMI 30～34.9为2级肥胖；BMI 35～39.9为3级肥胖；BMI＞40为4级肥胖。

体重过轻的女性，注意增加优质蛋白质和富脂食物的摄取，如鸡鸭鱼肉类、蛋类及大豆制品。

体重过重的女性，除了积极进行减肥运动外，及早请教营养医师制订合理食谱，控制热能摄取，少吃油腻及甜腻食品，争取将体重减到正常范围。体重过轻或重度肥胖都是不可取的，准备怀孕的你快点向标准体重看齐吧！

8. 孕前心理准备有何重要性

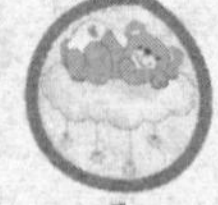

在夫妻二人准备孕育小生命之前，一定要有足够的心理准备，因为宝宝的降临意味着目前生活方式的改变，在带来喜悦的同时也会增加很多负担，在宝宝的喂养、教育、健康和安全方面都需要付出很多时间和心

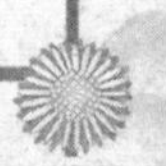

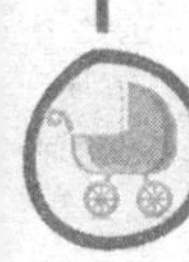

血。花前月下的散步和挑灯夜战的工作会急剧减少，或许还会失去很多自由，甚至影响事业的发展。但从另一个角度看，宝宝带来的欣喜及愉悦是任何东西都无法替代的，有了天伦之乐，生命的乐章就有了新的旋律，自己的生命在孩子的身上得到延续。当宝宝逐渐长大后，父母便会了解到为宝宝付出得越多，所得到的回报也越多。

怀孕之前，孕妇要调节好自己的心理，了解自己身体和心理在妊娠期所发生的变化，从而能坦然面对妊娠所带来的各种不便，使自己能心情愉快地孕育小宝宝。为了宝宝的健康，孕妇需要注意的事项很多，许多活动和娱乐都将受到限制，对此也应该有充分的思想准备。只要能够生一个健康聪明的宝宝，相信每一位有爱心的妈妈都是乐于做出这些牺牲的。

因此，在怀孕前夫妻双方都必须做好心理准备，关心体谅对方从孕前就应该开始。

9. 孕前需要哪些心理准备

未来宝宝的健康与母亲孕前和孕后的精神健康有着密不可分的微妙关系。乐观的心态、健康的心理对未来宝宝的成长大有助益。所以，夫妇双方在决定要孩子之后，要努力调整自己的情绪，以一种积极乐观的心态面对未来，让希望充满生活中的每一天。孕前要做好5个方面的心理准备。

(1)掌握孕育知识：要学习和掌握一些关于妊娠、分娩和胎儿在宫内生长发育的孕育知识。怀孕期间，母体为了适应胎儿生长发育的需要，全身各系统都会发生程度不同的生理改变，其中精神与神经系统的正常调节规律易被破坏而失衡，因此可出现兴奋与抑制间的不协调。

(2)保持乐观稳定的情绪：怀孕是每个妇女几乎都要经历的人生过程，是件喜事。不要把分娩想得那么可怕，不必为此背上思想包袱。在怀孕的过程中，孕妇要尽量放松自己的心态，及时调整和转移所产生的不良情绪。

(3)保持良好的生活方式：要注意适当休息，除保证晚上有充足睡眠外，白天也要有一定时间的短暂睡眠，特别是午休是很重要的。饮食要科学，清淡而又富有营养，蛋白质、维生素及矿物质等营养物质的需求适当搭配，保证膳食营养更合理。烟、酒对孕妇和胎儿有害而无利，应当戒除。

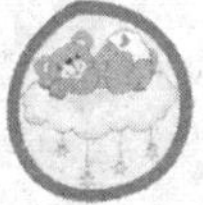

(4)适当参加体育锻炼和户外活动，放松身心：无论是孕前、孕后，女

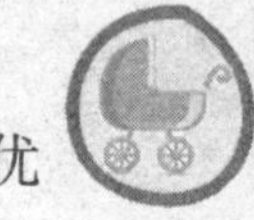

性都要有适当的体育活动。应该尽可能多做些户外活动,这样有利于血液循环和精神、内分泌的调节,还可放松紧张与焦虑的心态。

(5)要重视产前检查,接受医师指导:孕前健康检查是保证优生优育、母子平安的重要措施。

10. 孕前丈夫如何做好心理准备

面对怀孕这件事,有心理压力的不仅是妻子,丈夫也会有许多的心理压力。特别是丈夫,更要主动承担家务,照顾好妻子,切忌大男子主义。因为怀孕不是女性单方面的事,它是夫妻两个人共同的创作过程。作为丈夫,也必须做好足够的心理准备。首先,丈夫要从内心里渴望着妻子的怀孕,渴望着未来宝宝的来临,真诚地期待着做父亲的感觉。其次,丈夫要细心关照妻子的心理状态,注意妻子承受的压力与孕期问题。最后,也是最主要的,就是丈夫要真诚地愿意支持妻子平安度过孕期与分娩。所谓"生命中不可承受之轻",沉甸甸的是生命的质量,而妻子的生育就是对丈夫的最大考验。丈夫这时候需要承担起一家之主的重任,调适好自己的心态,为备孕创造良好的心理环境。

11. 丈夫也需要孕前健康检查吗

不少人把孕前检查看做是女方的专利,认为男方只要在女方准备怀孕期间戒烟、戒酒即可,没有必要检查,尤其是做过婚检的准爸爸更是不用担心。事实并非如此,备孕不只是女性才有的专利,男性同样要孕检。准备怀孕前男方应提前3个月做相关检查。

孕前检查对于男性主要包括三方面:生育能力的检测、传染病的检查、家族遗传疾病的排查。首先,要看男方的性功能是否正常,如是否存在勃起功能障碍等。其次,检查精子质量,可以提前预知精液是否有活力或是否少精、弱精。如果精子活力不够,则要从营养上补充;如果出现少精症,男性则要戒除不良习惯,如不抽烟不酗酒、不穿过紧的内裤等;如果是无精症,则要分析原因,决定是否采用辅助生殖技术。

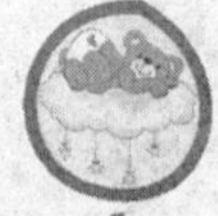

医师还会详细询问体检者的职业、生活环境、本人及家人以往的健康状况等,然后综合评估这些因素并提出相应的建议,告知在何种情况下容易受孕,怀孕与疾病可能相互产生的影响等。

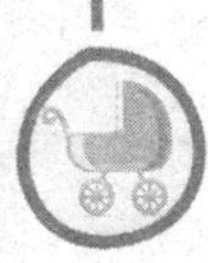

生育是男女双方的事情，尽管准妈妈要承担更多的生育责任，但是要想有一个健康的宝宝，准爸爸、准妈妈共同做一个全面的检查是非常必要的。

12. 孕前为何要查染色体

导致胎儿染色体异常的原因主要有两种：一种是环境中的致畸胎因素，如放射线、病毒和某些药物等；另一种是胎儿父母一方或双方的染色体异常。这些染色体异常的父母，外表并没有发育缺陷，但其基因如果遗传给后代，就会导致染色体异常的胎儿及许多疾病的发生。染色体异常的携带者相当多，大约每250对夫妇中就有1位。一般情况下，孕妇年龄越大，孕育染色体异常胎儿的风险越高；孕周越早，发现和诊断染色体异常胎儿的机会越大。虽然目前还没有找到治疗这种病症的办法，但现代医学已有多种检查方法可进行早期筛查。此外，还可通过常规的婚前、孕前、产前染色体检查发现。因此，青年男女结婚前应做婚检和染色体检查，已结婚并准备怀孕或有过不良生育史者，最好做染色体检查。

13. 孕前为何要查甲状腺功能

甲状腺的职责是制造甲状腺激素，帮助组织和器官里的每个细胞发挥作用，一旦甲状腺功能减退就会使身体的各项功能减缓。由于“甲减”的发生往往很隐匿，不易早期发现，因此可延误治疗。

如果准妈妈在怀孕的时候处于甲状腺功能减退的亚临床状态，胎儿的智力会受到影响，智商会降低9～10。如果在妊娠期间，不能得到早期诊断和及时治疗，不但会造成流产、早产、围生期胎儿死亡等不良事件，而且会影响到后代的智商发育。

因此，在怀孕前8周，准妈妈就应该把自己的甲状腺功能调整到正常水平。

14. 孕前为什么不宜接触宠物

现在很多年轻女性都喜欢养猫养狗，但在准备怀孕的妇女则不宜与猫、狗、鸟等宠物亲密接触，以预防弓形虫病。

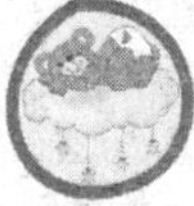

弓形虫病是由弓形虫原虫所引起的一种人兽共患的寄生虫病，与妊

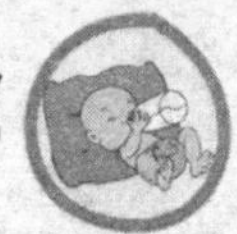
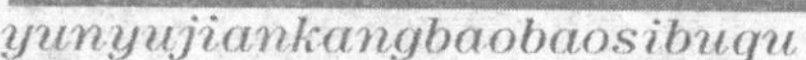

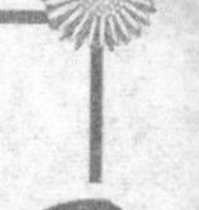

娠关系密切。母亲在妊娠期受到弓形虫感染后，不论是显性或隐性感染，均可通过胎盘感染胎儿，直接影响胎儿发育。弓形虫感染对怀孕3个月以内的孕妇及胎儿会有一定影响。虽然感染后致流产、胎儿畸形的几率并不高，一般在15%左右，但会给孕妇带来很大痛苦。弓形虫感染对胎儿的危害：怀孕头3个月发生先天性感染，产生严重损害者，可出现流产、死胎或新生儿疾病，或者出生后有眼、脑或肝脏的病变或畸形，如视网膜脉络膜炎、白内障、脑内钙化、脑积水、小头畸形、智力障碍、黄疸和肝脾大。准备怀孕的妇女应该远离宠物，同时应该在怀孕前进行1次弓形虫检测。

15. 孕前为什么要进行口腔检查

由于患有牙龈炎和牙周病会增加早产儿、低出生体重儿等发生率，所以目前很重视孕期口腔保健，建议有条件者孕前进行口腔疾病检查，发现问题及时进行治疗。

孕妇为何易患牙龈病呢？其原因有以下几点：

(1)孕妇怀孕后体内的激素水平增高，而牙龈细胞中含特异性的雌激素和睾丸素受体，牙龈就成为一些性激素的靶器官。尤其是黄体酮水平上升很高，会使牙龈中血管增生，血管通透性增强，容易诱发牙龈炎。在孕前就患有牙龈炎或牙周炎的女性，怀孕后炎症会更加严重，牙龈会出现增生、肿胀，出血显著，个别的牙龈还会增生如肿瘤状，极容易出血，严重时还会妨碍进食。其他牙周问题，如牙周炎、牙齿松动、牙周脓肿等在孕期也比非孕期容易发生。

(2)孕妇缺钙。因为胎儿及母乳的钙来源于母亲，孕、产妇在大量钙流失的情况下，牙齿更容易受菌斑及外界因素的影响而患牙病，会出现多个牙齿的龋坏，甚至发展成牙髓炎或根尖炎。

(3)一般来说，孕期妇女机体免疫功能相对较低，口腔病菌会乘虚而入，易造成牙周炎症。因此，孕前检查、治疗及口腔保健就显得格外重要。准备怀孕的妈妈最好在孕前6个月进行1次全面的口腔检查。坚持早晚刷牙、饭后漱口等。孕前口腔检查包括是否患有龋齿、牙龈炎、牙结石、无法保留的牙残根、反复发炎的阻生牙、不良修复体等口腔问题，去除牙菌斑，消除牙龈炎症。

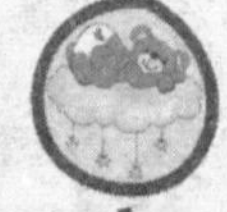
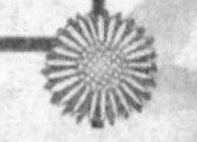

16. 如何调整避孕方法

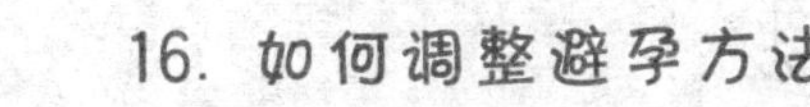

计划怀孕决定后，要调整避孕方法。如果用口服避孕药避孕的，要提前6个月停服避孕药。因为在停药的前几个月，卵巢的分泌功能尚未恢复正常，子宫内膜也相对薄弱，不能给受精卵提供良好的孕床。因此，至少应提前6个月停药，以代谢体内残留的药物，恢复卵巢功能和子宫内膜的周期。对避孕栓、避孕药膜等化学药物，在有了明确的怀孕计划后，一定要停止使用这种方式，以免残留的化学药物危害精子的健康。如用宫内节育器避孕的，应取出节育器。一般要在取出后半年再受孕，以彻底调整子宫内环境。在此6个月内需采用其他避孕方法，不妨选择避孕套、阴道隔膜这些不会损害精子和卵子的质量，并且可靠性也很高的方式作为过渡。这样，既能起到避孕的效果，又可以放心地等待子宫内环境恢复到自然的状态。

17. 流产后再想怀孕应注意什么

流产其实是一种自然淘汰，是受精卵发育不正常的结果，胎儿本身就存在问题，因此流产也不要觉得可惜，不必过于保胎。

从生殖、生理角度讲，流产后机体尤其是子宫和卵巢等生殖器官都有一个恢复过程，而且大多数的流产都需要进行刮宫或吸宫术以清除宫腔内的胚胎等残留组织，以致子宫内膜组织会受到一定程度的损伤。子宫内膜是受精卵附植和发育的“床”，流产后过早怀孕，内分泌功能没有得到很好恢复，子宫内膜更没有生长好，受精卵便会在“贫瘠”的子宫内膜上着床不稳，营养不好。除容易发生再流产外，也不利于母子健康，因而流产后不要急于受孕怀胎。

一般来说，流产后至少6个月，最好是1年后再怀孕为好。其一，无论是机体还是生殖器官经过充分的休息、调养，对受孕怀胎、母子健康，以及优孕、优生都大有裨益。其二，若第一次流产是因受精卵异常或患病所致，那么两次妊娠期相隔的时间越长，再次发生异常情况的机会也就越少。如果想要一个健康的宝宝，女性流产后应坚持科学的避孕，待一年半载后再怀孕。

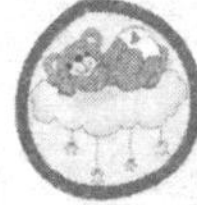

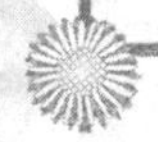
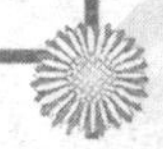

18. 孕前用药的指导原则是什么

(1)任何药物的应用均应在医师、药师的指导下服用。

(2)能少用的药物绝不多用;可用可不用的,则不要用。

(3)必须用药时,则尽可能选用对胎儿无损害或影响小的药物;如因治疗需要而必须较长期应用某种可致畸的药物,则应推迟受孕。

(4)切忌自己滥用药物或听信"偏方、秘方",以防发生意外。

(5)避免应用广告药品或不了解的新药。

(6)服用药物时,注意包装上的"孕妇慎用、忌用、禁用"字样。

(7)根据治疗效果,尽量缩短用药疗程,及时减量或停药。

另外,孕妇误服致畸或可能致畸的药物后,应找医师根据自己的妊娠时间、用药量及用药时间长短,结合自己的年龄及胎次等问题综合考虑是否要终止妊娠。

19. 为何孕前男性也要慎用药物

准备怀孕时,怀孕之前准爸爸因身体不适服了一药物,会对腹中的胎儿有影响吗?一般来说,母亲对胎儿的影响因素更为持续一些,男性的影响似乎更短一些,然而很多药物成分能通过血生精小管屏障,并通过两种方式影响精卵健康结合。这就是准爸爸为什么用药要慎重的主要原因。例如,吗啡、氯丙嗪、红霉素、利福平、解热镇痛药、环丙沙星、酮康唑等,这些药物通过干扰雄激素的合成而影响精子受精能力,一旦受孕还会影响受精卵的质量。有些药物对受精卵有着不良的影响,如抗癌药、激素、部分抗生素、抗血凝药、镇静药、抗癫痫药等。像男性不育症、妇女习惯性流产,其中部分原因就是男性精子受损的结果;而且精子是先储存在那里,然后再射出来的,并不是性生活当时产生而射出来的。因此,孕前如果男性服用了这些药物就会造成影响。尤其是感染性、发热性疾病,都可能影响生殖细胞的质量,因此患病期间要避孕,以避免病中受孕。夫妻双方在因病用药期间,以及药物停用后作用尚未消失之前都不宜受孕。

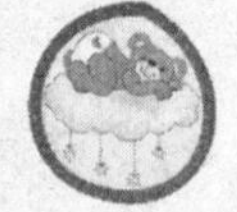
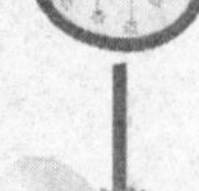

含有药物的精液会在性生活时排入阴道,经阴道黏膜吸收后进入女性的血液循环,对受精卵可造成损害,导致低体重儿和畸形儿的发生几

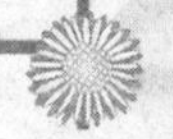

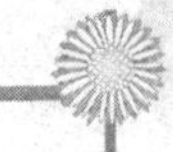

率增大。因此，准备怀孕的夫妻都应在孕前3个月慎用药物。

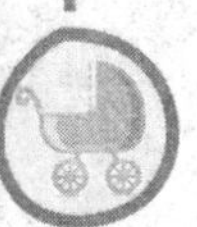

20. 哪些情况下不宜怀孕

孕前准备要充分，有下列情况不可怀孕。

(1)不要在情绪压抑时受孕：人一旦处于焦虑、抑郁或有沉重思想负担的精神状态下，不仅会影响精子或卵子的质量，即使受孕，也会因不良情绪的刺激而影响母体的激素分泌，使胎儿不安、躁动，影响生长发育，甚至发生流产。因此，发生不愉快的事情时最好暂时避免受孕。

(2)不要有太大的压力：若想孕育一个健康宝宝，孕前应改变不良生活习惯，尽量不要熬夜，注意饮食均衡，注意平日的用药习惯，改变工作性质(调换压力较小的工作)。

(3)不要在蜜月时受孕：由于在新婚前后男女双方为操办婚事和进行应酬而奔走劳累，体力超负荷消耗，降低了精子和卵子的质量，再加之新婚蜜月时性生活频繁，都会影响精子和卵子在子宫里着床，降低孕卵质量，从而不利于优生。

(4)不要在旅行途中受孕：由于在旅行途中生活起居没有规律，居无定所、睡眠不足、饮食失调、营养不足，加上旅游过程中过度疲劳和旅途颠簸，可影响胎儿生长或引起受孕子宫收缩，导致流产或先兆流产。

(5)不要在患病期间受孕：疾病会影响体质和受精卵的质量及宫内着床环境，患病期间服用的药物也可能对精子和卵子产生不利的影响。因此，如夫妇双方有一方患急性病时，需等身体康复并停药后再考虑受孕。

(6)不要高龄受孕：35岁以上妇女发生染色体畸变而导致畸形胎儿的比例随着年龄的增长而呈增高的趋势。

(7)不要在停用避孕药后立即受孕：避孕药具有抑制排卵、干扰子宫内膜受精卵着床环境的作用。长期口服避孕药的妇女应在停药6个月后才可受孕，放置避孕环的妇女取环后应等来过2～3次正常月经后再受孕。这样，可使子宫内膜和排卵功能有一个恢复适应的过程，有利于受精卵的生长发育。

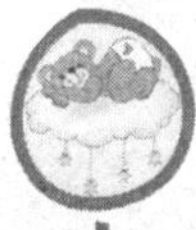

(8)不要在接触放射性物质和剧毒性物质后立即受孕：因为生殖细胞对X射线和剧毒物质的反应非常敏感。妇女如果照射X射线，特别是

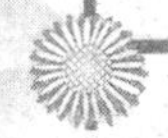

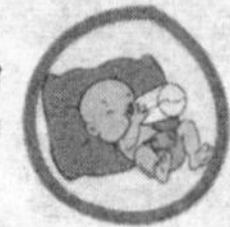
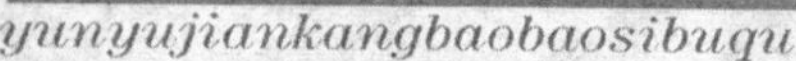

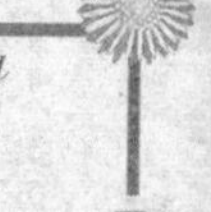

腹部经过照射，需要等 4 周后才可受孕。如果曾反复接触农药和有毒化学品，在完全脱离上述环境后 1 个月以上受孕较为妥当。

(9)不要在早产、流产后立即受孕：妇女在早产、流产后子宫内膜受到创伤，立即受孕容易再度流产而形成习惯性流产。所以，首次流产或早产后至少要过 6 个月后再受孕，让子宫内环境有一个完全恢复的过程。

(10)未戒烟戒酒前不宜受孕：由于烟中的尼古丁和酒中的乙醇可损害精细胞和卵细胞，经常吸烟、饮酒的妇女，最好等戒掉烟酒 2～3 个月后再受孕。丈夫在妻子受孕前 1 个月最好也戒掉烟酒。

(11)不要在炎热和严寒季节受孕：怀孕早期正是胎儿的大脑皮质初步形成的阶段，若天气炎热，会影响人的食欲，导致蛋白质摄入量减少，机体消耗量大，影响胎儿大脑的发育。而在严寒季节受孕的话，孕妇多在室内活动，新鲜空气少，接触呼吸道病毒的机会增多，容易感冒而损害胎儿。

21. 特殊女性孕前要做何准备

(1)乙肝患者孕前准备：乙肝是一种传染性疾病，乙肝病毒通常经体液传播，其中母婴之间的垂直传播起着重要作用。对于有潜在乙肝罹患风险的孕妇，必须在专业医师的指导下判别自身的乙肝患病状况。如果是单纯乙肝表面抗原(HBsAg)阳性，或是“小三阳”，而乙肝病毒脱氧核糖核酸(HBV-DNA)阴性，说明体内病毒处于稳定状态。这类带毒者虽可终身携带，却不影响正常生活，因此这类妇女可以怀孕。若诊断显示“大三阳”，同时 HBV-DNA 呈阳性，则说明有明显传染性，也可能伴有肝细胞损伤。而经研究证实，孕妇 HBsAg、乙肝 e 抗原(HBeAg)同时阳性，几乎 100%会传染新生儿，且大多成为慢性携带者。因此，对于这类妇女最好先考虑休息治疗，待乙肝病毒 e 抗原、HBV-DNA 转阴后再怀孕为好。

有下列 6 种情况者最好避免受孕：

①现症的急性乙肝，伴有明显的肝功能异常，在没有产生抗-HBs 以前，最好暂缓怀孕。

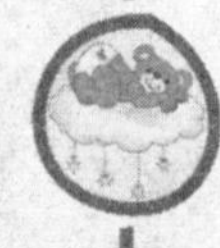

②乙肝病毒感染时间较长且肝脏损害严重，肝脏活组织病理检查证实为肝硬化，伴有明显的血小板减少，脾功能亢进，凝血功能障碍者。

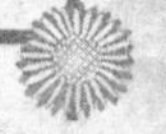

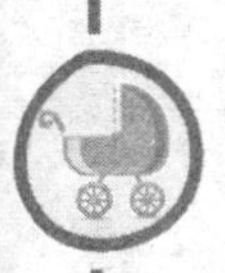

③慢性乙肝患者肝功能异常较为明显，且肝功能波动较大，常伴有蛋白比例倒置或低蛋白血症者。

④慢性乙肝患者有严重的肝外系统表现，如肾病、再生障碍性贫血等。

⑤曾有过怀孕史，但因肝脏不能承受而终止妊娠者。

⑥乙肝病毒感染者伴有妇产科疾患，如有重复剖宫产史。

(2)甲状腺功能异常患者孕前准备：甲状腺功能低下是常见于怀孕时的内分泌疾病，约有2.5%的孕妇会产生此问题。大多数病人在临床上都没有明显的症状，而是在做甲状腺功能筛检时才被发现的。怀孕时如果合并有甲状腺功能低下的，不但会使流产几率增加，胎儿先天神经系统异常的比例也会增加。所以孕妇一旦发现有甲状腺功能偏低，应立即接受足量的甲状腺素治疗，并定时追踪甲状腺功能。如在怀孕前就已知有甲状腺功能低下，应先将甲状腺功能恢复正常再怀孕比较恰当。

那么甲状腺功能亢进的病人可以怀孕吗？因为甲状腺功能亢进对母体会造成许多的并发症，如流产、早产等，甚至合并子痫和充血性心力衰竭的危险性。所以，如有怀孕打算者，应等到甲状腺功能控制正常时比较合适。另外，最好有避孕措施，因为有些甲状腺功能不正常患者并不会影响受孕。如果不小心怀孕了，也应立即告知医生，并接受治疗。甲状腺功能亢进除了会对母体造成影响之外，对胎儿也会造成许多并发症，如子宫内生长迟滞、新生儿甲状腺功能亢进，以及5%的胎死腹中等并发症。因此对于有甲状腺功能亢进疾病的病人，除了怀孕前最好将甲状腺功能控制正常之外，在怀孕过程中应定期接受追踪甲状腺功能及抗甲状腺激素抗体效价的变化，以作为评估胎儿甲状腺功能的参考。

(3)高血压患者孕前准备：高血压患者同样可以怀孕，不过高血压患者怀孕是有一定风险的，最好在事前告知医生，加强产前检查，包括测身高、体重、血压，验血、尿常规，查心电图、肾功能等。评估患者自身的健康能不能胜任妊娠这个过程。

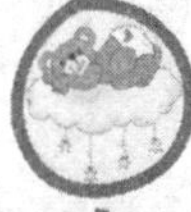

患高血压的女性如果准备要孩子，一定要先将血压控制平稳再考虑妊娠。这是因为妊娠早期(前3个月)用药对胎儿的影响最大，致畸性最

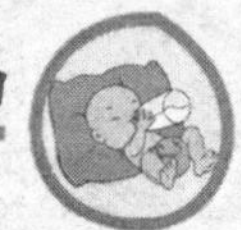
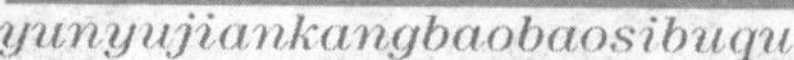

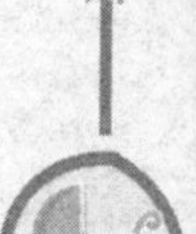

强，如果患者能够在受孕前将血压控制平稳，可在医生的指导下减少妊娠前3个月的降压药用量，在某些情况下甚至可以暂时不用药，从而尽量减少药物对胎儿产生的不良反应。

高血压的易患因素有肥胖、年龄，特别是一些不良的生活习惯，如食盐摄入过多，精神长期处于紧张状态，运动量过少，过度饮酒等，在高血压的发病中有着重要的作用。在日常生活中注意纠正不良的生活习惯，则对于预防、减少高血压的发病率有着显著的效果。饮食上注意营养，应进三高一低饮食，即高蛋白、高钙、高钾及低钠饮食，有助于预防妊娠高血压综合征。

(4)糖尿病患者孕前准备：如果孕前患糖尿病，首先应做到计划妊娠，且计划妊娠前要看内分泌医生和有经验的产科医生，进行血糖和糖化血红蛋白(HbA1c)的检测，眼底检查，尿微量白蛋白检查和肾功能检查，进行糖尿病分级，由医生评定是否适合怀孕及怀孕的时机，孕前是否需要特殊治疗。如糖尿病伴增殖期视网膜病变需要先经过激光治疗后才可以妊娠。糖尿病伴有严重肾病已经出现大量蛋白尿、肾功能减退或严重高血压者，则不适合怀孕。

孕前患有糖尿病的妇女妊娠后对母、儿的影响严重，其影响程度与糖尿病病情及妊娠后血糖控制与否有十分密切的关系。孕前糖尿病患者最好在疾病得到缓解，血糖维持在正常水平，无临床症状时再考虑生育的问题。糖尿病患者只要能够在怀孕那一段时间里保持血糖基本正常，那么完全可以怀孕并且最终获得一个健康可爱的宝宝。

一般来说，最好提前3～6个月为怀孕做一些准备工作。首先，必须调整血糖，使糖化血红蛋白检验结果在正常范围以内。只有糖尿病得到了较好的控制，胎儿出现缺陷的危险性才会降低。如果怀孕前血糖高，应继续避孕，将血糖控制正常后再计划妊娠。糖尿病患者的孕前准备包括以下几方面：

①要严格地控制血糖。怀孕对女性糖尿病患者的身体是一种负担，而患者的怀孕机会本身就少，而流产的可能性增加。只有控制好血糖，女性糖尿病患者的身体才有能力承担，也可以使患者的并发症不再进一步发展。在降糖治疗的同时，女性糖尿病患者还应该辅以其他相应的治疗，可以降低患者的尿蛋白，控制肾病的发展，也能使女性糖尿病患者初

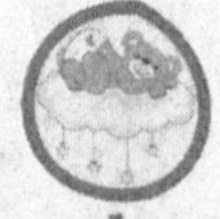

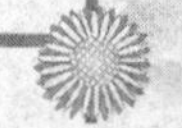

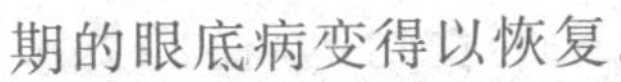

期的眼底病变得以恢复。

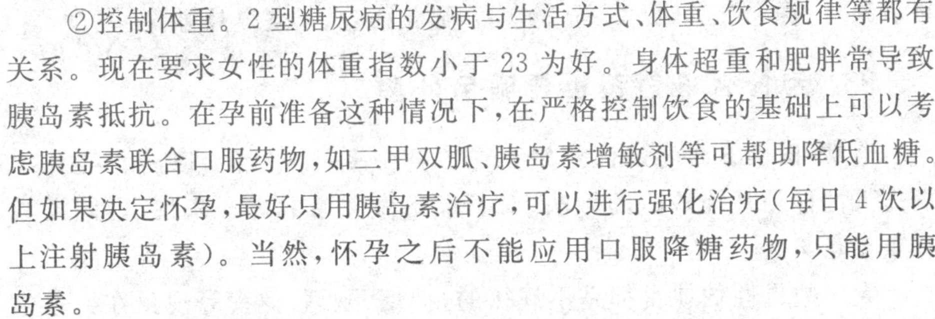

②控制体重。2 型糖尿病的发病与生活方式、体重、饮食规律等都有关系。现在要求女性的体重指数小于 23 为好。身体超重和肥胖常导致胰岛素抵抗。在孕前准备这种情况下，在严格控制饮食的基础上可以考虑胰岛素联合口服药物，如二甲双胍、胰岛素增敏剂等可帮助降低血糖。但如果决定怀孕，最好只用胰岛素治疗，可以进行强化治疗(每日 4 次以上注射胰岛素)。当然，怀孕之后不能应用口服降糖药物，只能用胰岛素。

③重视并发症的治疗。怀孕会加重并发症吗？母亲是否会有危险？答案是肯定的。如果没有严格的血糖监测和控制，妊娠是会加重糖尿病病情的。人们知道，原来没有糖尿病的孕妇在妊娠期间都会出现妊娠糖尿病，何况已经出现了并发症的糖尿病患者呢，血糖控制不利会影响胎儿的健康。若出生的孩子是巨大儿，将来也可能成为糖尿病患者，出生后发生呼吸困难的机会大大增加。这些因素使糖尿病妇女的新生儿在围产期的死亡率明显增加，那是非常遗憾的。因此，糖尿病孕妇在怀孕期间产科所需检查的各项指标(如血脂、血压)要更严格达标，自己要格外小心，需要较早地住院观察待产，因为糖尿病妊娠更容易发生各种产科的危急症。

22. 为什么要在孕前 3 个月开始服用叶酸补充剂

叶酸是人体必需维生素，是蛋白质、DNA、血红蛋白等重要生命物质合成的必需因子。叶酸是胚胎神经系统发育的重要营养素，孕后2～4 周是宝宝神经管闭合的关键时期，没有叶酸的参与，闭合就不能完成，将会影响胚胎神经管发育而导致无脑儿、脊柱裂、脑膨出等神经管畸形儿的出生。

研究发现：要改善孕妇体内的叶酸缺乏状态，至少需要 4 周左右的时间。因此，准妈妈从孕前 3 个月就开始补充叶酸，可以使宝宝患神经管畸形的几率降低 72%。

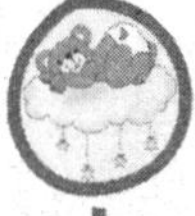

补叶酸，食补不如药补，即服用叶酸补充剂，效果要比食补好。由于传统烹饪习惯容易使食物中的天然叶酸含量丧失，食补的方式被大打折扣。且有研究显示，人体对叶酸补充剂的吸收要比对某些食物中的天然

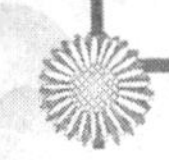

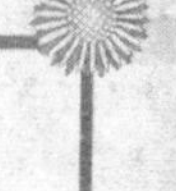

叶酸的吸收好很多。此外，要确保饮食富含有叶酸的食物，如柑橘类水果和果汁、深绿叶菜，豆类、全麦食品、强化面包、早餐麦片等。

23. 为什么准爸爸也要服用叶酸

通常，医学方面建议怀孕妇女在饮食中多补充叶酸，以防止婴儿出现先天性神经系统缺陷的做法，对于准备做父亲的男子来说，也同样具有重要意义。

大多数男性的饮食都是不规律的，抽烟、酗酒、熬夜等现象在男性中是最常见的。不正常的饮食，会让体内叶酸水平过低，从而导致精液浓度降低，精子活力减弱。

叶酸是提高精子质量的重要物质。当叶酸在男性体内呈现不足时，精液的浓度及精子活动能力下降，会使得受孕机会减少。此外，叶酸在人体内能与其他物质合成叶酸盐，如果男性体内缺乏叶酸盐，还会加大婴儿出现染色体缺陷的几率，使婴儿长大后患癌症的危险性增加。可见叶酸缺乏会影响准爸爸精子的质量，所以要孕育健康宝宝，提倡准爸爸一起提前补充叶酸。推荐每日膳食标准必须保证成年男性每天摄入 0.4 毫克的叶酸。

24. 注射疫苗与怀孕的时间如何

妇女在怀孕前要打预防针，似乎是一件挺新鲜的事。因为打预防针的一般都是儿童，他们年龄小，抵抗力差，需要借助预防针以增强免疫力，预防疫病，如麻疹、百日咳、白喉、破伤风、脊髓灰质炎、肝炎、水痘、肺炎……那么，育龄妇女在怀孕前为什么要打预防针呢？其目的是为了保证胎儿正常发育，减少病残儿的出生。

(1)风疹疫苗：就拿先天性心脏病来说，这是一种严重的先天畸形，给小儿的发育带来极大的危害，也会给家庭带来沉重的精神压力和经济负担。有什么办法可以预防，使胎儿不得先天性心脏病呢？办法就是接种风疹疫苗。因为先天性心脏病的发生虽然有多种因素，但风疹病毒的感染是导致先天性心脏病的主要因素。

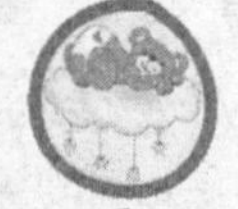

风疹病毒是一种通过呼吸道传染的病毒，这种病毒对孕前女性没有多大的影响；而对于准妈妈来说，如果感染上风疹，有 25% 的早孕期风疹

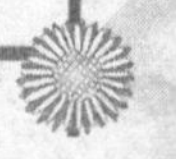

患者会出现先兆流产、流产、胎死宫内等严重后果。也可能会导致胎儿出生后出现先天性畸形、先天性耳聋等不幸。最好的预防办法就是在怀孕前注射风疹疫苗。

注射时间:至少在孕前 3 个月。因为注射后大约需要 3 个月的时间,人体内才会产生抗体。

效果:疫苗注射有效率在 98%左右,可以达到终身免疫。

(2)乙肝疫苗:如果宝宝感染了乙肝病毒,就有可能成为乙肝病毒携带者,所以准备怀孕的女性要在孕前注射乙肝疫苗。这样就会在体内形成保护性抗体,胎儿就可以免受病毒的侵害。如果母亲是肝炎患者,胎儿出生就是肝炎病毒的携带者。

注射时间:按照 0、1、6 的程序注射。即从出生时第一针算起,在此后 1 个月时注射第二针,在 6 个月的时候注射第三针。建议准妈妈在孕前 9 个月进行注射。

效果:免疫率可达 95%以上。免疫有效期在 5～9 年,如果有必要,可在注射疫苗后 5～6 年时加强注射一次。

(3)甲肝疫苗:甲肝病毒是通过饮食、水源的途径传播的,妊娠期因为内分泌的改变和营养需求量的增加,肝脏负担加重,抵抗病毒的能力减弱,极易感染。因此,专家建议高危人群(经常出差或经常在外面吃饭)应该在孕前注射甲肝疫苗。

注射时间:孕前 3 个月。

效果:接种甲肝疫苗后 8 周左右便可产生很高的抗体,获得良好的免疫力。接种疫苗 3 年后可进行加强免疫。

(4)水痘疫苗:水痘是由带状疱疹病毒引起的,如果孕妇在孕早期感染水痘,就可能会导致宝宝的畸形,或者会导致宝宝患上先天性水痘,如果在孕晚期感染水痘就会对孕妇的生命造成危险。因此,女性孕前可考虑注射疫苗。

注射时间:孕前 3 个月。

效果:免疫时效可达 10 年以上。

(5)流感疫苗:这种疫苗属短效疫苗,抗病时间只能维持 1 年左右,且只能预防几种流感病毒,适用于儿童、老年人或抵抗力相对较弱的人群。对于孕期的防病、抗病意义不大。可根据自己的身体状况自行

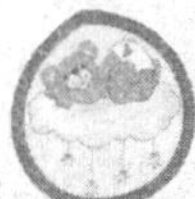

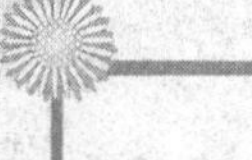

选择。

注射时间:应该在注射流感疫苗3个月以后再怀孕。

效果:免疫时效1年左右。

为了顺利度过孕期,为宝宝营造更健康的孕育环境,孕前可选择注射以上几种疫苗,尤其是前两种疫苗应尽量注射。

25. 孕前如何合理睡眠

(1)舒适的睡眠环境:给自己创造一个舒适的睡眠环境是十分重要的。硬一些的床垫可使身体放松;房间的温度也不宜太高,怀孕期间孕妇的体温较平常要高出许多。所以,夏天入睡时可适当使用风扇或空调。

(2)使用较暗淡的灯光:在卧室与卫生间内留一盏小夜灯。若是半夜起床小便,不必打开亮晃晃的灯;同时,较暗的灯光也更容易进入睡眠状态。

(3)不要强迫睡眠:如果实在无法入睡,那就干脆不要睡,可起床做一些让你转移注意力的事情,躺在床上辗转反侧,反而会让你烦躁紧张。通常这样放松活动1个小时左右,可能会感到疲倦,这时候再回到床上,你就能自然轻松地进入睡眠状态。

(4)运动:进行适宜而有规律的体育锻炼可改善睡眠状态。

26. 为何孕前要调整好生活规律

在孕前准备中有一个至关重要的环节就是要调整好孕前的生活作息规律,要按时上下班,按时起床,按时睡觉,坚持每天的体育锻炼,尽量让自己的身体状况达到最健康的状态。

如果准妈妈或准爸爸有一方的身体条件处于不健康状态,其自身的免疫力或营养不好就会造成精子或卵子的质量大打折扣。同时,也干扰了子宫的内环境而不利于受精卵着床和生长,导致流产或影响胎儿脑神经发育,所以不宜疲劳受孕,孕前应该适当休息,要有充分的身体、精神和生理方面的准备。

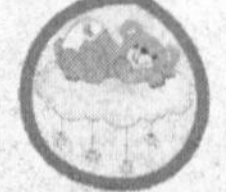

如果怀孕,胎儿会经过母体来辨别白天和夜晚,这样准妈妈的作息习惯就非常关键,早睡早起的,胎儿出生后会比其他的小朋友表现得活

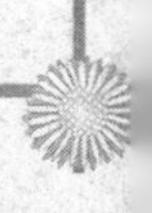

泼健康。所以，从怀孕前的准备开始，孕妇就要培养本人自身优良的作息习惯。

27. 孕前夫妻如何调养身体

夫妻双方在准备怀孕之前，如果先做好身体调养，不但能够增加受孕机会，也可以孕育出超优宝宝。

(1)保持正常生活作息：现代人随着生活方式的改变，就寝时间越来越晚，甚至出现熬夜、日夜颠倒等情形，如果无法拥有正常生活作息，会影响生理功能，导致不易受孕。因此，想要怀孕的女性应该先养成规律作息，晚上 11 时前就寝，将生理功能调整到最佳状态，提高受孕几率；避免过度劳累、生活紧张，只有这样才不会因为情绪紧绷或压力过大，降低怀孕机会。

(2)均衡摄取各类营养：计划怀孕时，女性除了做好生理功能调养之外，还应补充均衡营养，才能为孕育优生宝宝做好准备。饮食方面，五大类营养均衡摄取，补充叶酸，帮助胎儿神经管发育；少吃腌渍食物，避免增加身体负担；有高血糖倾向的女性，含糖量较高的食物也要少吃，避免成为潜在的糖尿病患者，甚至在怀孕期间出现妊娠糖尿病；脂肪含量太高的食物如油炸食品也应尽量避免。

(3)避免处于有害环境：研究显示，如果孕妇长期处于有害物质的环境中，受精卵的质量就会受到影响，导致胎儿发育缺陷，甚至造成流产。想要怀孕的女性，应该尽量避开有害环境(如辐射区、废气排放地区)；也应该避免抽烟、喝酒，才不会对胚胎造成影响。有些药物也会对胎儿产生影响，所以如果在用药期间或停药后不久想怀孕，应该先征求妇产科医师的意见，确认近期所使用的药物并不会影响胎儿之后，才适合怀孕。

(4)长期测量基础体温：在正常状态下，女性的月经周期可分为滤泡期(低温期)和黄体期(高温期)，分界点就是排卵。排卵之后，滤泡期会转换为黄体期，黄体素开始增加，体温升高，因此也称为高温期。通过了解体温的变化，女性可以掌握排卵时间。根据研究显示，受孕率最高的时间是在女性体温升高的前两天。因此，如果长期测量基础体温，就能了解排卵的规律性，掌握最容易受孕的时间。

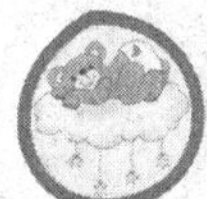

测量基础体温必须天天进行，最好的测量时间是在早晨起床前，先

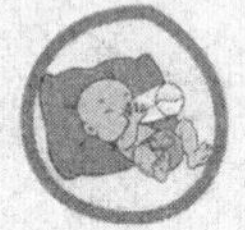
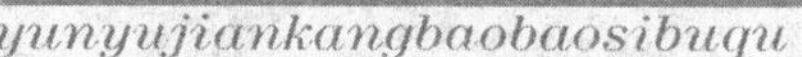

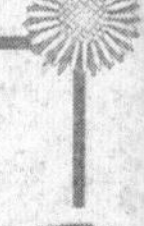
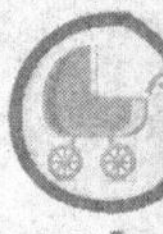

将体温计放在舌下测量并做记录，然后再将每天的体温变化连成线状图形。要特别注意测量基础体温的时间，最好都能控制在早上6～8时之间，避免因为其他因素而影响准确度。

(5)夫妻双方共同配合：超过35岁以上的女性如果想怀孕，应该先到妇产科检查，了解自己的身体状况之后，再针对状况进行治疗，增加受孕几率。

怀孕需要夫妻双方的共同配合，除了确认女性排卵功能是否正常之外，男性精子的数量与活力也是关键。为了提高受孕机会，男性也应该做好生活调养，避免影响精子品质而导致受孕困难。

28. 女性孕前如何自我保养

为了宝宝身心健康，准妈妈在怀孕前，就要注意自我保养，养成良好的生活习惯，才能生出健康、可爱、聪明的宝宝。

(1)神养：心情愉快，性格开朗，不仅可以增进机体的免疫力，同时还能促进骨髓造血功能旺盛，使得皮肤红润，面有光泽。

(2)睡养：保证有充足睡眠及充沛的精力和体力，并做到起居有时、娱乐有度、劳逸结合。孕妇要学会科学地生活，养成现代科学健康的生活方式，不熬夜，不偏食，不吃零食，戒烟限酒，不在月经期等特殊生理阶段同房等。

(3)动养：要经常参加体育锻炼，如健美操、跑步、散步、打球、游泳、跳舞等，可增强体力和造血功能。

(4)食养：女性日常应适当多吃些富含“造血原料”的优质蛋白质，必需的微量元素(如铁、铜等)、叶酸和维生素B_{12}等营养食物，如动物的血、鱼、虾、蛋类、豆制品、黑木耳、黑芝麻、大枣、花生，以及新鲜的蔬菜、水果等。

(5)药养：贫血者应进补养血药膳。可用党参15克，大枣15枚，煎汤代茶饮；也可用麦芽糖60克，大枣20枚，加水适量煮熟食用；还可食用由何首乌20克，枸杞子20克，粳米60克，大枣15枚，红糖适量煮成的仙人粥，有补血养血的功效；贫血严重者应在医师的指导下服药。

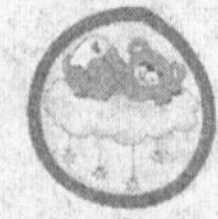

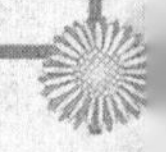

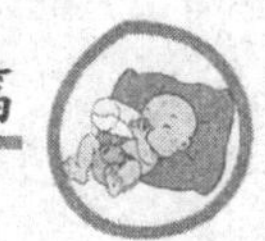
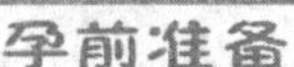
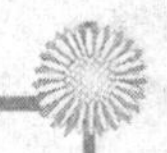

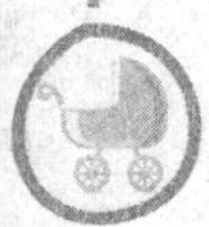

29. 孕前为何要谨慎使用化妆品

爱美是女人的天性，然而准备怀孕的准妈妈们在使用化妆品的时候就有很多讲究了。究竟哪些化妆品会威胁到宝宝的健康，聪明妈妈一定不要让以下4种化妆品毁了宝宝健康。

（1）口红：一支合适的口红可以让女性朋友增色不少，然而准妈妈们涂抹口红后，空气中的一些有害物质就容易被吸附在嘴唇上，并随着唾液侵入体内，会对宝宝造成潜在威胁。

（2）美白化妆品：在那些祛斑化妆品里美白效果越好的含铅量就越高，如果妈妈体内含铅量多，必然造成宝宝患各种疾病，如多动、智力低下、贫血等。怀孕的妈妈们最好少用这些含铅化妆品。

（3）香水：香水是女性朋友们提高个人魅力的必备工具，然而香水中的人工麝香具有扰乱内分泌和影响生物激素正常发挥作用等不良反应。孕妇腹中的胎宝宝最容易受到化学物质的影响，引发各类疾病，孕妇一定要慎用香水类产品。

（4）冷烫精：化学冷烫精可能经皮肤吸收后进入血液循环，对卵子产生不良影响，还会影响孕妇体内胎儿的正常生长发育，少数妇女还会对其产生过敏反应。因此，孕妇也不宜使用化学冷烫精。

30. 孕前3个月夫妇需要做什么

（1）选择最佳季节受孕，每年农历的二、三、七、八月是受孕的最佳季节。

（2）停止口服或埋植避孕药。不能照射X射线，不能服用治疗病毒性感染或慢性疾病药物。

（3）远离有毒物品，如农药、铅、汞、镉、麻醉药等。

（4）夫妻都不能抽烟。

（5）调整自己的情绪，精神创伤或情绪波动（如洞房花烛、丧失亲人、意外的工伤事故）等大喜大悲之后一段时间之内不宜怀孕。

（6）进行一次妇产保健科咨询，在医师指导下服用叶酸。

（7）要有一定的经济准备。

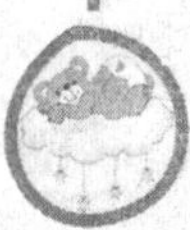

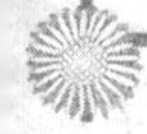
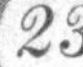

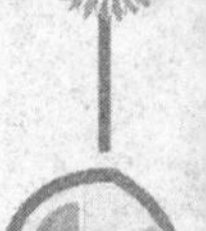

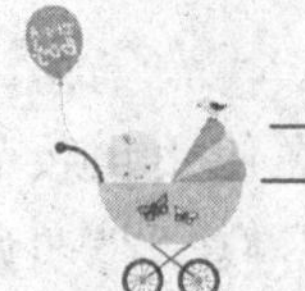

二、孕前的物质和营养准备

1. 如何做好生育宝宝的理财计划

决定要一个小宝宝的时候，你有没有做好理财计划呢？相信很多妈妈都有这样的体验，俗话说，“吃不穷，花不穷，计划不到就受穷”。手握财政大权的主妇，也确实应该给家里做一个“年度财政计划”，并认真执行，这可关系到家里的生活质量，不能小视哟。

理财计划八要素：①预计家庭总收入。②每月的储蓄金额。③备用金。④投资计划。⑤宝宝的开支预算。⑥家里需要添置的大件物品预算。⑦每月家里的生活费用。⑧其他重要支出。

其中，第二项至第八项的资金总额不能超过第一项的金额。如果超过了，就出现了入不敷出的情况，必须重新安排计划，直到符合这个规则为止。

2. 孕前理财的原则是什么

孕前理财计划应遵循以下 3 个原则。

(1)存钱要有个度：生活中需要用钱的地方很多，比如宝宝长大后的教育资金、房子的贷款、自己的养老金等，都是依靠一定的储蓄来完成的。一般而言，应至少将年收入的 20％存入银行。发了工资就赶紧把 20％的钱存到银行，这是聪明人的做法。当然，也不能“一口气吃成胖子”，每个月将大部分收入用来投资或储蓄，日子都艰难得过不下去了，再好的计划也只能中途夭折了。

(2)备用金一分都不能少：生活中都会有一些偶然事件发生，可能需要资金来应付，所以备用金一定要纳入计划。最好用活期储蓄来安排备用金，以备急需时用。如果存成定期的，最好能分成不同的数额，这样能保证及时变现。例如，有 1 万元的应急资金，可以分成 1 000 元、2 000 元、3 000 元、4 000 元四笔，这样可以根据事情的大小取不同的金额，又不

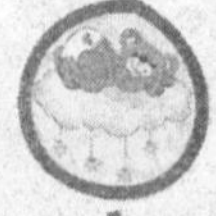

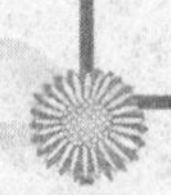

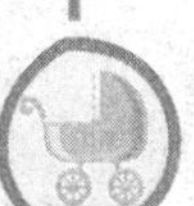

会损失更多的利息。

(3)千万不要透支信用卡:现在的很多信用卡都能透支,这样好像就多了很多可用的钱,直到还钱的时候才知道,透支其实是以高昂的还贷利息为代价的。除非万不得已,正常情况下一定要尽量避免信用卡透支。

3. 孕前如何改善家居环境

对于准备结婚生子的育龄女性来说,营造一个健康家居非常重要。因为,室内环境污染及不卫生,都会影响精子或卵子的活力,导致不孕、流产或胎儿畸形,或影响胎儿的健康生长发育。应注意以下细节:

(1)居室空气清新:居室空气污染问题已经引起了人们的关注和重视。家庭装修、新买家具等释放出的有毒气味会给女性及其家人健康带来不利影响。装饰材料中的游离甲醛可引起妇女月经紊乱;使用的油漆、涂料和胶粘剂造成的苯污染容易导致胎儿发育畸形和流产;产生的放射性污染容易造成女性不孕和胎儿畸形。家居不必豪华装修,要选择无污染的合格产品。装修后不要急于入住,最好通风2～3个月。必须注意室内通风,保持居室内空气清新良好。

(2)房间布局合理:不论宽敞舒适还是狭小拥挤,最重要的是解决阳光照射和室内保温的问题。住没有阳光的屋子,孕妇和未来问世宝宝的钙吸收就会受影响,也将影响骨骼的发育。由于没有阳光,室内阴暗潮湿,还会增加产妇的产后病,如关节炎等。另外,如果宝宝的尿布不能得到及时更换,或者长期在阴暗湿冷中换尿布,还会增加宝宝患感冒的可能。所以,保持室内阳光充足是十分重要的。冬季住房要保温,提前准备好取暖设施及维修好房屋等。如果房屋朝向不佳,可以多到户外散步,不仅可以多接触阳光,还能呼吸新鲜空气。室内应选择环保材料,装饰得温馨舒适些,色彩明亮些,房间收拾得干净整洁些,家具位置摆放要合适,使夫妻感到精神愉悦、心情好,有利于孕育。

(3)温度、湿度要适宜:一般室内温度保持在18℃～24℃,湿度保持在40％～50％为佳。因为过高或过低的温度、湿度都会引起人的情绪波动,出现烦躁不安或抑郁,间接影响卵泡成熟与排卵。这就是神经、精神因素对生育的调节,这种调节是双向的,良好的精神因素有利于生育;不

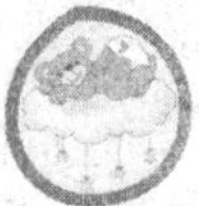

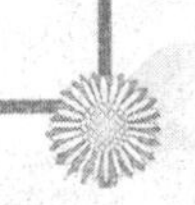

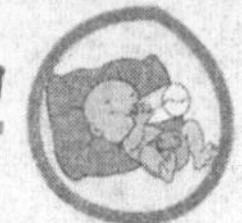

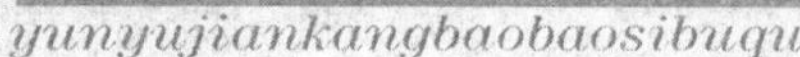

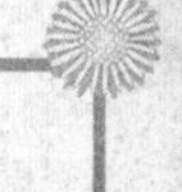

良的精神因素，尤其是恶性的精神刺激均能抑制生育功能。

(4)室内物品的清洁：窗帘及床上用品买回要先清洗。时常清理布艺沙发，因为布艺沙发的织物纤维更容易滞留灰尘和脏物，还容易吸潮。如果不常清洁，布艺沙发可能会孳生真菌、螨虫，污染居室环境。

(5)定期清洗空调：空调通风系统是室内空气污染的主要来源之一，要注意定期进行清洗。在每年秋季天气转凉、空调不再使用时，应按说明书把滤尘网取下来，用清水冲洗几遍后晾干。如果已连续使用3年，需由专业人员进行一次专业、系统的清洗保养。

(6)注意卫生间里的各种清洁：牙刷、毛巾放置要远离马桶；在卫生间及其他易滑倒的地方加放防滑垫；在马桶附近安装扶手，使孕妇晚期使用时更加方便；冲水时一定要盖上马桶盖；及时清除卫生间里的垃圾。

4. 孕前营养储备有何意义

妇女孕前营养储备的多少，可直接影响到胎儿的早期发育。国内外大量的调查资料表明，新生儿的健康状况与母亲孕前营养储备的多少有很大关系。

一般来说，妇女孕前营养补充的目标是到怀孕时能比一般人体质稍好即可。妇女在准备怀孕的前3个月就要开始多吃瘦肉、蛋类、鱼虾、动物肝脏、豆类及豆制品、新鲜蔬菜、时令水果等，同时主副食应搭配合理，且要多样化，不偏食，不素食，不依赖滋补品进补。妇女孕前如果营养不良，可能会造成乳腺发育不良、泌乳不足，直接影响新生儿的喂养。再有，平时营养不良的妇女必然体质差，即使孕后加强营养，也会由于胎儿的大量消耗而使孕妇的体质难以有明显的增强。这些营养不良的妇孕往往无法承受妊娠和分娩期间大量的体内消耗，致使分娩时产力弱，子宫收缩无力，产程延长，甚至造成难产，给自己和新生儿带来危险。

由于妊娠初期的身体反应会大大影响进食量，为保证营养均衡及营养充分，孕前女性要常吃一些富含叶酸、锌、铁、钙等营养素的食物，以备储存，为早期胚胎的正常发育打下物质基础。为了能生育一个健康聪明的宝宝，计划怀孕的夫妇必须做好充分的准备，提前加强营养。

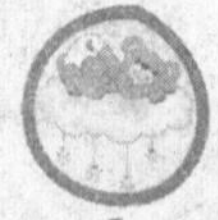

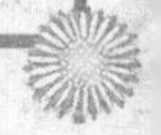

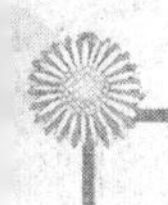
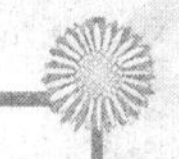

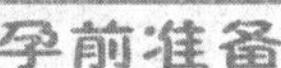

5. 三餐的食物如何选择

一日三餐选择什么食物,怎么进行调配,采用什么方法来烹饪,都是有讲究的,并且因人而异。一般来说,一日三餐的主食和副食应该粗细搭配,动物性食品和植物性食品要有一定的比例,最好每天吃些豆类、薯类和新鲜蔬菜。按饭量分配,早、中、晚三餐的比例为3∶4∶3,如果成人每天吃500克主食,那么早、晚应该各吃150克,午时吃200克比较合适,三餐的品质各有偏重,早餐注重营养、午餐强调周全、晚餐要求清淡。

(1)营养早餐:早餐食谱中可选择的食品有:谷物面包、牛奶、酸奶、豆浆、煮鸡蛋、瘦火腿肉或牛肉、鸡肉、鲜榨蔬菜或生果汁,保证蛋白质及维生素的摄入。

(2)丰盛午餐:午餐要求食物品种齐全,能够提供各类营养素,缓解工作压力,调整精力状态,可以多用一点时间为自己搭配出一份合理饮食:中式快餐、什锦炒饭、鸡丝炒面、牛排、猪排、汉堡包、绿色蔬菜沙拉或生果沙拉,外加一份高汤。

(3)清淡晚餐:晚餐宜清淡,注重选择脂肪少、易消化的食物,且注重不要吃过饱。晚餐营养过剩,耗损不掉的脂肪就会在体内堆积,造成肥胖,影响健康。晚餐最好选择:面条、米粥、鲜玉米、豆类、素馅包子、小菜、生果拼盘。

(4)注重食物搭配:包括粗与细、稠与稀、荤与素、冷与热等均衡食物搭配,还要注意与营养均衡的关系。例如,一碗方便面只能提供油脂和少许蛋白质及糖类(碳水化合物),所以最好配上一份生果、一份肉类或豆制品,以补充蛋白质、维生素和纤维素;对于一天饮食的选择,如午餐吃了汉堡、炸鸡,晚餐就该吃些清淡的食物,尤其是蔬菜。

6. 孕前女性如何做好营养准备

如今的年轻夫妇都知道优生优育要从胎儿期抓起,诸如适当参加一些活动,避免不良生活因素的干扰,特别是注意科学饮食,为胎儿发育提供足够的营养素等。然而这远远不够,上述这些准备应当再向前推移,尤其是在营养方面,如果等到怀孕后才把它提上议事日程,孕妇自身可能要付出损害健康的代价,胎儿发育往往也会受到种种消极影响。那

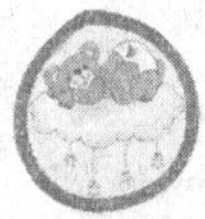
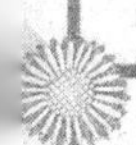
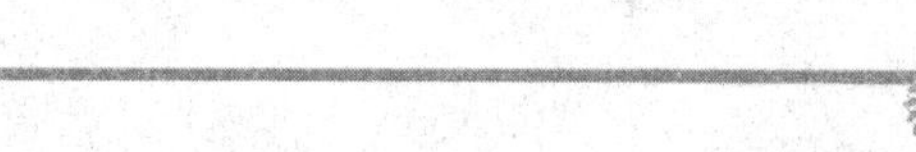

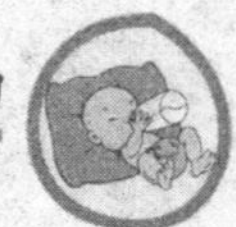
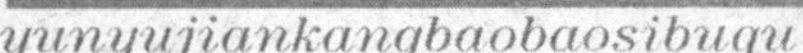

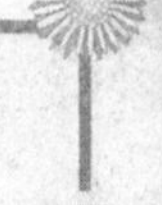

么，在营养方面，怀孕前3个月至1年就要做准备了。

(1)实现标准体重：育龄妇女若体重过低，说明营养状况欠佳，易生低体重儿；过于肥胖则易致自身发生某些妊娠并发症，如高血压、糖尿病等，且能导致超常体重儿的出生，故准备怀孕的妇女首先要达到标准体重。标准体重的计算方法，可用身高(厘米)减110，所得差(千克)即为标准体重。孕前如果体重低于标准值，特别是相差过多，则应当增加饮食量，使自己体重达到标准值。

(2)纠正营养失衡：准备怀孕的妇女以往可能出现过贫血症状，也可能有过节食减肥、限食脂肪和动物性食物的经历，或是有体内脂肪堆积过多等营养失调现象。从优生角度考虑，怀孕妇女机体营养失衡会带来胎儿发育所需的某些营养素短缺或是过多，对优生不利。故妇女在怀孕前应当对自己的营养状况进行全面了解，必要时也可请医师帮助诊断，以便有目的地调整饮食，积极贮存平时体内含量偏低的营养素。

(3)注意特别营养素的补充

①增加蛋白质摄入。蛋白质是人类生命的基础，是脑、肌肉、脏器最基本的营养素，占总热能的10%～20%，对有计划怀孕的夫妇，蛋白质的摄入量应增加。平时每天每千克体重需蛋白质1～1.5克，而现在要加至1.5～2.0克，故应多进食肉、鱼、蛋、奶、豆制品等。

②补充维生素。维生素不仅是人体生长发育所必需，同样也是生殖功能正常的需要。人体维生素缺乏时不易怀孕，怀孕了亦容易有缺陷，如骨骼发育不全、抵抗力弱、贫血、水肿、皮肤病、神经炎，还可发生流产、早产和死胎，或影响子宫收缩，导致难产。故在孕前就应有意识地补充维生素，多进食肉类、牛奶、蛋、动物肝、蔬菜、水果等。

③多吃含铁丰富的食物。铁是血红蛋白的重要成分，如果铁缺乏就会贫血。铁在体内可贮存4个月之久，在孕前3个月就应开始补铁。胎儿生长发育迅速，每天约吸收5毫克铁质，且孕期孕妇血容量较非孕时增加30%，也就是平均增加1 500毫升血液，如果缺铁，易致孕妇中、晚期贫血。含铁多的食物有牛奶、猪肉、鸡蛋、大豆、海藻、牛肉、动物肝脏、葡萄干等，还可用铁锅做饭炒菜。

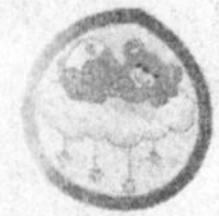

④补充叶酸。叶酸不足可引起巨细胞性贫血，胎儿畸形发生率增加，甚至发生葡萄胎、神经器官缺陷等。孕前6个月在医师指导下直接

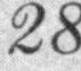

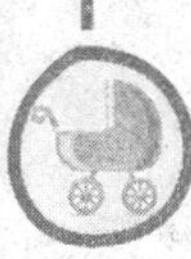

补充叶酸或多进食动物肝脏、绿叶蔬菜、谷物、豆类等，特别是已出生过畸形儿的妇女，孕前和孕早期补充叶酸，能有效地预防胎儿畸形的发生。

⑤多吃含钙丰富的食物。钙是骨骼与牙齿的重要组成成分，怀孕时钙的需要量为平时的2倍。孕前未摄入足量的钙，易使胎儿发生佝偻病、缺钙抽搐。孕妇因失钙过多可患骨软化症，抽搐。孕前开始补钙，对孕期有好处，且钙在体内贮藏时间长，所以应多进食鱼类、牛奶、虾皮、乳制品和豆制品等含钙丰富的食物。

⑥补充锌。锌是人体新陈代谢不可缺少的酶的重要组成部分。锌缺乏可影响生长发育，使得身材矮小，并影响生殖系统，如女性不来月经，男性无精与少精。孕前应多吃含锌的食物，如鱼类、小米、大白菜、羊肉、鸡肉、牡蛎等。男性在孕育下一代过程中的作用是提供优良的精子，所以相对于孕妇来说，男性于孕前的营养就更为重要。男性应提前6个月开始补充一些有利于精子生长发育的营养食物，如蛋白质、维生素A和某些矿物质（如锌、铜、钙等）。

(4)注意食物的选择：避免食用被污染的食物。有些腌、腊制品及罐头等加工食品，不如同类新鲜食物营养、卫生。食用蔬菜时，应注意清洗干净。平日尽量饮用白开水，避免饮用咖啡、饮料、果汁等饮品。另外，炊具尽量使用铁或不锈钢制品，避免使用铝制品及彩色搪瓷制品，以防铅元素对人体细胞产生伤害。

(5)不要轻易服药：不少临床药物如抗生素和一些对肾脏有影响的中草药，对精子的活动、卵子的成熟等有不利影响，应注意不要服用。

从孕前就做好营养准备，培养合理的饮食习惯和健康的生活方式，一定会给您带来健康、聪明、可爱的宝宝。

7. 如何制订孕前餐饮计划

现在正是80后结婚生育的高峰期。想要下一代，不仅要做好思想准备和物质准备，还要订一个饮食计划。

民以食为天，饮食在人们的生活中占的比重最大，对于想要宝宝的人来说，孕前进行饮食调养是最不可被忽视的。人的身体通过饮食汲取营养，若饮食不合理，吸收的营养也不会均衡，对于宝宝的成长当然也是

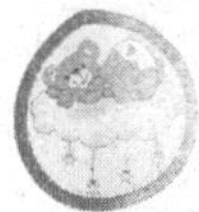

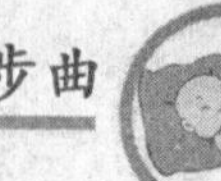

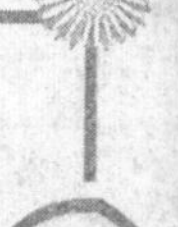

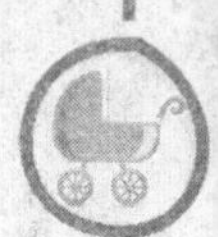

极其不利的。对于计划怀孕的夫妇来讲，不只是怀孕以后才要注重膳食和营养，在想怀孕数月之前就要做好调整，这样才不会让后代输在父母的饮食上。

(1)丈夫吃什么：丈夫要为怀孕提供健康的精子，需要在孕前保持健康的身体和充足的营养。蛋白质是精子生成的重要营养素。矿物质和微量元素对男性的生育力也十分重要，其中钙对精子的运动及在受精过程中都起着举足轻重的作用；锌、硒、镁、铜、锰等微量元素参与男性睾酮的合成和运载活动，帮助提升精子活动的能力，以及受精等生殖生理活动。因此，在制订饮食计划时，要注意丈夫的日常膳食中最好有瘦肉、动物肝脏、鸡蛋，以及鱼类等水产品，还要保障豆制品、新鲜蔬菜和水果及坚果类食品等。

(2)准妈妈吃什么：孕前和孕早期的环境因素和膳食因素对未来胎儿的发育比较重要。因此，准妈妈要多吃些富含叶酸的食物，这是因为母亲缺乏叶酸可增加胎儿神经管畸形的发生率。深绿色蔬菜及豆类食物等都富含叶酸。由于女性在孕前和孕早期碘缺乏可增加新生儿克汀病的危险，因此除了要使用碘盐之外，每周至少要吃 1 次富含碘的海产品。

8. 孕前为什么要补充碘

碘堪称智力营养素，是人体中一种必需的微量元素，是人体合成甲状腺素不可缺少的原料，而甲状腺激素可促进蛋白质的合成并促进胎儿生长发育，在人体的生长发育及生命活动的全过程中都是至关重要的。一旦缺乏碘，对孩子一生的健康都有很大的危害。

碘缺乏的最大危害是影响胎儿、新生儿和婴幼儿大脑的发育。孕妇缺碘除可造成胎儿脑发育障碍外，胎儿出生后还可表现为明显的智力低下和精神运动障碍，如聋哑、偏瘫和身材矮小等典型表现的克汀病。重者可造成畸形、早产、流产、死产及新生儿死亡。人类大脑发育的 90%是在胎儿、新生儿和婴幼儿期完成的。这个时期碘和甲状腺素对脑细胞的发育和增生起着决定性的作用，是一生中补碘的最有效时期。缺碘使一部分人智力发育难以达到最佳水平，甚至可造成轻至中度的智力低下。补碘后出生的儿童，智商明显高于未补碘的儿童，适量补碘可明显改善

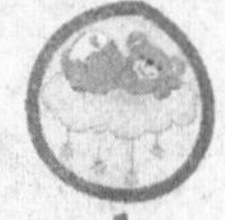

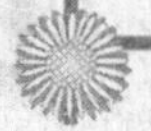

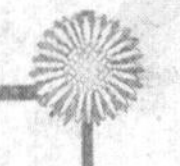
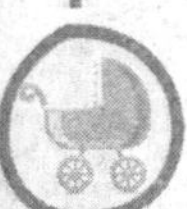

儿童的智力发育。

由此可见，不是什么时候补碘都能提高智力水平的，只有在胎儿和婴幼儿期补充足够的碘，才能使他们的智力发育得以正常进行，如果错过这个时期再补碘，要想提高他们的智商可能性很小。碘直接与宝宝的智力挂钩，想做妈妈的您，应满足体内碘的需求，从而促使未来宝宝的大脑得到充分发育，使孩子的智能和体能发育不输在竞争的起跑线上。因此，在孕前应注意补碘。生活中坚持吃碘盐，在烹饪时，切记菜熟后加盐，不要用油爆盐炒菜，也不要加盐后久煮，以免在烹调过程中无谓地损失碘。碘盐贮存时也要注意密封好，不要长期暴露于空气中以防碘的丢失。此外，可吃海带、紫菜、海鱼、虾、干贝等含碘丰富的海产品。

9. 孕前宜多吃的食物有哪些

(1)时令水果：多吃新鲜的水果，对保证身体的营养全面有着重要的作用，而且对胎儿大脑的发育有很大的好处。所以，孕前夫妻应该根据自己的生活条件，多吃些新鲜的时令水果，以保证胎儿在生长发育过程所需的营养，如维生素等。

(2)五谷杂粮：五谷杂粮是日常饮食生活中重要组成部分，这类食物能够提供给人们蛋白质、脂肪、钙、胡萝卜素、维生素 B_1 及维生素 B_2 等，尤其是一些粮食是健脑、补脑的有益主食，如小米、玉米等。因此，为了宝宝的健康，准父母应该多吃这类食物。

(3)海产品：海产品可为人体提供易被吸收利用的钙、碘、磷、铁等矿物质和微量元素，对于大脑的生长、发育，防治神经衰弱，有着极高的效用。所以，这类食物准父母也应该多吃。

(4)其他食物：在孕前应多吃的食物，还有芝麻、核桃、黑木耳等。芝麻中含有丰富的钙、磷、铁，同时含有 19.7%的优质蛋白质和近 10 种重要的氨基酸，这些氨基酸均为构成脑神经细胞的主要成分，必须随时进行补充。核桃的营养丰富，特别是对大脑神经细胞有益，其他如磷、铁和维生素 A、维生素 B_1、维生素 B_2 等营养成分含量也比较高。

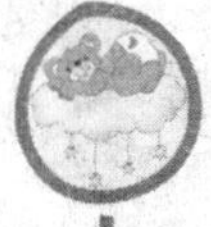
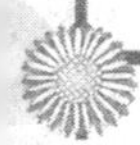

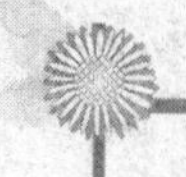

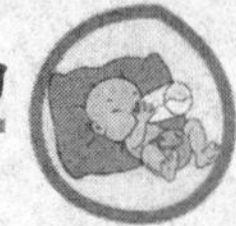

10. 准备怀孕前的饮食原则是什么

孕前的营养供给方案应参照平衡膳食的原则，结合受孕的生理特点进行准备怀孕前的饮食原则安排。

(1)首先要保证热能的充足供给：最好在每天供给正常成人需要的2 200千卡的基础上，再加 400 千卡，以供给性生活的消耗，同时为受孕蓄积一部分能量，这样才能“精强卵壮”，为受孕和优生创造必要条件。

(2)要保证充足优质蛋白质的供给：男女双方应每天在饮食中摄取优质蛋白质 40～60 克，以保证受精卵的正常发育。

(3)保证脂肪的供给：脂肪是机体热能的主要来源，其所含必需脂肪酸是构成机体细胞组织不可缺少的物质，增加优质脂肪的摄入对怀孕有益。

(4)充足的矿物质和微量元素：钙、铁、锌、铜等有构成骨骼、制造血液、提高智力，维持体内代谢平衡的作用。

(5)供给适量的维生素：能够有助于精子、卵子及受精卵的发育与成长，但是过量的维生素，如脂溶性维生素也会对身体有害。因此，建议男女双方多从食物中摄取，慎重补充维生素制剂。具体地说，建议夫妻双方每天摄入禽肉 150～200 克，鸡蛋 1～2 个，豆制品 50～150 克，蔬菜500 克，水果 100～150 克，主食 400～600 克，植物油 40～50 克，硬果类食物 20～50 克，牛奶 500 克。

11. 孕前丈夫应做哪些营养准备

大多数人都认为，孕育宝宝是女性的事，所以孕前补充营养只要女性补充就可以，而且在现实生活中好多人都是这样做的。然而，孕育宝宝是两个人的事，女性要做好营养的准备，准爸爸们也不可忽视细节问题，只有准爸爸、准妈妈们一起改进，才能孕育出健康的宝宝。

(1)食用含有镁的食物：镁有其特殊作用，不仅可以增强精子的活力，对人的心脏活动也有调节作用，更重要的是对男性有补气壮阳的功效，从而增加受孕成功的几率，提高男性的生育能力。含镁较多的食物有大豆、烤马铃薯、核桃仁、燕麦粥、通心粉、叶菜和海产品。

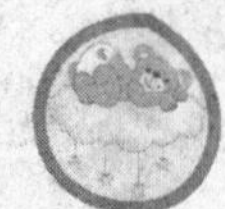

(2)多食富含维生素 C 的食物：孕前多食含有维生素 C 的食物，对于

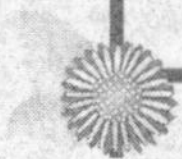

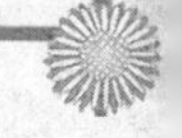

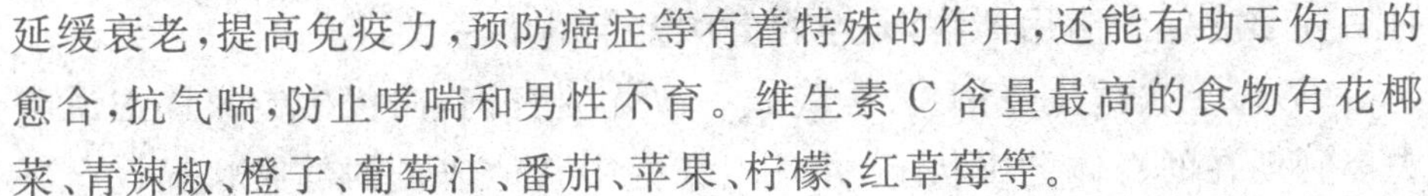

延缓衰老，提高免疫力，预防癌症等有着特殊的作用，还能有助于伤口的愈合，抗气喘，防止哮喘和男性不育。维生素 C 含量最高的食物有花椰菜、青辣椒、橙子、葡萄汁、番茄、苹果、柠檬、红草莓等。

(3)多食用含维生素 E 的食物：维生素 E 在孕前也同样不可忽视，它是孕育宝宝的根本，不仅可以提高男性精子的质量，而且可以降低胆固醇，清除身体内的垃圾，预防白内障。

(4)食用含锌的食物：锌是男性不可不补的矿物质，它不仅可以保证男人的性能力，治疗阳痿，还可以提高人体的抗病能力。瘦肉中含有较多的锌元素，120 克瘦肉中含锌 735 微克。另外，海产品、大豆中的含锌量也很高。

12. 孕前准备应做到哪 9 个“1”

怀孕生子是女性的人生大事之一，千万不能轻视，更不能在孕育宝宝的过程中忽视了自己，不然的话很容易造成后半生的遗憾。

对于想要生个健康宝宝的准妈妈来说，生活保健是必需的事情，只有具备全面的怀孕知识，采取良好的保健途径，才能确保准妈妈和宝宝都健健康康。

(1)规划 1 个有孩子后的生活蓝图：夫妻双方做好心理准备，合理规划，是孕育健康宝宝的开始。

(2)做 1 次健康检查：做一些孕前健康检查，以确定孕前两个人的健康是否都处于一个良好的状态。身体健康，是孕育健康宝宝的基础。

(3)留下 1 年准备时间：想怀孕就要给自己预留出至少 1 年的时间做准备，这包括身体、心理、经济等多方面的准备。

(4)养成 1 个健康生活方式：从现在开始实行健康的饮食习惯、科学的锻炼方案，并保持一份好心情。

(5)找 1 所医院：根据自己的健康状况、需要、经济条件、居住地点及医院所提供的医疗服务水平，为自己选定一家孕期保健和分娩医院。

(6)服用 1 种药品——叶酸：在打算怀孕的前 3 个月，每天就要补充 0.4 毫克叶酸。据美国科学家最新发现，准妈妈体内叶酸缺乏是造成早产的重要原因之一。

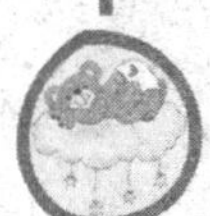

(7)停用 1 种避孕方式——口服避孕药：一般来说，停服避孕药 6 个

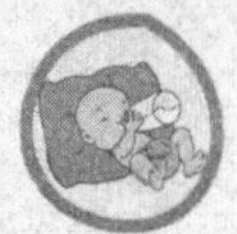
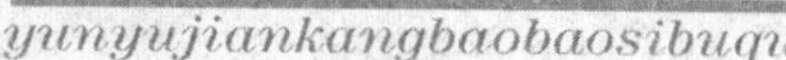

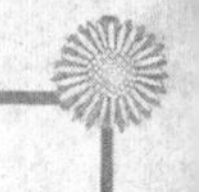

月后怀孕才好。滥用药物，是孕育健康宝宝的大忌。

(8)做1次优生咨询：去医院做一次优生咨询，向优生专家详细说明夫妻俩现在的身体健康状况，并且把家庭中其他成员的健康状况也向医生讲清楚。如果被确认有家族病史的话，要提早找出解决方案，从而及时保护宝宝的健康。

(9)编织1张支持网：养育宝宝的过程，往往离不开家人、朋友、社会上一些机构的帮助。当你遇到麻烦和困难时，他们会给你帮助。当你感到失落时，会从他们那里得到安慰。尤其不能忽视你和他们之间的感情交流，还要与父辈保持密切的联系。

13. 孕前健康食谱有哪些

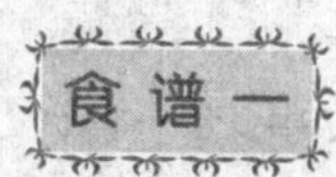

食谱一

早餐：牛奶1瓶(250毫升)；玉米棒1个(100克)；面包夹草莓酱奶汁食品：面包2片(50克)，草莓酱(25克)，奶制食品2片(20克)。

午餐：西芹百合：西芹(100克)，百合(50克)；草菇蒸子鸡：草菇(100克)，子鸡(150克)；番茄蛋汤：番茄(100克)，鸡蛋1个(50克)；米饭(100克)；苹果1只(100克)。

晚餐：木耳炒鱼片：黑木耳(50克)，青鱼中段(100克)；炒肉片：茭白(50克)，猪瘦肉(50克)，胡萝卜(25克)，青椒(50克)，香菇(25克)；凉拌黄瓜(75克)；米饭(100克)。

食谱二

早餐：酸奶1瓶(200克)；蛋饼：鸡蛋1个，小麦粉(100克)；苹果1只(100克)。

午餐：肉丝菜面汤：面条(100克)，鸡毛菜(100克)，猪肉丝(50克)；香蕉(100克)。

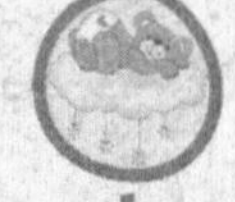

晚餐：米饭(100克)；红烧牛肉：牛肉(100克)，胡萝卜(100克)；马兰香干：马兰头(100克)，香干(50克)；米苋菜(100克)。

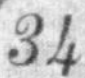

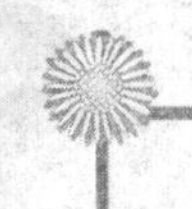
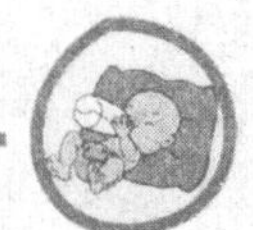
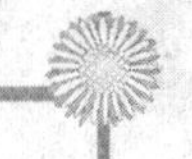

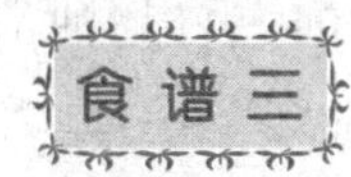

食谱三

早餐:牛奶冲燕麦片:牛奶1瓶(250毫升),燕麦片(50克);肉包子1个(50克);葡萄(100克)。

午餐:米饭(100克);黑椒牛柳:牛肉(150克),青椒(100克);橄榄菜(100克);油豆腐蓟粉汤:油豆腐(25克),粉丝(50克)。

晚餐:米饭(100克);盐水虾:虾(100克);白菜肉丝:白菜(150克),肉丝(50克);橘子(100克)。

食谱四

早餐:豆浆1杯(200毫升);早餐面包(50克);奶汁食品2片(20克);香蕉1根。

午餐:米饭(100克);草莓(100克);刀豆炒土豆:刀豆(150克),土豆(100克);花菜炒肉片:花椰菜(75克),猪肉(50克),黑木耳(25克)。

晚餐:米饭(100克);虾仁豆腐:虾(100克),豆腐(150克);香菇菜心:青菜(150克),香菇(50克);粟米羹:鲜粟米粒(50克),鸡蛋(50克),肉末(15克),淀粉(10克)。

14. 孕前高血压者饮食宜忌是什么

(1)碳水化合物食品

适宜的食品:米饭、粥、面食类、葛粉汤、芋类、软豆类。

应忌的食品:番薯(产生胀气的食品)、干豆类、味浓的饼干类。

(2)蛋白质类食品

适宜的食品:脂肪少的食品(嫩肉,牛、猪的瘦肉,鱼)、蛋、牛奶和牛奶制品(鲜奶油、酵母乳、冰淇淋、乳酪)、大豆制品(豆腐、纳豆、黄豆粉、油豆腐、青菜丝豆腐)。

应忌的食品:脂肪多的食品(牛、猪的五花肉、排骨、鲸鱼肉、鲱鱼、鳗鱼、金枪鱼等)、加工品(香肠等)。

(3)脂肪类食品

适宜的食品:植物油、少量奶油、沙拉酱。

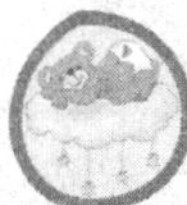
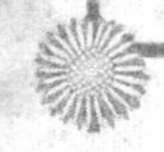

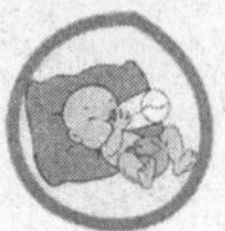
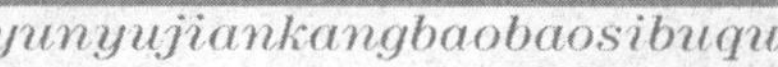

应忌的食品:动物油、生猪油、熏肉、油渍沙丁鱼。

(4)维生素、矿物质食品

适宜的食品:蔬菜类(菠菜、白菜、胡萝卜、番茄、百合根、南瓜、茄子、黄瓜等),水果类(苹果、桃、橘子、梨、葡萄、西瓜等)。海藻类、菌类、水果类、蔬菜类生吃会产生胀气,必须软煮或做成酱。

应忌的食品:纤维硬的蔬菜(牛蒡、竹笋、玉米),刺激性强的蔬菜(香辛蔬菜,如芥菜、葱、芹菜类)。

(5)其他食品

适宜的食品:淡红茶、酵母乳饮料。

应忌的食品:香辛料(辣椒、芥末、咖喱粉、酒类饮料、咖啡、浓红茶等)、碳酸饮料、盐渍食品(咸菜类、咸鲑鱼、咸鱼子、腥鱼子、糖酱油煮的菜、酱菜类)。

15. 孕前预防贫血的饮食要点是什么

贫血对母婴健康有很大影响,孕前贫血可以造成胎儿营养供给不足,轻者使胎儿发育迟缓,重者可以导致早产、胎儿宫内窘迫。孕前体内储存充足的铁很必要,食补是一种非常安全有效的方法。因此,在怀孕前,准妈妈们有必要吃一些预防贫血的食物,这样可以有效的预防孕期贫血。

(1)多摄入含铁丰富的食物,如动物肝、鸡蛋黄。

(2)不要喝浓茶,尤其是饭前、饭后喝茶会影响食物中铁的吸收和利用。

(3)合理配餐,如菠菜、芹菜、紫菜含铁比较丰富,但如果和豆腐一起烹调会影响人体对铁的吸收。

与此同时,要多吃水果和蔬菜,其中所含的维生素C可以促进铁的吸收。

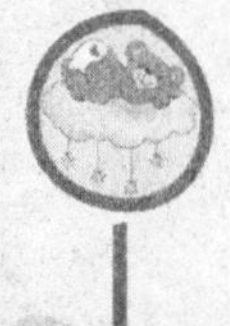
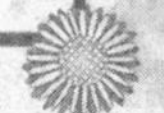

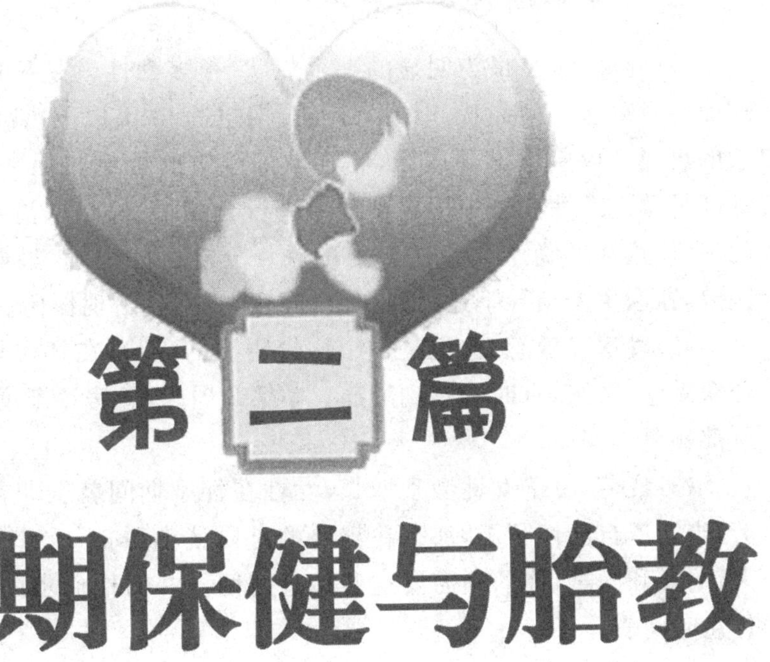

第二篇

孕期保健与胎教

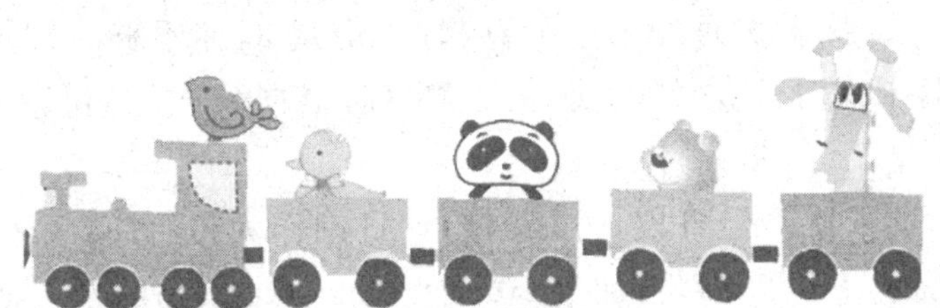

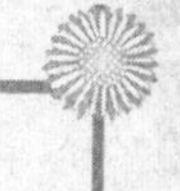

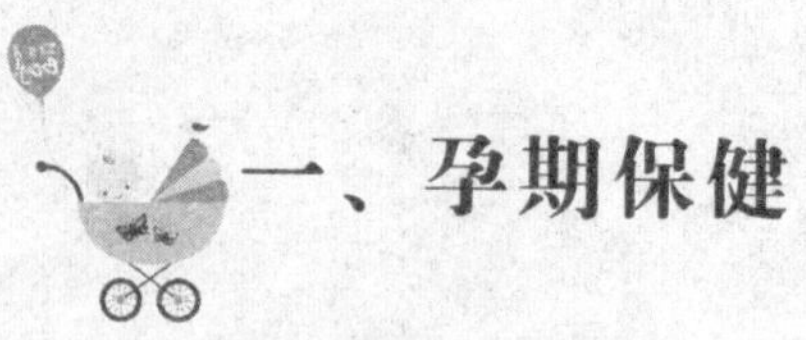

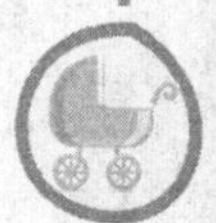

一、孕期保健

1. 怀孕早期有哪些表现

(1)停经:这是最为明显的一个症状,很多女性就是从这个症状的出现而留意更多怀孕症状。如果月经过期超过10天以上,就应考虑到有怀孕的可能。可使用早孕试纸,测定孕妇尿中的绒毛膜促性腺激素,协助诊断早孕。女性在家中用早孕试纸进行自测,最好是取清晨第一次尿液的中段,这样准确率会高些。为确保百分之百的准确,最好还是去专业医院,在医生的指导下进行,这样既安全,又不会出现任何意外。

(2)乳房变敏感:这也是一个比较明显的症状,在怀孕早期乳房就会变得敏感、膨胀,有时会感到酸痛。孕第8周起,乳房逐渐增大,乳头和乳晕部颜色加深。

(3)疲劳:由于女性激素增长,女性在怀孕期间就会非常容易感到疲劳,当知道自己怀孕了,那么在需要的时候就小憩15～30分钟。告诉家人、朋友和同事,你的确需要这些休息时间。并向他们求助,设定个人的休息时间表。

(4)早孕反应:多数妇女怀孕6周以后可出现头晕、乏力、嗜睡、唾液分泌增多、食欲不振、恶心呕吐等现象,呕吐多在清晨或空腹时发生。

(5)尿频:排尿次数增多,主要由于子宫增大,压迫了膀胱,使膀胱容量减少而造成的。

2. 如何计算预产期

计算方法:从末次月经第一天算起,月份减3,如不够时则加9,日数加7。例如,末次月经是2000年9月18日,根据公式,月份减3日数加7,预产期应是2001年6月25日。

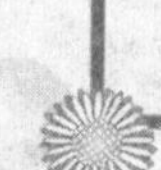

如记不清末次月经日期,可根据胎动日期作大概计算。一般胎动日期在怀孕后的18～20周,再加上20周就能推算出大约的预产期。

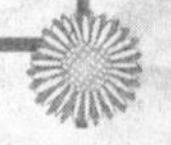

如有条件做超声波测胎儿身体的一些径线进行测算，即可测出胎龄，并以此推算出预产期。

以上预产期的算法与实际的分娩日期常相差1～2周，若平时月经周期长短变化较大者，预产期可以相差更多，所推算的日期是一个大概数，凡是在预产期前后2周以内分娩都是正常的。

推算预产期的目的，并不能确定真正的分娩日期，其实在预产期的前后两周分娩都算正常，及时、有计划地做准备对孕妇和胎儿都会有帮助。

3. 什么时候进行孕期检查

怀孕早期检查一般在停经40天后进行，最晚不要超过12周，检查内容为：怀孕对母体有无危害，能否继续怀孕。孕妇是否有妇科疾病，孕妇生殖器官是否良好。胎儿发育情况是否良好。化验血液、尿液，看有无贫血或者其他问题。早期孕妇门诊检查至关重要，每个孕妇务必自觉在怀孕12周内接受检查。

前7个月每个月做一次产检，过了7个月就要2周检查一次，最后一个月要1周检查一次，还要做胎心监护。

4. 产前诊断可以诊断出哪些疾病

产前诊断又称宫内诊断，指在胎儿出生前对胎儿宫内感染和出生缺陷进行诊断，包括免疫学诊断、影像学诊断、细胞遗传学诊断和基因诊断等。它与产前筛查不同，技术要求更高，要诊断的疾病也复杂，因此不可能像筛查那样要求人人都做，只适合一些高风险的孕妇，是有针对性地进行某项诊断性手术与检查。产前诊断可以诊断以下疾病：

(1)疾病有明确的诊断标准，且产前诊断方法准确可靠，如无脑儿。

(2)疾病症状严重，造成死胎、死产或致残，如脑积水。

(3)疾病无有效治疗手段，如软骨发育不全。

(4)疾病遗传风险高，如血友病。

(5)染色体数目异常、染色体平衡易位等，如唐氏综合征。

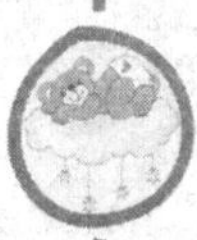

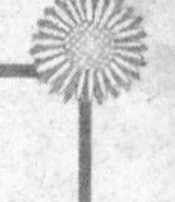

5. 哪些孕妇需做产前诊断

(1)孕妇年龄达35岁或以上。

(2)孕早、中期血清筛查阳性的孕妇。

(3)夫妇一方为染色体病患者,或曾妊娠、生育过染色体病患儿的孕妇。

(4)夫妇一方为先天性神经管缺陷患者,或曾妊娠、生育过该病患儿的孕妇。

(5)有不明原因自然流产史、畸胎史、死胎或死产史的孕妇。

(6)怀有严重单基因遗传病高风险胎儿的孕妇。

(7)有异常胎儿超声波检查结果者(含羊水过多者)。

(8)夫妇一方有致畸物质接触史。

(9)疑为宫内感染的胎儿。

6. 什么是早孕反应

妇女在怀孕早期会出现食欲不振、厌食、轻度恶心、呕吐、头晕、倦怠,甚至低热等早孕反应,这是孕妈妈特有的正常生理反应。早孕反应一般在妊娠第6周出现,以后逐渐明显,在9～11周最重,一般在停经12周后自行缓解、消失。大多数孕妇能够耐受,对生活和工作影响不大,无需特殊治疗。但早孕反应中有一种情况是妊娠剧吐,起初为一般的早孕反应,但逐日加重,表现为反复呕吐,除早上起床后恶心呕吐外,甚至闻到做饭的味道、看到某种食物就呕吐,吃什么,吐什么,呕吐物中出现胆汁或咖啡渣样物。由于严重呕吐和长期饥饿缺水,引起脱水和电解质紊乱,形成酸中毒和尿中酮体阳性。孕妇皮肤发干、变皱,眼窝凹陷,身体消瘦,严重影响身体健康,甚至威胁孕妇生命。孕妇如果出现了妊娠剧吐,就一定要去看医生,以免延误病情。

7. 如何减轻早孕反应

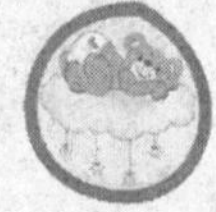

怀孕早期发生的呕吐是一种正常的生理现象,不必过分紧张,通常对健康没多大影响,不需要治疗。只要保持心情愉快,情绪稳定,注意休息即可。首先要身心放松,学习相关的医学知识,知道早孕反应是正常

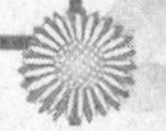

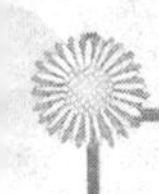

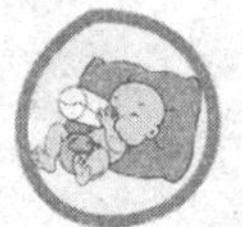

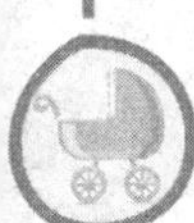

的生理反应，一般的早孕反应是不会对孕妇和胎儿有影响的，多数孕妇在一两个月后就会好转，因此要以积极的心态渡过这一阶段。不勉强进食，想吃什么就吃什么，能吃多少就吃多少，轻度呕吐是正常现象，不要凭借药物抑制孕吐，这个时期胎儿还很小，不需要多少营养，平常饮食已经足够了。学会调整自己的情绪，闲时做自己喜欢做的事，整日情绪低落是不可取的，会加重早孕反应，也不利于胎儿的发育。同时家人也应了解什么是早孕反应，积极分担家务，使其轻松度过妊娠反应期。

8. 孕早期心慌、头晕、气短怎么办

孕早期，由于恶心、呕吐、进食少、精力不足，孕妇常产生心慌、头晕等不适感，有时还觉得呼吸困难。当感到不适时，应该侧身躺下，或就地坐下，把脚抬高，或把枕头垫在身后，半躺半坐，并做几次有规律的深呼吸。休息后仍不好转或反复发作，就要请医生检查了。每天要定时进食，随身携带些小零食。不在人多拥挤嘈杂的地方、空气污浊的地方和太热的地方多逗留。站立的时间不要太久。慢慢饮食正常，症状会有所好转。

9. 怀孕初期应注意什么

怀孕的头3个月，是喜悦、紧张与不适并存的3个月。在这3个月里生活中需要注意以下方面。

(1)保持情绪稳定：在怀孕初期(怀孕最初1～3个月)，准妈妈的基础体温保持在较高水平。由于激素的变化，情绪可能容易激动，常会为了一点小事而不开心；同时，各种早孕反应也可能打乱你原有的生活节奏，心情变得更糟。在怀孕最初的3个月，身体变化还不怎么明显，看上去和普通女子一样。完全不必把自己当做一个特殊的人来看待，平时想吃什么就吃什么，做些开心的事情，忘掉不舒服；身体不适时，就躺下休息；尽量保持原来的生活节奏，让自己更从容惬意。

值得提醒的是，怀孕最初的3个月是最容易失去宝宝的3个月，为了留住宝宝，准妈妈的一举一动一定要格外当心。

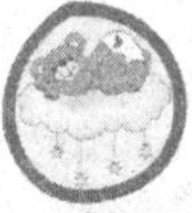

(2)当心辐射：日常生活中，究竟哪些辐射会对胎儿造成影响，目前还难以说清，因此还是建议孕妇们穿防辐衣，看电视时离电视远些，微波

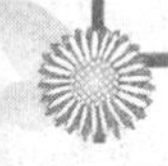
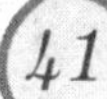

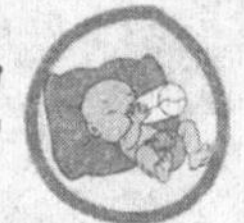
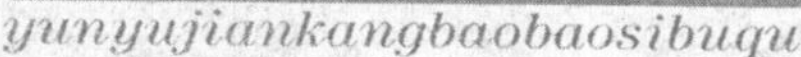

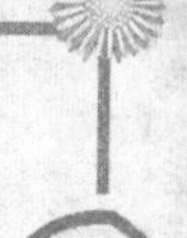

炉在使用时要走开，不要将手机挂在胸前。在汽车里接通手机时电磁辐射强度会特别大，所以孕妇注意尽量少接触手机。

(3)性爱要节制：怀孕初期是胎儿最不稳定的时期，由于怀孕前3个月的胎盘还没有完全形成，孕妇体内孕激素分泌量还不多，特别容易发生流产。如果性生活过于频繁就容易刺激子宫收缩而导致流产。

为了"稳住"胎儿，让他安心在准妈妈的体内继续住下去，要尽量避免房事。尤其是高龄产妇及有过流产史的孕妇，一定要暂时停止房事，以免宝宝出事。

(4)不要戴隐形眼镜：由于孕妇孕期泪液分泌量减少，会增加黏液成分，很容易引发眼睛出现异物感、干涩等不适，同时怀孕期间由于内分泌发生改变，角膜组织会轻度水肿，戴隐形眼镜特别容易加重角膜缺氧，会因眼结膜小动脉挛缩而引发结膜炎。所以，最好戴框架眼镜。

(5)避免用电热毯取暖：电热毯虽然电流很小，但使用时紧贴着孕妇的身体，对怀孕早期正处于发育阶段的胚胎组织可能存在潜在的危险。有资料表明，孕妇在妊娠最初3个月使用电热毯，自然流产的发生率大为增高。

(6)洗澡时间别太长：怀孕早期会发生孕吐反应，这样会使孕妇的身体比较虚弱。一旦洗澡时间过长，身体会受冷而染上伤风感冒，而且身体易过于疲倦，引起头晕，虚脱在卫生间里。最严重的是如果坐浴时间太长，会造成子宫充血，刺激子宫肌肉收缩而引发流产。

(7)禁做腹部X线检查：在早孕时期特别是怀孕15～56天时，胚胎的器官正处于高度分化形成中。如果接受X射线腹部照射，很容易发生胚胎畸形，发生小头、痴呆、脑水肿、小眼等发育上的缺陷。因此，在怀孕前2个月绝对不能照X射线。另外，孕期常规的肺部透视可推迟到怀孕4个月后，X射线骨盆测量在孕早期也应避免，最好安排在妊娠36周左右。

10. 阴道出血怎么办

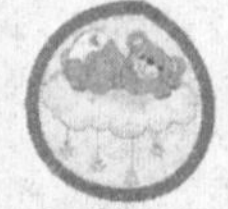

如果发现阴道出血，哪怕只是少量的，也应该立即去医院就诊，即使阴道出血似乎已经停止了。虽然孕妇少量阴道出血可能没什么大事，但也可能是某些严重问题的征兆。所以需要立即就医检查，以确定孕妇和

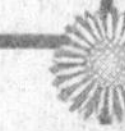

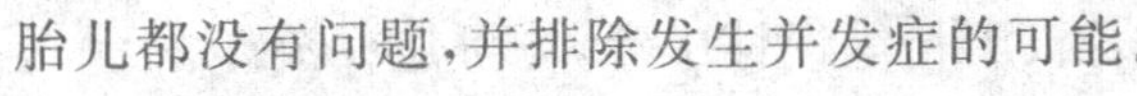

胎儿都没有问题，并排除发生并发症的可能。

对孕妇来说，在怀孕初期，最危险的事情莫过于宫外孕与流产，而发生这两种情况时孕妇都会发生腹痛、阴道流血。因此，如果孕妇一旦出现腹痛或阴道流血，需及时就医。孕初期的孕妇哪怕只是普通的腹痛腹泻，也有引起流产的可能，也需要就医治疗，不能马虎大意。如果阴道出血情况很严重，或伴有剧烈疼痛，无法马上去急诊就医，可以拨打120急救电话。

11. 流产有哪些原因

(1)孕卵异常：由于卵子或精子的缺陷，或两者均有缺陷，或在妊娠早期，母体缺乏维生素、叶酸、透明质酸酶等重要物质，妨碍了孕卵的正常发育，导致流产。

(2)内分泌失调：雌激素过多与黄体酮不足，也是早期流产的原因。此外，甲状腺素缺乏，使细胞的氧化过程遭受障碍，以及甲状腺功能亢进和糖尿病等，均可导致流产。

(3)精神因素：紧张、恐惧和精神刺激，可引起流产。

(4)生殖器官疾病：子宫畸形，如双角子宫、子宫腔纵隔等，常是流产的原因。子宫肌瘤，尤其是向子宫腔内发展的黏膜下肌瘤或嵌顿在骨盆腔中的卵巢囊肿，可影响胎儿发育而导致流产。子宫内口松弛，易造成习惯性流产。

(5)染色体异常：自然流产的胎儿经染色体研究后，发现有核型异常，而且还伴有胎儿或胎盘等结构上的异常。

(6)胎盘异常：蜕膜炎可使底蜕膜出血或增生，绒毛上皮细胞和蜕膜细胞溶解，绒毛内血管阻塞，影响营养物质的吸收与运送，使孕卵从附着处分离、出血而流产。胎盘的巨大梗塞，可降低胎盘功能，影响胎儿生存，以致流产。前置胎盘、胎盘绒毛水肿变性也可致流产。

(7)血型不合：由于以往妊娠或输血致Rh因子、不合的ABO血型因子在母体内产生抗体，此次妊娠由胎盘进入胎儿体内，使红细胞凝集而产生溶血，以致流产。

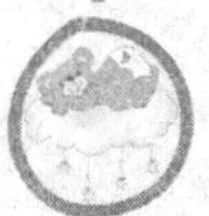

(8)绒毛间质胶原样病变：可使绒毛血管退化，造成流产。

(9)母亲罹患全身性疾病：如急性传染病、慢性疾病、维生素缺乏(尤

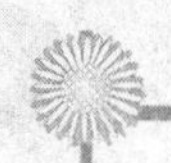

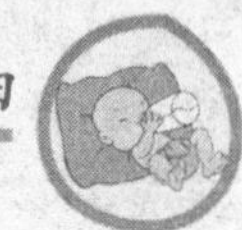

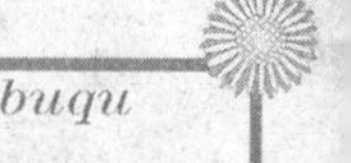

其是维生素 E 缺乏），以及汞、铅、酒精等慢性中毒，均可造成流产。

12. 如何预防流产

(1)注意均衡营养，摄取足够的维生素与矿物质。

(2)养成良好的生活习惯与规律的起居作息，充分休息和睡眠；禁忌性生活。

(3)协调工作压力，不紧张、不兴奋，缓和情绪反应。情绪激动和波动会诱发子宫收缩。

(4)改善工作环境，避开所有可能造成危害的有毒物质和放射性。

(5)避免使腹部紧张或受压迫的动作，如弯腰、搬动重物等，也不要乘坐会剧烈晃动的交通工具，坐汽车时尽量坐在前排。

(6)慎食易造成流产的食物，如螃蟹、甲鱼、杏、杏仁、黑木耳、芦荟等。

13. 孕妇不应有的十种心理是什么

(1)烦躁心理：孕妇不要因妊娠反应而心情恶劣，烦闷不安。应保持心情舒畅、情绪稳定，保持心理平衡。

(2)担心心理：孕妇会担心胎儿的健康，应把你的担心说出来，依靠科学的手段来确定，而不要盲目担心。

(3)忧郁心理：忧郁情绪会造成孕妇失眠、厌食、性功能减退和自主神经功能紊乱，对胎儿的生长不利。

(4)淡漠心理：妊娠期间，孕妇可能只关心体内的胎儿而对其他的事情漠不关心，这样会影响夫妻感情。

(5)依赖心理：总希望丈夫能时时陪在身边，过分依赖丈夫或母亲，这样显然不行。孕妇应体谅丈夫的事业和工作，应学会自强自立，学会在心理上进行自我调理和自我平衡。

(6)暴躁心理：有些妇女怀孕后爱发脾气，尚不知孕妇发怒时，血液中的激素和有害化学物质浓度会剧增，并通过“胎盘屏障”，使胎儿直接受害，在怀孕 7～10 周时，经常发怒，可能造成胎儿腭裂和兔唇。

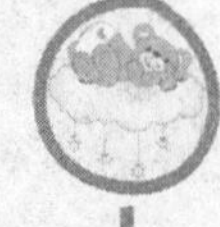

(7)猜想心理：总在想宝宝是男孩还是女孩，担心宝宝的性别给自己的压力(来自夫家)，无形中给孕妇造成心理负担。

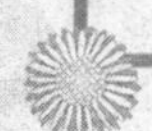

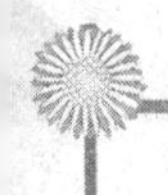

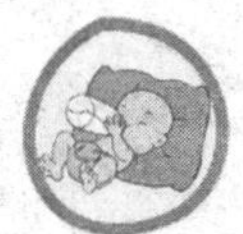
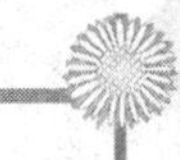

(8)羞怯心理:怕别人看出自己怀孕了,羞于出现在公共场所,这完全是不必要的。

(9)焦急心理:期盼宝宝、担心宝宝而整天焦躁不安。

(10)紧张心理:偏听偏信长辈的话,对分娩产生一种恐惧。

十月怀胎,一朝分娩。分娩是早晚的事,到时候孩子自会降临,所以应以愉快的心情迎接宝宝的到来。

14. 孕妇为什么容易发生腿抽筋

半数以上的孕妇在孕期会发生腿部抽筋。这是因为孕妇在孕期中体重逐渐增加,双腿的肌肉经常处于疲劳状态。另外,怀孕后对钙的需要量明显增加,如果膳食中钙及维生素D含量不足或缺乏日照,会加重钙的缺乏,从而增加了肌肉及神经的兴奋性,容易引起腿抽筋。夜间血钙水平比日间要低,故小腿抽筋经常发生在夜间。如发生腿部抽筋,应注意不要使腿部肌肉过度疲劳。睡前可对腿和脚进行按摩,平时要多摄入一些含钙及维生素D丰富的食品,适当进行户外活动,多接受日光照射,必要时可加服钙剂和维生素D。注意:孕妇不能以小腿是否抽筋作为补钙的指标,因为个体对缺钙的耐受值有所差异,所以有些孕妇在缺钙时,并没有小腿抽筋的症状。

15. 怀孕期间为什么会白带增多和外阴瘙痒

怀孕初期,受激素急剧增加的影响,由于阴道环境和体内激素水平的改变,阴道分泌物增多是正常的现象。如果外阴不发痒,白带也无臭味,就不用担心。但如果出现外阴瘙痒、疼痛;白带呈黄色,有怪味、臭味等症状时,就需要去医院就诊,这可能是因为外阴或阴道疾病所致。如果放任不管,可能会影响胎儿的生长发育。注意清洁卫生,勤换内裤,保持内裤及会阴部清洁。

16. 妊娠期为什么会出现坐骨神经痛

怀孕期间发生坐骨神经痛是腰椎间盘突出引起的。怀孕后内分泌的改变使关节韧带变得松弛,这是为胎儿娩出做准备。但腰部关节韧带或筋膜松弛,稳定性就会减弱。另外,怀孕时体重增加加重了腰椎的负

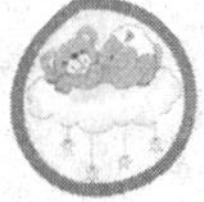
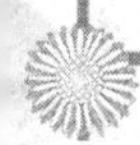

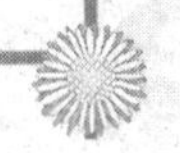

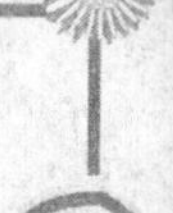
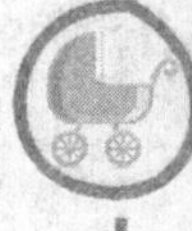

担，若发生腰肌劳损和扭伤，就很有可能导致腰椎间盘突出，往往压迫坐骨神经起始部，引起水肿、充血等病理改变，而产生症状。在发生此症状时，孕妇应注意不能劳累，睡硬板床，休息时在膝关节下方垫上枕头，使髋关节、膝关节屈曲，以减少腰部后伸，使腰背肌肉、韧带、筋膜得到充分休息。分娩后，腰椎间盘突出症状常能缓解。如不缓解，再采取相应治疗方法。

17. 孕妇不能使用哪些药物

(1)致使流产或早产的药物：在怀孕期间不能应用具有收缩子宫平滑肌的药物，如麦角、垂体后叶素、催产素、奎宁等；剧烈的泻药如硫酸镁、番泻叶等，也可以引起子宫和盆腔充血，以致子宫收缩；利尿药如氯噻酮、呋塞米(速尿)、氨苯蝶啶等。有些毒性大、药性猛烈的中药，如巴豆、黑丑、白丑、大戟、斑蝥、商陆、麝香、三棱、莪术、水蛭、虻虫等；具有活血化瘀、行气破滞和辛热滑利作用的中药，如大黄、枳实、附子、桃仁、红花等，都应慎用。上述中西医药品常可引起流产或早产。

(2)致胎儿畸形的药物：因为孕妇用药后，药物可从血液通过胎盘影响胎儿。由于胎儿器官发育未全，对药物分解、解毒能力很差，排泄缓慢，再加上发育中的胎儿敏感性强，尤其是妊娠头 3 个月胎儿最容易受影响。在怀孕期间对以下有致畸作用的药应禁用，如氯丙嗪(冬眠灵)、奋乃静、苯巴比妥、氯氮䓬(利眠宁)、甲丙氨酯(眠尔通)等镇静安眠药，都能引起胎儿畸形；甲氨蝶呤、白消安、苯丁酸氮芥、环磷酰胺等抗癌药，也可导致胎儿畸形；己烯雌酚、睾酮、黄体酮、可的松等激素类药，也能致畸。例如，己烯雌酚可引起胎儿内脏畸形和脑积水，生殖腺癌，使男胎女性化，使后代永久性不育，口服避孕药也可引起胎儿先天性心脏病；甲苯磺丁脲、氯磺丙脲等降糖药，可导致胎儿多发性畸形；四环素类抗生素，服用后可通过胎盘进入胎儿体内，不但能造成四环素牙，还能抑制胎儿蛋白质合成，使胎儿手指和肢体短小，还能导致先天性白内障，甚至死胎。另外，抗过敏药敏克静，抗癫痫药苯妥英钠和扑痫酮，抗凝血药双香豆素和苄丙酮香豆素，抗疟疾药氯喹、乙胺嘧啶和奎宁，缩瞳药毛果芸香碱，拟肾上腺素类药麻黄碱和滴鼻净，兴奋药咪嗪和苯丙胺等，都可导致胎儿畸形。

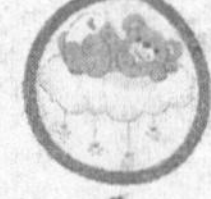

(3)对孕妇有损害的药物：怀孕后，孕妇体内的酶系统有一定的改

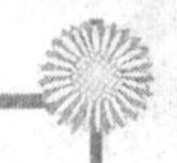
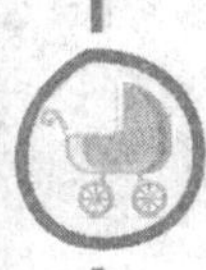

变，因此对某些药物的代谢过程有一定的影响，所以有的药物可损害孕妈妈的健康。如在妊娠晚期应用四环素，可导致严重的肝脏损害，严重的还可造成死亡，所以孕妇要禁用四环素类药。

(4)对胎儿毒副作用大的药物：药物对胎儿除了有致畸作用外，还可影响胎儿生长。例如，孕妇连续使用链霉素、卡那霉素可造成胎儿听觉神经损害发生耳聋；应用磺胺类药如复方新诺明、增效联磺片等，或用新生霉素等，可导致胎儿黄疸；临产前应用吗啡，可使胎儿呼吸中枢麻痹，造成新生儿窒息；患高血压的孕妇服用利血平以后，大约有10%的新生儿出现昏睡、心动过缓、鼻黏膜充血和呼吸抑制等不良反应。

虽然许多药对胎儿和孕妇有不良影响，但也不能说妊娠期间生了病什么药都不能用，这样就会形成养病如养虎，对母子的安全危害更大。因此，怀孕期间生病应及时找医生诊治，以便选择毒性小作用明显的药物进行治疗。如果因疾病的治疗需要，必须应用以上药品时，应在医生指导下选择恰当的用药时机和给药方法，必要时可终止妊娠。另外，怀孕后应格外注意饮食起居，劳逸结合，争取少生病、少吃药。

18. 什么是妊娠高血压综合征

妊娠高血压综合征，简称妊高征，是威胁母婴健康最常见、最严重的一种疾病。发病率可高达10%左右，一般发生在妊娠20周与产后2周。多见于初产妇、多胎妊娠和羊水过多或者贫血的孕妇，以及原有糖尿病、慢性肾炎或高血压的孕妇。表现为高血压(收缩压≥130mmHg，或舒张压≥90mmHg或较孕前增加30/15mmHg)、蛋白尿、水肿等。妊高征的发生与遗传、营养状态、营养摄取量等因素均有关系，肥胖者妊高征的发病率更高，应引起足够的重视。孕后期热能摄入过多，每周体重增加过快都是妊高征的危险因素，因此孕妇摄入热能应以每周增重0.5千克为宜。准妈妈每次产前检查除测量血压外，还应测量体重，必要时检查尿内是否有蛋白。饮食是调节孕妇妊高征的有效方法，如果能在饮食上加以调控，那么妊高征就可以得到有效的控制和预防，应进三高一低饮食，即高蛋白、高钙、高钾及低钠饮食。患有妊高征的孕妇分娩时要严密监控，如果需要应实施剖宫产。

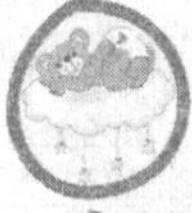
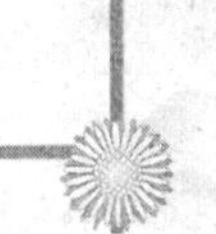
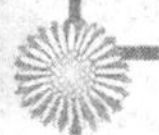

19. 什么是妊娠期糖尿病

原本没有糖尿病的妇女，在怀孕期间发生葡萄糖耐受性异常时，就称为妊娠期糖尿病，可能引起胎儿先天性畸形、新生儿血糖过低及呼吸窘迫症候群、死胎、羊水过多、早产、孕妇泌尿道感染、头痛等，不但影响胎儿发育，也危害母亲健康。近年来，随着生活方式的改变，不少孕妇吃得多且精，而活动少，再加上孕期的生理变化导致糖代谢紊乱，这是妊娠期得糖尿病的重要原因。糖尿病孕妇合理控制饮食意义重大，在接受控制饮食时，应将所摄取的热能限制在此范围内。准妈妈可将全日食物量分为4～6次吃，临睡前必须进餐1次。合理安排饮食，避免高糖食品，采取少食多餐，多食蔬菜、富含纤维素的食品，注意维生素、铁、钙的补充。水果的补充最好是在两餐之间，并且在选择水果时应尽量选择含糖量低的水果，或以蔬菜替代，如番茄、黄瓜等，千万不要无限量吃西瓜等高糖分水果。孕期妇女最好在怀孕第18周和第32周到医院检查，并且要特别注意咨询妇产科和糖尿病专科医生。合理用药，遵照医生嘱咐控制饮食，定期检查血糖和尿糖，尤其是妊娠后期，最好每周去医院一次做检查。密切监测胎儿大小及有无畸形，定期查胎心及胎动。胎儿有危险信号出现，应立即住院，由医生决定是否引产或剖宫产。

20. 为什么孕期需适当补钙

由于胎儿骨骼形成所需要的钙完全来源于母体，准妈妈消耗的钙量要远远大于普通人，光靠饮食中的钙是不够的。因此就要求准妈妈在孕期要多补充钙剂。如果孕期摄钙不足发生轻度缺钙时，可调动母体骨骼中的钙盐，以保持血钙的正常浓度。如果母体缺钙严重，可造成肌肉痉挛，引起小腿抽筋或手足抽搐，还可导致孕妇骨质疏松，引起骨软化症，同时也不能满足胎儿生长发育的需要，影响胎儿乳牙、恒牙的钙化和骨骼的发育，出生后孩子患佝偻症的几率亦明显增加。所以，孕期营养要先保护孕妇。

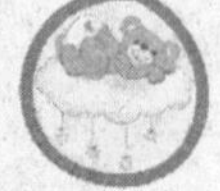

钙的最好来源是奶及奶制品，含量丰富且吸收好，是理想的钙源，虾皮、海带、蛋黄、豆类含量也较高。孕期补充钙应注意：

(1)摄取含钙丰富的食物，首选奶类，因为牛奶中的钙含量为120

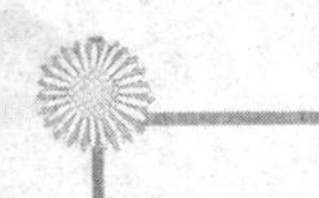
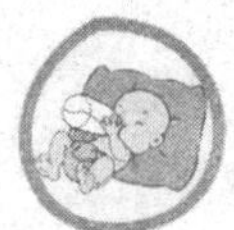
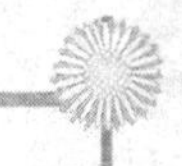

毫克/100克,且吸收利用率高,其次为豆制品、虾皮、小鱼干、鱼片、鱼松、黑芝麻、芝麻酱、绿叶蔬菜。

(2)尽量少吃腌制的食品,因其含磷高,影响钙的吸收。

(3)少吃食盐,可减少尿中钙的排出。

(4)强化钙的食品及钙补充剂不可乱用,应在医生指导下使用,以免发生过量及中毒。

(5)保持一定的户外活动时间,日照可使皮肤中7-脱氢胆固醇转化为维生素D_3,促进钙的吸收。

21. 孕妇如何服用维生素类药物

充足的维生素对孕妇是十分必要的。各种维生素之间及维生素与其他营养素之间要保持平衡状态,只有这样才能保证孕妇的健康及胎儿正常的生长发育。

现在很多人每天都要服用维生素类药物,有时饭前服,有时饭后服,到底什么时候服用好呢?通常认为维生素还是饭后服用比较好。因为维生素类药在服用后要靠小肠吸收,若胃肠没有食物,药物会很快被吸收入血,致使维生素在血液的浓度增高,并很快通过肾脏和尿道排出体外,使维生素不能被人体充分利用,大大降低了药物的疗效。而饭后服,能使维生素类药吸收更完全。维生素B_{12}和维生素C饭后更利于吸收,但不能同时服,若同时服可使维生素B_{12}的功效降低,药效大减,因此两者应相隔2～3小时服用。维生素D_2也应饭后服,而且最好先吃一些油脂性食物,以利于该药的溶解、吸收。维生素AD(鱼肝油丸)、维生素E及维生素PP(烟酸)也应饭后服。同时要适当选择一些含维生素丰富的食物,改善营养状况。

22. 怎样防治妊娠期贫血

妊娠期孕妇对铁的需求增加,如果体内缺铁,会影响血红蛋白的合成,继而影响血液运送营养物质的功能,造成孕妈妈和胎儿营养不良,孕中期易发生贫血,应尽早防治。

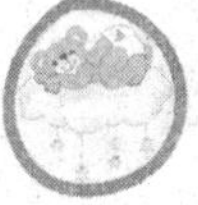

(1)食物补充铁是防治贫血的基础措施,由于动物性食物中铁的吸收率高于植物性食物,可以有所侧重地选择该类食物。

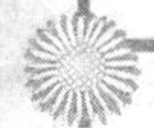
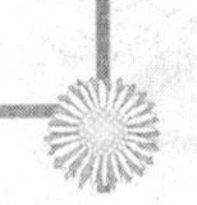

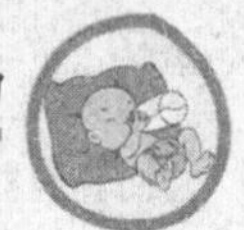
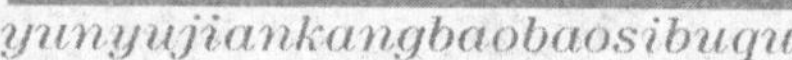

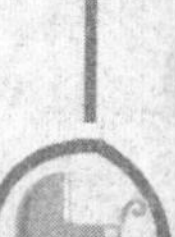
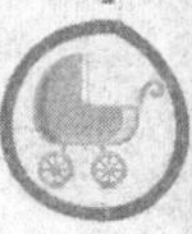

(2)富含铁的食物主要有鸭血、鸡血、肝脏、蛋黄、禽畜瘦肉,黄豆制品,黑芝麻、菌类(香菇、黑木耳)、藻类(海带、紫菜)、绿叶蔬菜。可用鸭血炖豆腐,加些蔬菜食用,补铁效果较好。

(3)茶、咖啡、含咖啡因的可乐饮料会影响铁质的吸收,不宜饮用。做菜时尽量使用铁锅、铁铲,因其产生一些小碎铁屑,可溶解于食物中,形成可溶性铁盐,容易让肠道吸收铁。

(4)按时去做产前体检。发现贫血的孕妇应按医生的要求服用铁质补充剂,尽快纠正贫血。

(5)强化铁的食品及保健品需在医生指导下选用。

23. 孕妇体重增加多少合适

孕妇在孕期体重增加以10～15千克为宜。在此范围内增重,婴儿出生时体重可在2 500～3 400克,符合标准。孕妇不宜过度肥胖,如果孕妇体重过度增加,容易诱发糖尿病、高血压及高脂血症,同时营养过度、脂肪堆积,胎儿往往也长得过大,容易造成难产,并且也不利于产后体形恢复。还有另一种情况,若在妊娠晚期体重急剧增加,则可能不是由于脂肪堆积,而是因为出现妊娠水肿。如果水肿同时伴有血压升高,则可能存在严重的病理情况——妊娠高血压综合征,应高度警惕,及时诊断和治疗。如果表面无明显水肿,但每周体重增加超过0.5千克以上,则很可能是出现了隐形水肿,必须及早进行诊疗,以免病情发展。

24. 孕期饮食习惯会影响宝宝吗

孕期的饮食习惯也会对腹中的胎宝宝形成影响,如果孕期饮食不规律的话,那么宝宝出生后也许会出现同样的状况。所以,为了宝宝的健康和良好习惯,孕妇一定要保证孕期有规律地饮食。

(1)每餐定时:每餐定时是要做到每天进餐的时间都要固定,前后不可相差太多,如果习惯是早7～8时吃早餐,那就按这个时间吃。还有每天吃饭时间最好在半小时左右,并形成规律最好。

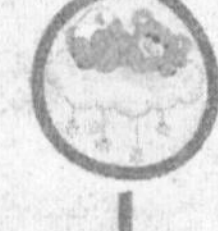

(2)每餐定量:早上吃好,中午适当,晚餐略少,这个是大家都知道的黄金定律,孕妇也一样。如果中间间隔太长,可在早餐和午餐,午餐和晚餐之间适当加餐,一些水果、糕点都可作为加餐的食物。不要早餐不吃,

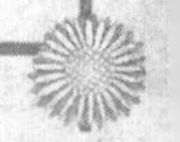

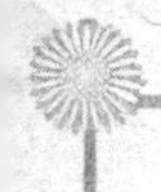

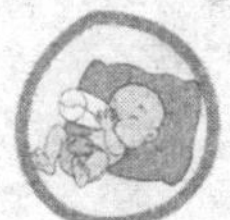
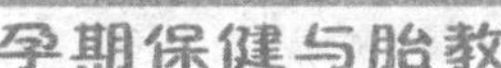

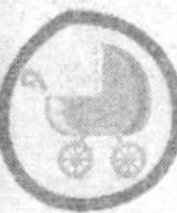

留到午餐来吃，这是不可取的，也不可暴饮暴食。

(3)每餐定点：有的妈妈喜欢逛街的时候边走边吃，就算是零食也尽量避免，就是在家中，孕妇也不要边看电视边吃饭。

25. 孕妇便秘怎么办

孕妇容易出现便秘，可能是由于肠管平滑肌正常张力和肠蠕动减弱，腹壁肌肉收缩功能降低，饮食上摄入粗纤维过少或饮水太少，以及运动量减少等因素所造成的。妊娠晚期，增大的子宫和胎儿先露部压迫直肠，也可导致排便困难。孕妇预防便秘有以下方法。

(1)养成定时大便的良好习惯，不管有无便意，晨起或晚睡前都应按时去厕所，但不可时间太久。

(2)要注意调理好膳食，多吃一些含纤维素的绿叶蔬菜和水果。如各种制作较粗糙的粮食，如糙米、麦、玉米等；各种蔬菜，如豆芽、韭菜、油菜、茼蒿、芹菜、荠菜、蘑菇等；各种水果，如草莓、梅子、梨、无花果、甜瓜等。

(3)可在每天早晨空腹饮一杯温开水，以刺激肠管蠕动。

(4)饮用蜂蜜水或酸奶。比如每天喝一杯酸奶，可促进胃肠蠕动，增加大便湿润度，并且缩短排泄物在结肠内的停留时间，从而可防止便秘。

如果便秘很严重，对孕妇和胎儿是不利的，需就医处理。

26. 孕妇如何预防痔疮

孕妇很容易患痔疮。这是因为妊娠期间，盆腔内的血液供应增加，增大的子宫压迫静脉，造成血液的回流受阻，再加上妊娠期间盆腔组织松弛，都会使痔疮发生和加重。分娩以后，这些因素自然会逐渐消失，痔疮的症状也会得到改善，甚至消失。痔疮给孕期女性的生活带来了很多的不便，那么孕期女性如何预防痔疮呢？

(1)多吃一些含纤维素多的绿叶蔬菜和水果，如菠菜、韭菜、李子干、葡萄干、无花果、梨和豆类食品。避免摄取含咖啡因、酒精、辛辣的、酸的或者容易导致便秘的食品。要多饮水，一天最好喝6～8杯水。每天早晨空腹饮杯温开水或凉开水，它能刺激肠管蠕动，有助于排便。

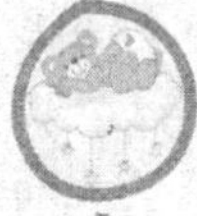
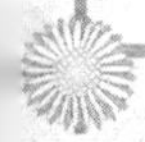

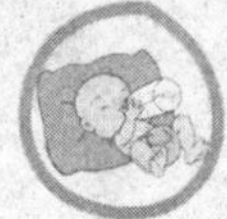
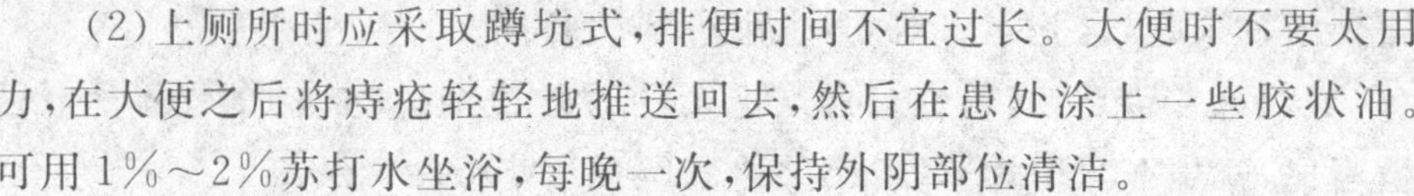

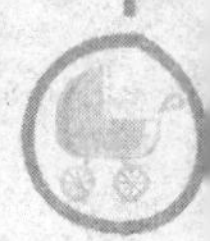

(2)上厕所时应采取蹲坑式,排便时间不宜过长。大便时不要太用力,在大便之后将痔疮轻轻地推送回去,然后在患处涂上一些胶状油。可用1%～2%苏打水坐浴,每晚一次,保持外阴部位清洁。

(3)养成良好的生活习惯。养成定时大便的习惯。最好是在饭后,特别是在早餐后。不管有没有便意,都应按时去厕所,久而久之就会养成按时大便的习惯。在每次大便后要注意做好清洁工作。用湿润的薄绵纸、婴儿用纸或含药物的卷纸(永远都不要用肥皂),轻轻拍干。当清洁肛门时千万不要擦或蹭。适当进行一些轻量活动,促进肠管运动增强,缩短食物通过肠道的时间,并能增加排便量。

27. 孕妇如何缓解腹胀

孕妇在怀孕过程中会出现腹胀现象,这未必直接跟胎儿有关,较多的可能性是饮食习惯的改变。孕期大量进补,造成消化不良,或是孕妇因为口味变化,摄取了较多容易产生气体的食物等,易造成腹胀。另外怀孕期间,因体内激素改变,黄体素的分泌也明显活跃起来。这种激素虽然可以抑制子宫肌肉的收缩以防止流产,但它也同时会使人体的肠道蠕动减慢,加重腹胀。出现腹胀后可以通过以下几点得到改善。

(1)少量多餐:妊娠中晚期可采用少量多餐的进食原则,注意每一餐不要进食太多种类的食物。孕妇吃东西时应保持细嚼慢咽的习惯,进食时不要说话,避免用吸管吸吮饮料,不要常常含着酸梅或咀嚼口香糖等,避免让过多气体进入腹部。

(2)避免产气食物:如果有较严重的胃酸逆流情况,则应避免甜食,以清淡食物为主,并可吃苏打饼干、高纤饼干等中和胃酸。胀气状况严重时,应避免吃易产气的食物。

(3)多喝温开水:孕妇每天至少要喝1 500毫升的水,充足的水分能促进排便,如果大便累积在大肠内,胀气情况便会更加严重。每天早上起床后可以先补充一大杯温开水,也有促进排便的功效。另外,在喝水的时候可以加入一点点蜂蜜,能促进肠胃蠕动,防止粪便干结。

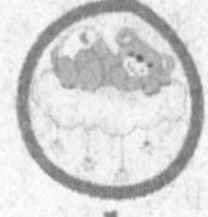

(4)适当运动:除了通过饮食的方式缓解腹胀问题,还应保持适当运动,可促进肠蠕动,饭后散步是最佳的活动方式。如果腹胀难受时,可采取简单的按摩方法舒缓一下腹部。温热手掌后,采取顺时针方向从右上

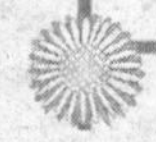

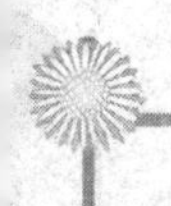
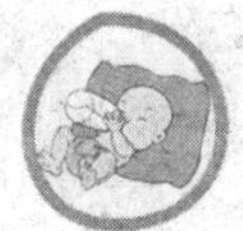

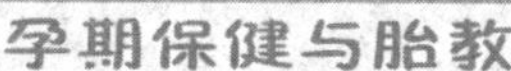

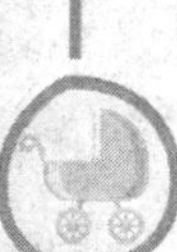

腹部开始，接着以左上、左下、右下的顺序循环按摩10～20圈，每天可进行2～3次。按摩时力度不要过大，并稍微避开腹部中央的子宫位置，用餐后也不适宜立刻按摩。

（5）良好的排便习惯：养成每天排便的习惯，多吃蔬菜、水果及高纤食物，以促进肠胃蠕动。

28. 孕妇采取什么睡姿最佳

妇女怀孕后，随着胎儿的逐渐长大，孕妇的睡姿显得越来越重要，特别是到了妊娠晚期，即怀孕7～9个月时，孕妇不良的睡姿不仅会影响子宫的位置，而且会增加妊娠子宫对周围组织及器官的压迫，影响子宫和胎盘的血流量。胎儿是通过胎盘与母体进行气体及物质交换，获取氧气、营养物质、排出二氧化碳及废物。胎盘血流量的充足与否，对胎儿的生长发育是至关重要的。

孕妇在妊娠期，特别是妊娠晚期，采取左侧卧位是最佳睡眠姿势。

（1）左侧卧位可以减轻增大的妊娠子宫对孕妇主动脉及髂动脉的压迫，可以维持正常子宫动脉的血流量，保证胎盘的血液供给，给胎儿提供生长发育所需的营养物质。

（2）左侧卧位可以减轻妊娠子宫对下腔静脉的压迫，增加回到心脏的血流量。回心血量的增加，可使肾脏血流量增多，改善脑组织的血液供给，有利于避免和减轻妊娠期高血压综合征的发生。

（3）在妊娠晚期，子宫呈右旋转，左侧卧位可改善子宫的右旋转程度，由此可减轻子宫血管张力，增加胎盘血流量，改善子宫内胎儿的供氧状态，有利于胎儿的生长发育，这对于减少低体重儿的出生和降低围产儿死亡率有重要意义。

为确保宝宝及自身的健康，孕妇从怀孕6个月以后，一定要养成左侧卧位的习惯。

29. 孕妇使用什么样的卧具最舒适

对于孕妇来说，过于柔软的床垫，如席梦思床并不合适，孕妇的腰椎较正常腰部前屈更大，睡席梦思床及其他高级沙发床后，会对腰椎产生严重影响。仰卧时，其脊柱呈弧形，使已经前屈的腰椎小关节摩擦增

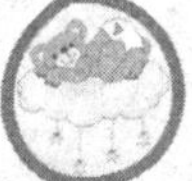
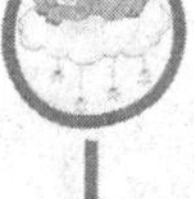
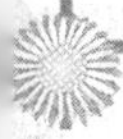

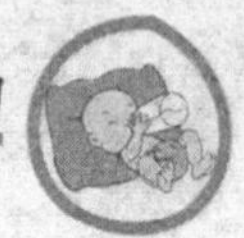
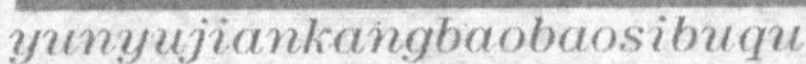
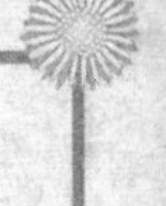

加；侧卧时，脊柱也向侧面弯曲。长此下去，使脊柱的位置失常，压迫神经，增加腰肌的负担，既不能消除疲劳，又不利于生理功能的发挥，并可引起腰痛。而且席梦思床太软，孕妇深陷其中，不容易翻身。同时，孕妇仰卧时，增大的子宫压迫着腹主动脉及下腔静脉，导致子宫供血减少，对胎儿不利，甚至出现下肢、外阴及直肠静脉曲张，有些人因此而患痔疮。为了给孕妇创造一个良好的休息环境，选择床上用品应该考虑以下几点：

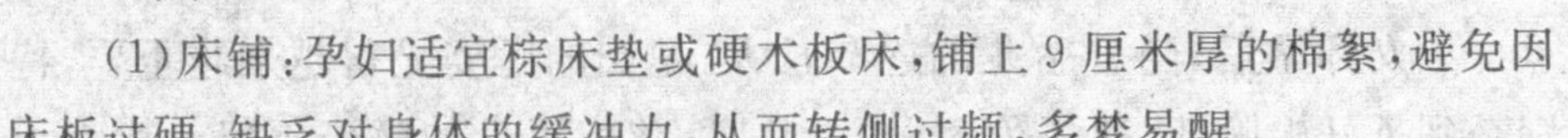

(1)床铺：孕妇适宜棕床垫或硬木板床，铺上9厘米厚的棉絮，避免因床板过硬，缺乏对身体的缓冲力，从而转侧过频，多梦易醒。

(2)枕头：以9厘米(平肩)高为宜。枕头过高迫使颈部前屈而压迫颈动脉。颈动脉是大脑供血的通路，受阻时会使大脑血流量降低而引起脑缺氧。

(3)棉被：理想的被褥是全棉布包裹棉絮。不宜使用化纤混纺织物做被套及床单。因为化纤布容易刺激皮肤，引起瘙痒。

(4)蚊帐：蚊帐的作用不止于避蚊防风，还可吸附空间飘落的尘埃，以过滤空气。使用蚊帐有利于安然入眠，并使睡眠加深。

30. 孕妇如何减轻水肿

在孕28周以后，孕妇的子宫已大到一定程度，有可能会压迫到静脉回流，较易出现下肢水肿现象。随着怀孕周数的增加，孕妇的水肿现象会日益明显。孕妇如何减轻水肿呢？

(1)充分休息：消除水肿最好的方法莫过于静养。研究表明，人在静养时心脏、肝脏、肾脏等负担会减少，水肿自然会减轻或消失。

(2)注意保暖：水肿即水分积存。为了消除水肿，必须保证血液循环畅通、气息顺畅。为了做到这两点，除了安心静养外，还要注意保暖。

(3)穿着合适的衣服：穿着紧身的衣服会导致血液循环不畅，从而引发身体水肿。因此，孕妇在怀孕期间尽量避免穿着过紧的衣服。

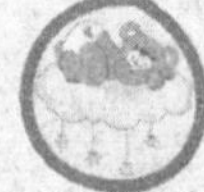

(4)食用低盐餐：怀孕后身体调节盐分、水分的功能下降，因此在日常生活中要尽量控制盐分的摄取，每日摄取量在10克以下。

(5)穿弹性(裤)袜：为了减少过多血液堆积在下肢，建议孕妇在清晨

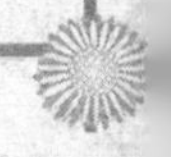

出门前穿上弹性(裤)袜,尤其长期站立或是保持坐姿的孕妇。可以选择孕妇专用的袜子,在秋冬穿着还有保暖的功效。

(6)抬高双腿:建议孕妇在睡前(或午休时)把双腿抬高15～20分钟,可以起到加速血液回流、减轻静脉内压的双重作用,不仅能缓解孕期水肿,还可以预防下肢静脉曲张等疾病的发生。

(7)左侧睡:孕妇采取左侧卧位,可以避免压迫下腔静脉,并减少血液回流的阻力。这样还可以减少对心脏的压迫。

31. 如何提高孕妇的睡眠质量

很多孕妇都有睡眠不好的经历,造成孕期睡眠不好的原因有很多,最常见的就是尿频,晚上会起床跑厕所,这就严重影响了睡眠质量;情绪不稳定、饮食中甜食和肉食过多,也会影响了睡眠质量。孕期睡眠不好会对胎儿的健康有影响,那么,如何能够改善孕期睡眠不好的状况,提高孕妇睡眠质量呢?

(1)饮食调节:首先要从孕妇的睡前饮食开始调节。睡前不喝咖啡、茶,不吃油炸食物、难消化食物。尿频严重时,上午多喝水,下午和晚上少喝水。睡前吃适量的点心,能防止隔日醒来头痛。少吃精淀粉食物,如白面包、白米饭、甜食等。睡前可以喝杯加蜂蜜的牛奶,有助于入睡,但要提前两小时喝。

(2)做好睡前准备:临睡前洗一个热水澡,有一定的催眠作用。保证足部保暖防抽筋,可以请家人帮忙热敷和按摩。要有良好的睡眠环境,柔和灯光及适宜温度。睡前3～4小时内不宜运动。实在睡不着,可以看看报纸或书,听听音乐,一方面有助于胎教,另一方面也能使心境平和,安静入睡。

(3)调整好睡姿:在孕早期,睡姿没有限制,孕妇自觉舒服即可。到了孕中期,应注意保护腹部,避免外力的直接作用。如果孕妇感觉下肢沉重,可采取仰卧位,用松软的枕头垫高下肢。孕晚期,睡姿最重要,宜采取左侧卧位,纠正增大子宫的右旋,改善血液循环,增加对胎儿的供血量,有利于胎儿的生长发育。

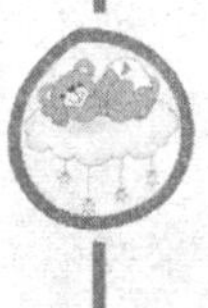

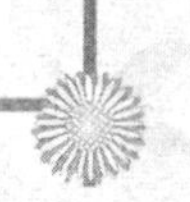

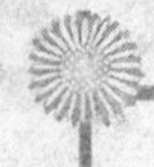
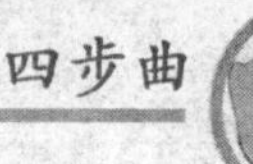

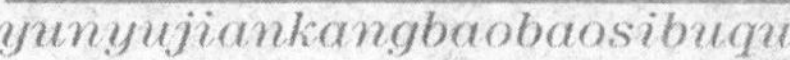

32. 孕妇需做怎样的运动

有的孕妇怀孕后十分害怕早产或流产，因而活动大大减少，甚至从怀孕期就停止一切工作和家务，体力劳动更不敢参加。其实，这样做是没有必要的，对母婴健康都不利，甚至有害。活动太少，胃肠蠕动减少，从而食欲下降、消化不良、便秘等，对孕妇的健康不利，甚至会使胎儿发育受阻。但是参加过重的体力劳动，过多的活动和剧烈的体育运动也是不利的，过重的活动会压迫腹部或引起过度劳累，导致胎儿不适。孕妇要生活规律，每天工作之余及饭后都要到室外散散步，或做一些力所能及的家务活。还应经常做些体操，可以调节神经系统的功能，增强心肺活力，增进肌肉的力量，促进血液循环，促进机体新陈代谢，有助于胎儿生长发育。

在孕晚期，即 7 个月以后，准妈妈不适宜多做运动，因为这时胎儿已经长得很大了，多运动有可能导致早产。过度的运动还会影响胎盘血液供给，对胎儿不利。准妈妈应每天做 10 分钟体操，并步行半小时即可。一旦准妈妈行走时感觉疲劳，要马上停下来，找身边最近的凳子坐下休息 5～10 分钟。在走路时，准妈妈的身体要注意保持直立，双肩放松。散步前要选择舒适的鞋，以低跟，掌面宽松为好。如果做家务，要以缓慢为原则，建议准妈妈在做了 15～20 分钟家务后，要休息 10 分钟。

33. 孕妇为何要远离电磁辐射

有报道，怀孕早期的妇女如果每周在电脑前工作 20 个小时以上，其流产率有所增加，畸形胎儿的出生率也会提高。因此，孕前期及怀孕早期妇女还是应尽可能远离辐射。与产生辐射的电器保持安全距离，例如，手机在拨通、接听瞬间产生的电磁波最强，因此应接通后再靠近耳朵。电脑显示器背面和两侧的电磁波比正面的强，应尽量不要离显示器背面及两侧太近。吹风机也能产生电磁波，使用时不要将吹风机贴近头部。微波炉门处的电磁波最强，建议与微波炉保持 2 米以上的距离。孕妇最好不要使用电热毯，因为电热毯也能产生电磁波。家电用品所产生的电磁波无所不在，使用者必须非常小心。尽量减少使用家电

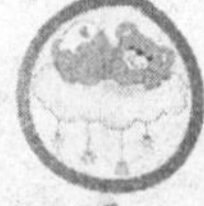
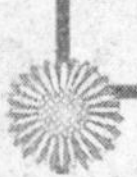

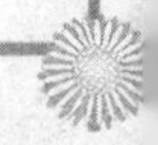

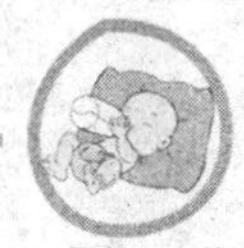

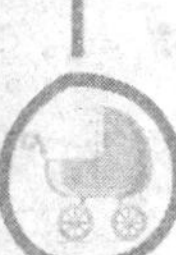
用品的时间,如看电视,用电脑,打电动玩具。在不用电器产品的时候要拔掉电器产品的插头,既可避免不必要的电磁波辐射,还可以节省10%的电力。

34. 孕妇为何不宜化妆或烫发染发

孕妇应尽量少化妆。因为脂粉及口红所含的铅与过氧化脂结合后,对细胞内黑色素沉着有着加剧作用,影响妇女美观;铅还可以经皮肤、黏膜吸收,形成蓄积。由于铅可以通过胎盘和血脑屏障,神经系统对铅敏感,故可损伤胎儿脑组织,以致影响儿童期的体格和智力发育。另外,化妆品中的某些成分经阳光中的紫外线照射后,会产生有致畸作用的芳香胺类化合物质。染发剂和烫发剂中含有大量的化学物质,会对人体产生过敏反应,尤其是孕妇皮肤敏感,会给孕妇和胎儿带来危害。染发剂中的铅可经胎盘传递而造成胎宝宝患母源性铅中毒,导致出生低体重儿、胎儿发育迟缓、智力低下。

35. 孕妇如何选择孕妇装

通常,孕妇怀孕5个月后,腹部明显隆起,胸围、腰围、臀围增加,体形丰满,这时开始穿孕妇装最合适。孕妇的衣着应宽大柔软,方便舒适,不可紧胸束腹,怀孕以后,孕妇的胸部横径加宽,周径增大,膈肌上升,至妊娠中期,膈肌活动的幅度相应地逐渐减少,孕妇呼吸以胸式呼吸为主,如果上衣缩得过紧,会影响胸部的呼吸,并妨碍乳腺的发育,不利于产后母乳喂养,建议穿宽松的休闲类服装。同样,裤子也不能穿过紧,否则腹部受压,会影响子宫血流,裤带扎得过紧,会使增大的子宫不能上升,使上身前凸,日久则成悬垂腹而造成胎位不正。另外,要选用透气吸水性好的棉内裤。

孕妇装选择天然面料,款式根据不同场合需要及个人的特色,可以分为下面几种,如果选配得当,可以把怀孕给生活、工作带来的影响降到最低。

(1)上班服:可选择较正规的服装或套装,或是以长裤搭配俏丽的上衣,风格强调简洁明快。

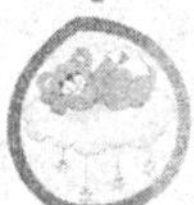
(2)居家休闲服:可选择针织类或是棉绒类休闲套装,还有流行的牛

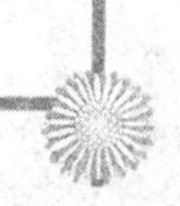

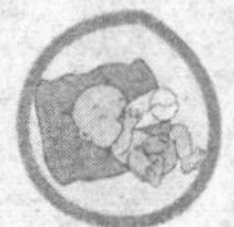
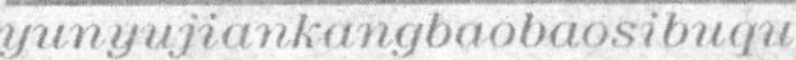

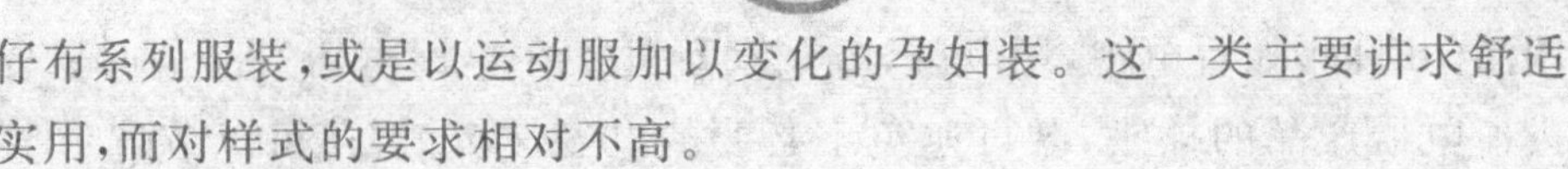
仔布系列服装，或是以运动服加以变化的孕妇装。这一类主要讲求舒适实用，而对样式的要求相对不高。

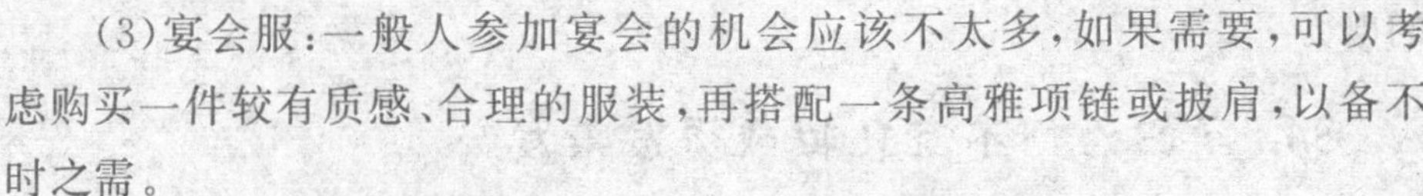
(3)宴会服：一般人参加宴会的机会应该不太多，如果需要，可以考虑购买一件较有质感、合理的服装，再搭配一条高雅项链或披肩，以备不时之需。

(4)睡衣：专为孕妇而设计的睡衣，宽松的腰围设计，能让准妈妈就寝更为舒服。

(5)防辐射孕妇装：孕妇如果长时间在电脑前工作，会影响胎儿健康。所以选择一款防辐射孕妇装就成了准妈妈们一定会考虑的问题。防护服装的面料主要有两种，一种是用不锈钢纤维织成的，一种是用碳素纤维织成的，这两种面料的防辐射效果是有差别的，其中不锈钢纤维织成的面料防护性能要优于碳素纤维织成的面料。

36. 孕妇为何不宜穿高跟或不合脚的鞋

因为妇女妊娠后足部肌力不足，身体的重量主要靠足部的韧带来负担。由于韧带软化，不能长时期负重。而穿高跟鞋或不合脚的鞋就有可能致使孕妇摔跤，甚或引发流产。并且怀孕早期胚胎组织很脆弱，易受到一些外来刺激的影响。尤其是妊娠后期，孕妇大腹便便，身体的重心前移，只有背部向后仰，才能保持平衡，脊柱骨的弯度明显增加，胸椎往后弯，腰椎向前弯，若是这时再穿高跟鞋，使身体的重心更加前倾，才能保持平衡，这样很容易摔倒，同时造成孕妇下肢与腰背疼痛加剧。穿无跟的平底鞋虽然安全，但由于重心落在足后跟上，直立或行走时间稍长，也容易引起足跟痛及腰痛。因此，穿 2～3 厘米的低跟鞋和坡跟鞋最好，鞋底应有防滑纹，柔软舒适。

37. 孕妇如何避免中暑

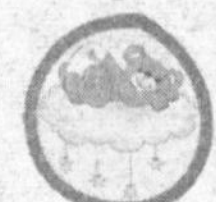
妊娠期间，由于孕妇的生理负荷加大，机体代谢产热增多，而且她们的皮下脂肪层比任何时候都要厚，这一切都不利于产热和散热的平衡。如果居住环境狭小、不通风，就很容易发生中暑。孕妇中暑轻则头晕、胸闷、多汗、恶心，重则高热、昏迷、抽搐，不仅严重影响孕妇的健康，对胎儿的危害有时甚至是毁灭性的。那么孕妇在炎热的夏天如何避免

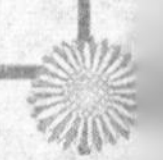

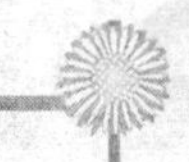
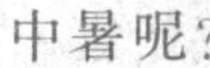
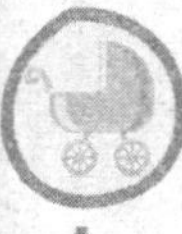

中暑呢?

(1)注意个人卫生:经常用温水擦洗,如用冷水洗浴,皮肤污垢不易消除,且孕妇受凉容易感冒,如用热水泡浴,高温会伤害胎儿正在发育的中枢神经系统,造成胎儿畸形。

(2)衣着应凉爽宽大:孕妇最好选择真丝或棉织的衣料做贴身的衣裤,衣着宜宽松,胸罩和腰带不宜束缚过紧。

(3)合理调配饮食:为了保证母体和胎儿的营养,孕妇在夏天要多吃新鲜蔬菜,如黄瓜、西红柿、扁豆、冬瓜等;多吃新鲜豆制品,常吃鸡肉丝、猪肉丝、蛋花、紫菜、香菇做成的汤;同时经常变换菜肴花样。另外,要注意少吃油腻的食物。妊娠期下肢若无明显水肿可喝一些含盐的饮料,以补充出汗损失的盐分。

(4)不要贪凉:孕妇从高温中进入冷气较足的房间,不宜待得过久,防止腹部受凉。乘凉时最好不要坐在风口处,睡觉不能露天,躺卧也不能睡在水泥地的草席上,使用风扇时不要直吹,风速宜缓和或将电扇摇头。此外,也不宜多食冷饮。

(5)保证睡眠休息:天热体力消耗较多,晚间又常因蚊子叮咬等因素休息不好,孕妇就更容易感到疲劳,所以要有一定时间的午睡,并注意工间休息。

(6)心情愉快舒畅:天热心情烦躁不安,这种情绪也会干扰子宫内胎儿生长的环境。相反,心胸宽广则能缓和酷热的不良刺激,有利于胎儿生长环境的安定平稳。

38. 孕妇分娩前应注意哪些事项

(1)孕妇不宜经常在厨房里久留:根据国内外有关研究表明,粉尘、有毒气体密度最大的地方,不是在工厂、街道,而是生活中天天都离不开的厨房里。因为煤气或液化气的成分均很复杂,燃烧后在空气中会产生多种对人体极为有害的气体,尤其对孕妇的危害更是“雪上加霜”。因为,其中放出的二氧化碳、二氧化硫、二氧化氮、一氧化碳等有害气体要比室外空气中的浓度高出好多倍,加之煎炒食物时产生的油烟,使得厨房被污染得更加严重。更为有害的是,在同时释放的粉尘和煤烟中,均含有强烈的致癌物——苯并芘。如果厨房通风不良,使这些有害气体的

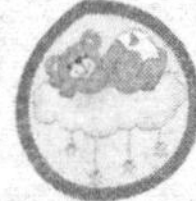
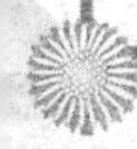

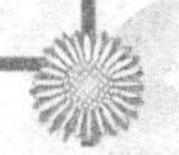

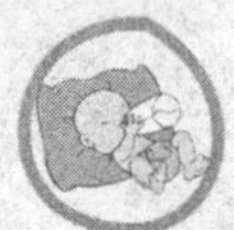
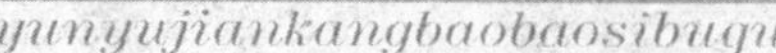
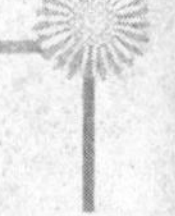

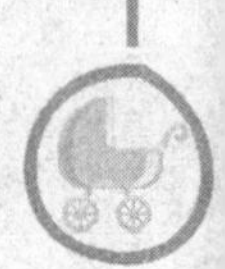

浓度更高。当孕妇把这些有害气体大量吸入体内时，通过呼吸道便进入到血液之中，然后通过胎盘屏障进入到胎宝宝的组织和器官内，使胎宝宝的正常生长发育受到干扰和影响。

孕妇最好少入厨房，如果需要去，一定要尽量减少停留时间。可在厨房中安置排油烟机或排风扇，让厨房保持良好的通风，也可适当地多使用电炊具。

(2)孕妇注意嘴唇的卫生：空气中不仅有大量的尘埃，而且其中还混杂不少的有毒物质，如铅、氮、硫等元素。它们落在孕妇身上、脸上的同时，也会落在嘴唇上。虽然很多孕妇在外面的时候，通常都很注意不随便用手拿东西吃，或一回到家就马上去洗手。可是，很少想到嘴唇也同样应该清洁，经常在没有清洁嘴唇的情况下喝水、吃东西，或时不时地总去舔嘴唇，殊不知这样做是很有害处的。因为，空气浮尘中的很多化学有害物质及病原微生物会落在孕妇的嘴唇上，它们一旦进入孕妇的体内，会使胎宝宝因此而无辜受害，引起一些不应该发生的结局，如引起胎宝宝组织器官畸形等。

外出时，最后在嘴唇涂上能阻挡有害物的护唇膏。如果要喝水或吃东西，一定要先用清洁湿巾擦拭干净嘴唇。回到家后，洗手的同时别忘了给嘴唇做卫生。

(3)孕妇重视给电话机消毒：现有资料显示，黏附在电话机上的细菌和病毒有480种以上，尤其使用率高的公用电话，所黏附的细菌和病毒更多。因为人们打电话时，随着喷到话筒上的唾液，将口腔中潜藏的病菌送到话筒上，尤其是有人打电话时声嘶力竭地喊叫，很多疾病最容易通过电话机来传播。然而，孕妇天天在外或在家中使用时，却很少想到这个问题。由于忽视了这个问题，有的孕妇在打电话讲话时总是离话筒很近，有时还一边打一边吃东西。很多孕妇打完了电话也不去洗手，然后又去摸别的东西，包括自己的身体。这样，常年积累在电话机上的病毒，就会浩浩荡荡地进入孕妇的口腔和鼻孔中，并在此进行生长繁殖。然后，再通过这些部位的黏膜和一些微小的创口等，大摇大摆地进入人体，从而引起多种不良结局，如上呼吸道感染、胎宝宝生长发育不良、流产、早产等。

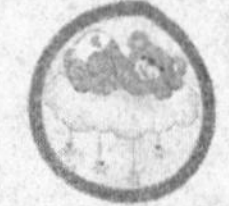

孕妇尽量不要用公用电话，不得已使用时，讲话时尽量与话筒保持

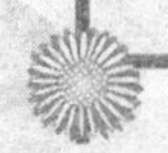

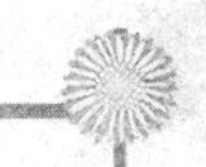
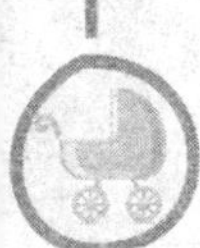

远一点的距离，只要对方能听见即可，并在使用后马上洗手。对于自己固定使用的办公电话及家庭电话，要经常进行消毒处理。

(4)孕妇少去闹市区散步：散步是一项很适宜孕妇的运动，它轻松、安全，既能观赏自然景色，又可解除心里对分娩的各种担心，还可增强体质。因此，对于妊娠末期的孕妇不失为一种最佳的保健良方。然而，散步需注意选择合适的地方。很多孕妇喜欢在闹市区的马路上散步，觉得这里很热闹，但往往此处机动车辆密集，排出的尾气中含有大量的一氧化碳、铅、氮和硫的氧化物。一氧化碳与人体红细胞中的血红蛋白牢固结合，可引起全身不适、肌肉酸软及头晕目眩等；特别是尾气中的铅被吸收到孕妇血液后，可以通过胎盘屏障进入胎宝宝体内，影响其大脑的发育；另外，在距离地面 3～5 米的空气中，还有肉眼看不到的粉尘颗粒，里面含有有毒的元素及物质，会影响造血和泌尿系统功能，因此孕妇不宜去闹市区散步。

孕妇应多在幽静的绿荫道上散步，有条件者最好经常置身于返璞归真的大森林中做“森林浴”，因为这里的空气特别新鲜，含尘量要比闹市区低 30%以下，噪声也低 20 分贝以上。这样，既可使孕妇的精神得到放松，又可得到充足的“空气维生素”既空气负离子，从而祛病健身，还可使心情变得舒畅、平静，对腹中的胎儿生长发育十分有利。

(5)孕妇要按时入睡：有些孕妇在怀孕前，因工作或娱乐的缘故，常常在夜半时分才上床睡觉，以致怀孕后，一时还难以改掉这个长久以来形成的习惯。然而，这样做既损害孕妇的健康，又对腹中的宝宝有影响。因为，经常夜半才睡觉的孕妇，会打乱人体生物钟的节律，使只有在夜间才分泌生长激素的垂体前叶功能发生紊乱，从而影响胎儿的生长发育，严重时会导致生长发育停滞。同时，孕妇也会因大脑休息不足而引起脑组织过劳，使脑血管长时间处于紧张状态，出现头痛、失眠、烦躁等不适症状，还有可能诱发妊娠期高血压综合征。

孕妇应在每天晚上 10 点钟左右，先用温热水浸泡双足 20 分钟左右。然后，喝一杯牛奶后就准备上床，以促进自己尽快入睡。这样便可逐渐改掉夜半才入睡的不良积习，建立起身体生物钟的正常节律。

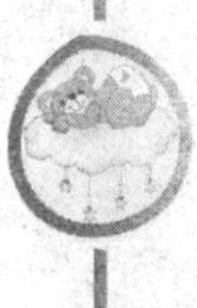
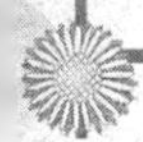

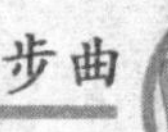

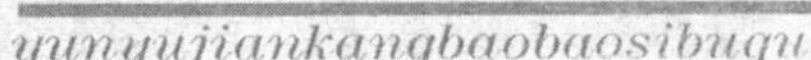

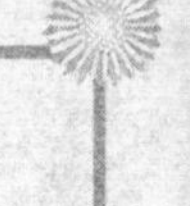

39. 孕妇洗澡要注意哪些事项

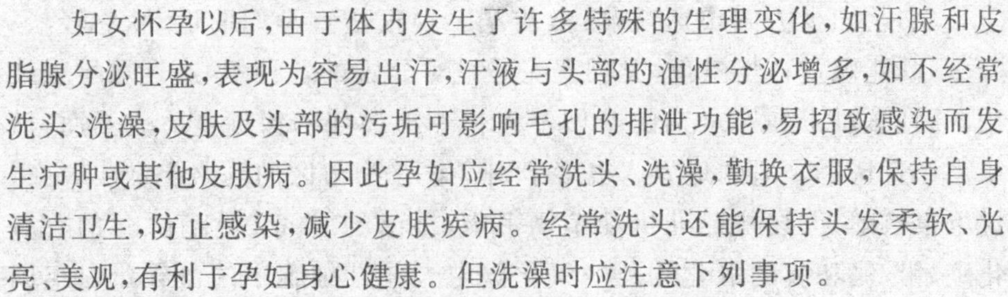

妇女怀孕以后，由于体内发生了许多特殊的生理变化，如汗腺和皮脂腺分泌旺盛，表现为容易出汗，汗液与头部的油性分泌增多，如不经常洗头、洗澡，皮肤及头部的污垢可影响毛孔的排泄功能，易招致感染而发生疖肿或其他皮肤病。因此孕妇应经常洗头、洗澡，勤换衣服，保持自身清洁卫生，防止感染，减少皮肤疾病。经常洗头还能保持头发柔软、光亮、美观，有利于孕妇身心健康。但洗澡时应注意下列事项。

(1)洗澡时间不宜过长：洗澡时，浴室内由于通风不良，空气混浊，湿度大，就会降低空气中的氧气含量，再加上热水的刺激，会使人体内的血管扩张，这样血液流入躯干、四肢较多，而进入大脑和胎盘的血液就要相对暂时减少，氧气的含量也必然减少，人的脑细胞对缺氧的耐力很低，就会造成洗澡时昏倒情况。如果孕妇洗澡时间过长，除发生以上情况外，还会造成胎儿缺氧。如果胎儿脑缺氧时间很短，一般不会造成什么不良后果，如果时间过长，就会影响神经系统的生长发育。因此，一般孕妇一次洗澡时间不宜超过 15 分钟，或以孕妇不出现头昏、胸闷为度。

(2)孕妇洗澡忌坐浴：女性洗澡坐浴是不利的，妊娠期洗澡更不应坐浴，尤其妊娠后期应绝对禁止坐浴，以防引起早产。这是因为：在正常情况下，女性阴道保持一定的酸度，以防止病菌的繁殖。这种生理现象与卵巢分泌的雌激素和孕激素有密切关系。妇女在妊娠时，尤其是妊娠后期，胎盘绒毛产生大量的雌激素和孕激素，而孕激素的产生量大于雌激素。所以，这阶段阴道上皮细胞的脱落大于增生，会使阴道内乳酸量降低，从而对外来病菌的杀伤力降低。如果坐浴，浴后的脏水有可能进入阴道，而阴道的防病力减弱，就容易引起宫颈炎、附件炎，甚至发生宫内或外阴感染而引起早产。因此，孕妇不要坐浴，更不要到公共浴池去洗澡。

(3)水温不宜过高：据有关专家研究，孕妇洗澡水温过高会影响胎儿大脑发育。当热水使孕妇体温较正常体温升高 1.5℃时，胎儿脑细胞发育就有可能停滞，当升至 3℃时，胎儿脑细胞就有被杀伤的危险。因此，孕妇洗澡水温不宜过高。

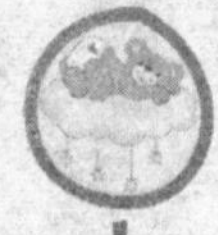

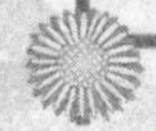

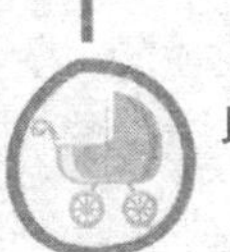

(4)小心地滑:孕妇由于身体不方便,而浴室的地一般会比较滑,因此孕妇应特别小心,以防摔倒。

40、孕期如何饮水

孕期内,准妈妈体内的血液总容量将增加40%～50%,孕早期多喝水可避免脱水,还可以降低血液中能引起孕吐的激素浓度。因此,必须保证水的供给充足。但是,如果喝得过多,则会引起或加重水肿。因此,孕妈妈饮水也要适度,以温开水、矿泉水为主。

(1)孕妇在清晨起床后应喝一杯新鲜的温开水:早晨空腹饮水能很快被胃肠道吸收进入血液,使血液稀释,血管扩张,从而加快血液循环,补充夜间细胞丢失的水分。同时还可以温润胃肠,使消化液得到足够的分泌,以促进食欲,刺激肠蠕动,有利定时排便,防止痔疮便秘。

(2)孕妇切忌口渴才饮水:口渴方喝水,犹如田地龟裂后才浇水一样。口渴是缺水的结果而不是开始,是大脑中枢发出要求补水的求援信号。口渴说明体内水分已经失衡,细胞缺水已经到了一定的程度,因此不应等口渴再饮水。孕妇饮水应每隔2小时一次,每日8次,共约1 600毫升。

(3)孕妇要注意以下水不能喝:①不要喝久沸或反复煮沸的开水。因为水在反复沸腾后,水中的亚硝酸盐、亚硝酸根离子及砷等有害物质的浓度相对增加。喝了久沸的开水以后,会导致血液中的低铁血红蛋白结合成不能携带氧的高铁血红蛋白,从而引起血液中毒。②切忌喝没有煮沸的自来水。因为自来水中的氯与水中残留的有机物相互作用,会产生一种叫“三羟基”的致癌物质。孕妇也不能喝在热水瓶中贮存超过24小时的开水,因为随着瓶内水温的逐渐下降,水中含氯的有机物会不断地被分解成为有害的亚硝酸盐,对孕妇身体的内环境极为不利。③不要喝保温杯沏的茶水。茶水中含有大量的鞣酸、茶碱、芳香油和多种维生素等。如果将茶叶浸泡在保温杯的水中,多种维生素被大量破坏而营养降低,茶水苦涩,有害物质增多,饮用后会引起消化系统及神经系统的紊乱。④不要喝饮料。果汁饮料含有防腐剂、色素和香精,这些成分对人体有害无益,所以孕妇应慎重选择,尽量不喝或少喝这些饮料。

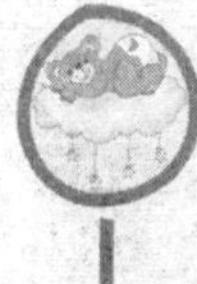

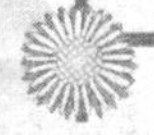

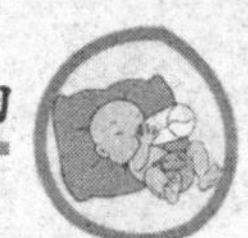
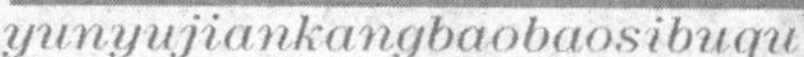

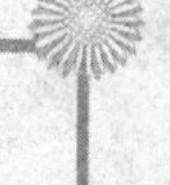

41. 孕妇应怎样选择蛋白类食物

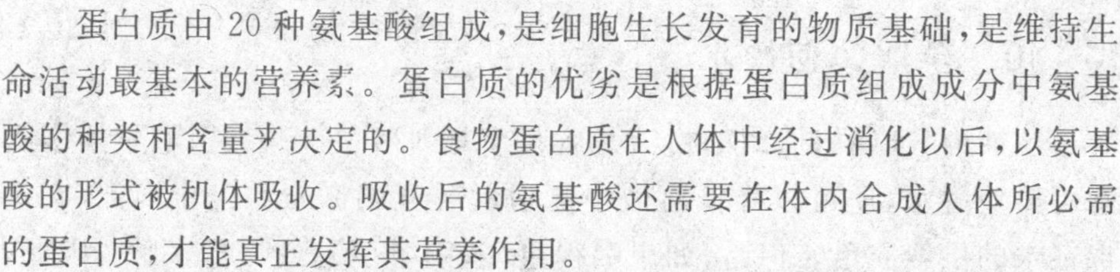

蛋白质由 20 种氨基酸组成，是细胞生长发育的物质基础，是维持生命活动最基本的营养素。蛋白质的优劣是根据蛋白质组成成分中氨基酸的种类和含量来决定的。食物蛋白质在人体中经过消化以后，以氨基酸的形式被机体吸收。吸收后的氨基酸还需要在体内合成人体所必需的蛋白质，才能真正发挥其营养作用。

食物原料中，各种食物蛋白质所含的氨基酸的种类、数量各不相同。如果长期偏食某一种食物，所得到的蛋白质氨基酸也只限于这种食物蛋白质所含的氨基酸，长期下去势必发生营养不良。如将两种或两种以上不同食物混合食用，则一种食物蛋白质中所缺少的氨基酸或含量不足，可由另一种食物蛋白质中所有的氨基酸来补偿，如果同类食物中蛋白质所含氨基酸种类、数量都相同，就没有互补的意义了。

两种或两种以上有互补作用的蛋白质，同时混合食用不仅能发生互补作用，而且在一定时间内食用也能起到互补作用，一般不超过 5～7 小时为好。如相距 8 小时互补作用就消失了。所以，每日每餐膳食提倡动物蛋白质与植物蛋白质混合食用，粗细粮混合食用，荤素菜肴适当搭配，以利于产生互补作用，从而提高食物中蛋白质的生理价值。

因此，孕妇每天的饮食中都要保证有优质蛋白质食品，如牛奶、鸡蛋、瘦肉、鱼类、禽类、坚果、豆类和豆制品。

42. 孕妇怎样吃蔬菜水果

蔬菜、水果是人们生活中必不可少的食物，在膳食中占有较大的比例，其蛋白质和脂肪含量很低，含有一定量的碳水化合物，以及丰富的矿物质类（钙、钾、钠、镁等）和某些维生素（如维生素 C 和胡萝卜素等）。

蔬菜、水果具有良好的感官性状，可增进食欲，帮助消化，对维持肠道正常功能及丰富膳食的多样化等方面具有重要意义。尤其在孕期，一些孕妇由于妊娠反应剧烈，食欲不佳，容易便秘，吃些蔬菜、水果，是保证矿物质和维生素 C 供给的重要途径，有利于孕妇的健康及宝宝的成长。

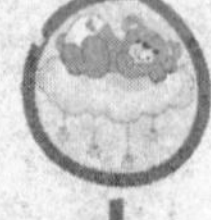

猕猴桃含有丰富的碳水化合物、膳食纤维、维生素和微量元素，尤其是维生素 C、维生素 A 和叶酸的含量较高，因而被誉为“维 C 王”。它含

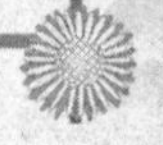

有优良的膳食纤维和丰富的抗氧化物质，能够起到清热降火、润燥通便、增强人体免疫力的作用。孕妇每天摄取500克水果就足够。水果除了提供维生素、膳食纤维外，其他营养成分并不多，但含糖量不少，多吃极易造成热能积聚，导致肥胖等疾病。

一般来说，颜色深的如青椒、胡萝卜、韭菜、绿菜花等蔬菜，富含叶绿素、叶酸、β-胡萝卜素及维生素C等孕妇所需的重要营养素。新鲜采摘的水果和蔬菜比长期存放的营养丰富，如新鲜大白菜与存放了许久的大白菜相比，不但口感好，而且营养丰富。水果、蔬菜在食用前要注意使用专用清洗剂洗干净，以免残留农药对人体造成危害。蔬菜加工时要先洗后切，以免营养成分丢失。炒菜时应急火快炒，菜汤不要丢掉，以保持营养成分不丢失。炒熟的菜不宜存放时间过长，以免产生有害物质——亚硝酸盐。

43. 孕妇不宜吃哪些水果

(1)山楂：很多孕妇在怀孕后，都会有比较强烈的妊娠反应，比较喜欢吃酸或甜的食物，但是最好不要吃山楂及山楂制品，因为山楂对女性子宫有收缩的作用，如果孕妇大量食用就会刺激子宫收缩，甚至导致流产。

(2)木瓜：木瓜含有女性激素，容易干扰孕妇体内的激素变化，尤其是青木瓜，这样不仅影响胎儿的稳定度，甚至还会导致流产。因此，孕妇要少吃木瓜，最好是不吃。

(3)荔枝：热性水果易引起胎动不安。孕妇在怀孕期间，应该避免吃些热性的食物，因为荔枝就是热性的食物，因此孕妇要少吃荔枝。

(4)桂圆：桂圆营养价值非常高，但是它是一种性温大热的食物，妇女怀孕后容易阴虚引起内热，吃桂圆就会热上加热，导致孕妇大便干燥、口舌干枯而胎热，更重要的还会导致孕妇阴道出血、腹痛等先兆流产症状。

(5)杏：杏是一种酸性且大热的水果，具有滑胎的作用，孕妇也不宜食用。

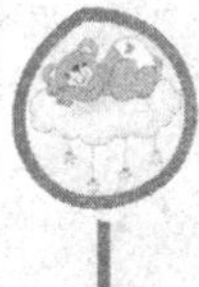

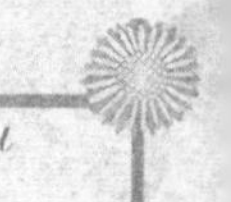

44. 如何避免或减轻妊娠纹

妊娠纹是瘢痕的一种，经常出现的部位是下腹部、胯下、大腿及臀部，皮肤表面出现看起来皱皱的细长型瘢痕，这些痕迹最初为红色，微微凸起，慢慢地，颜色会转变成紫色，而产后再转为银白色，形成凹陷的瘢痕。形成的原因主要有两个：一是怀孕时，肾上腺分泌的类皮质醇数量增加，使皮肤的表面细胞核成纤维细胞活性降低，以致真皮中细细小小的纤维出现断裂，从而产生妊娠纹。二是怀孕中后期，胎儿生长速度加快，或是孕妇体重短时间内增加太快，肚皮来不及撑开，都会造成皮肤真皮内的纤维断裂，从而产生妊娠纹。妊娠纹一旦产生，将会终身存在。控制体重的突然增加，适当的运动与按摩，是避免妊娠纹产生最有效的方法。

45. 孕妇营养需求特点是什么

孕妇需要的营养比平时要多。因为胎儿所需要的营养素都要满足才行。均衡的营养对胎儿生长发育、脑组织的成熟及智力发育有非常重要的作用。孕期营养不良就有可能对胎儿的健康产生影响，甚至造成早产、畸形。所以，孕妇在孕期补充足够的营养是一件非常重要的事情。例如，蛋白质是孕期需求最高的营养，充足的蛋白质可以保证胎儿器官的健康发育；供给充足的钙、磷及维生素 D，可以保证婴儿牙齿发育良好；适当补充碘、铁和维生素 A、维生素 C、B 族维生素，可以防甲状腺肿大和妊娠性贫血，也有助于胎儿的生长发育。给孕妇增加富含食物纤维的食品，可促进肠蠕动，防止便秘。

孕妇饮食应以新鲜、营养、均衡为原则。孕妇在食物种类的选择方面，首先应该注意新鲜、营养及均衡，没有一种食物可以提供完全的营养，6 大类食物各含有特定的营养素。饮食内容应力求多样化，以达到均衡的目标。

46. 怀孕的不同时期有何营养需求

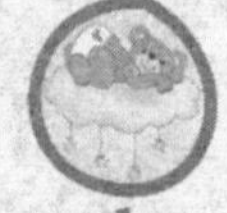

因为胎儿要在妈妈的体内生活 10 个月，10 个月中母亲摄入的营养应有不同的侧重，即在孕期不同的时期有不同的营养需求。

(1)孕早期(前3个月):此期间胎儿生长慢,各种营养需要与孕期前基本相同。如有恶心、呕吐反应,就尽量适应孕妇的口味,供给孕妇喜欢的食物。为减轻呕吐反应,可供给较干的食物,如烧饼、饼干、烤馒头干、面包干等,多吃些蔬菜、水果等偏碱性食物,以防酸中毒。

(2)孕中期(4～7个月):此期间胎儿生长发育快,除了迅速增长体重,一些组织器官还在继续分化,仍然处于重要时期。故应多供给营养丰富的食物,如蛋、奶、瘦肉、鱼类、豆类和蔬菜水果;供给富含纤维素和果胶的蔬菜、水果,如芹菜、韭菜、苹果、梨等,以防便秘。一些刺激性调味料要少接触,以免发生腹泻,引起早产。

(3)孕晚期(最后2个月):胎儿生长更快,需要大量的营养充实自已,胎儿体内贮存的营养素在此期间最多,故孕妇膳食中必须富含各种营养素,以保证胎儿迅速生长的需要。应增加食物品种,如细粮、粗粮、大豆类及其制品、动物性食品及蔬菜、水果,做到合理搭配,食物多样化,以扩大营养素来源。如果孕妇下肢出现水肿现象,则应选用低盐饮食,供给充足的蛋白质,如牛奶、鸡蛋、红烧鱼等。

47. 孕妇四季饮食要点有哪些

女性在怀孕期是需要加强营养的特殊时期,不同的季节有不同的身体营养要点,饮食也需因时而异,若能恰当把握,可以让孕期更舒适、轻松些,让宝宝更健康。

(1)春季饮食注重提高免疫力:春天万物生长,病菌也跟着孳生,饮食的重点是增强免疫力,预防风疹、感冒等。首先,春天适合多吃高蛋白食物,如鱼、鸡、蛋、奶、瘦肉、豆制品等,可以提高机体功能,有利于防病;其次,食用含维生素C和维生素A丰富的食物,丰富的水果和蔬菜具有帮助准妈妈抗病毒和保护呼吸道上皮的功能,以抵御各种致病因素的侵袭;再次,维生素E有提高免疫力的作用,含维生素E丰富的核桃、芝麻等可以经常食用。

春季饮食宜清淡,饭菜温热,品种多样,容易消化,不宜食油腻烹煎之物,不吃或尽量少吃生冷食物。

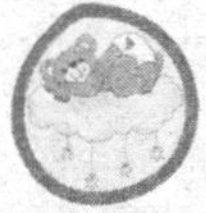

(2)夏季饮食注重消暑:夏季天气炎热,加上孕妇的身体燥热,很容易缺水、中暑等,因此需要防中暑。饮食应以清淡质软、易消化为主,少

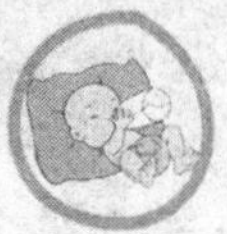

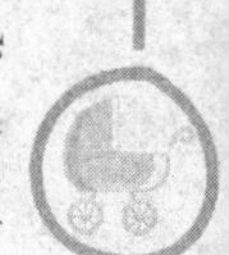

食高脂厚味及油腻辛甘燥烈之物，以免过分伤阴；常食绿豆粥，有解热毒、止烦渴的作用；多吃新鲜蔬菜瓜果，如西红柿、西瓜、黄瓜、苦瓜、冬瓜、丝瓜、乌梅，以及豆制品、瘦肉、鱼和蛋等，既能保证营养，保持钾钠平衡，又能保持身体对蛋白质和多种维生素的需要，还能预防中暑。同时，孕妇不要贪图凉快，大量食用生冷食物，如雪糕、冰牛奶等，以免影响消化或引起血管收缩，影响胎盘供血。一般的冷饮都要放到室温方可食用。

另外，夏天气温高，食物容易腐败变质，因此要特别注意饮食卫生，防止食物中毒及肠道传染病的发生。

(3)秋季饮食宜清淡润燥：秋季气候干燥，孕妇最容易发生便秘，因此不要急着进补，最好吃些瓜果、蔬菜，并多喝水。

秋季饮食宜清淡，少食煎炸之物，多食新鲜蔬菜、水果。蔬菜宜选用大白菜、冬瓜、黄瓜、白木耳；肉类可食鸭肉、鱼等。

秋季降雨较少，空气干燥，应多喝水、豆浆及牛奶；多吃些萝卜、莲藕、梨、香蕉、蜂蜜等润肺生津、养阴清燥的食物；尽量少食或不食葱、姜、蒜、辣椒、烈性酒等燥热之品，以及油炸、肥腻之物；宜多食芝麻、核桃、糯米、粳米、蜂蜜、枇杷、甘蔗等柔润食物。

秋季瓜果丰收，孕妇要警惕吃过量，因为此时早晚温差大，瓜果吃多了很容易腹泻。另外，适合常人秋季进补的大闸蟹、甲鱼等食物孕妇要少吃，这些东西有活血化瘀的作用，有可能导致流产。

(4)冬季御寒食物不可多吃：冬季天气寒冷，人们会不自觉地选择一些热能较高的食品来抵御严寒，如巧克力、羊肉、狗肉、大虾、鸡汤、桂圆、葡萄干等。但孕妇不能食用过量，以免体重超标或者血糖过高。

冬季因绿叶蔬菜较少，故应注意摄取一定量的黄绿色蔬菜，如胡萝卜、油菜、菠菜、绿豆芽等，避免发生维生素A、B族维生素、维生素C缺乏症。

冬季饮食还要“少辛增酸”，少辛指少吃辛辣食物，如葱、姜、蒜、韭等；增酸是指适当多吃有酸味的水果，如杨桃、柚子、柠檬、广柑等。在冬季还应食用黑色食品，如黑米、黑豆、黑芝麻、黑木耳、黑枣、黑菇、魔芋、乌鸡、乌贼、海带、紫菜等，能够益肾强肾，增进人体免疫功能。在冬季切忌食黏硬、生冷的食物。

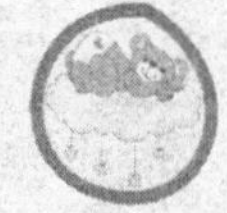

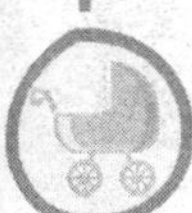

48. 孕妇在日常饮食中应注意什么

(1)不多吃肉:孕妇由于肠道吸收脂肪的功能增强,血脂相应升高,体内脂肪的积贮也多。由于妊娠后消耗较多,糖的贮备减少,这对分解脂肪不利,因而常因氧化不足产生酮体,使酮血症倾向增加,因此,孕妇可出现尿中酮体、严重脱水、唇红、头昏、恶心、呕吐等症状。

(2)不多吃蛋:蛋类食品富含蛋白质、磷脂等营养素,孕妇吃蛋多,摄入蛋白质过多,在体内可产生大量硫化氢、组织胺等有害物质,引起腹胀、食欲减退、头晕、疲倦等现象。同时,高蛋白饮食可导致胆固醇增高,加重肾脏的负担,不利于孕期保健。

(3)不多补钙:孕妇补钙过量,胎儿可能得高钙血症。出生后,患儿会因囟门太早关闭,颚骨变宽而突出、鼻梁前倾、主动脉窄缩等,不利于小儿健美。一般来说,从日常鱼肉蛋食品中摄取就够了。

(4)不宜多吃酸性食品:孕妇在妊娠早期可出现择食,食欲不振、恶心、呕吐等早孕症状,不少孕妇喜欢酸性饮食,以图减轻和预防孕吐反应。而长时间的酸性体质,不仅使母体罹患某些疾病,最重要的是会影响胎儿正常的生长发育,甚至可导致胎儿畸形。

(5)不多吃太咸的食物:由于钠盐具有促使血压升高与吸附水分的作用,摄入钠盐过多会加重妊娠高血压综合征的症状,使水肿、高血压和蛋白尿更明显,甚至头痛、眼花、胸闷、晕眩,引发癫痫而危及母婴安全。

(6)不多吃糖:孕妇由于生理性变化,会显得疲倦、懒动、爱躺卧。如果经常以高糖饮食来振奋精神则有弊病。因血糖偏高的孕妇生出体重过重胎儿的可能性、胎儿先天畸形的发生率、出现妊娠高血压综合征的机会或剖宫产的次数,分别是血糖偏低孕妇的3倍、7倍和2倍。

(7)不多吃补品:孕妇由于全身血流量明显增加,心脏负担加重,子宫颈、阴道壁和输卵管等部位的血管也处于扩张、充血状态,加上孕妇内分泌功能旺盛,分泌的醛固醇增加,容易发生水肿、高血压等病症。再者,孕妇由于胃肠道功能减弱,会出现食欲不振、胃胀和便秘等现象。在这种情况下,孕妇盲目食用鹿茸、桂圆、胡桃肉等温热性补品,易致阴虚阳亢,加剧孕吐、水肿、高血压、便秘等症状,甚至发生流产或死胎。

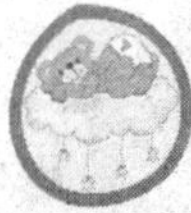

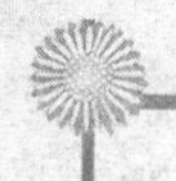

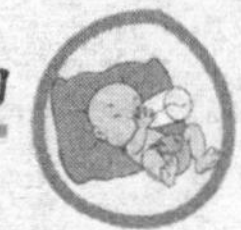
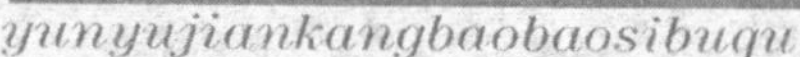

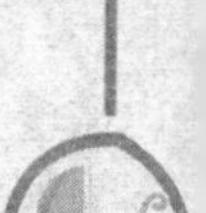

49. 孕妇每日饮食“九个一”标准是什么

每日一至二杯奶制品(250～500 毫升);一份粮食(250～300 克),粗细搭配;一斤蔬菜(含 250 克绿叶菜);一至二个水果(150～300 克);一百克豆制品;一百克肉类(无腿>两条腿>四条腿);一个鸡蛋;一定量的调味品(油 20～25 克,食盐 6 克,不用或少用糖);一定的饮水量(2 000毫升)。

50. 孕早期如何保健

从怀孕开始到怀孕 12 周末称为孕早期,这是胎儿各器官发育形成的重要时期。这一时期要注意以下事项。

(1)预防病毒感染:一些病毒会引起胎儿畸形,如风疹病毒、流感病毒等。注意不要到卫生环境差的公共场所去。

(2)预防弓形虫感染:猫和狗的粪便及生肉中都可能有弓形虫之类的寄生虫,它对胎儿有严重危害。因此最好不要养猫狗,接触生肉后要及时洗手。

(3)避免用药:许多药物对胎儿有严重的损害。妊娠期间避免用药,包括平时因小病而服用的一些药和补药,除非医生证明此药是安全的。

(4)不饮酒,不吸烟:烟酒都会影响胎儿发育。吸烟会使胎儿缺氧,饮酒过多会严重影响正在发育中的胎儿。

(5)远离有毒有害的作业环境:避免有害物质对胎儿的毒性作用。

(6)避免危险举动:不宜举高、负重,不宜剧烈活动。

(7)温馨的家庭气氛:丈夫的体贴关心,是保障母儿健康的重要条件。

(8)避免性生活:孕早期 3 个月和后期 3 个月禁止性生活。

51. 孕中期如何保健

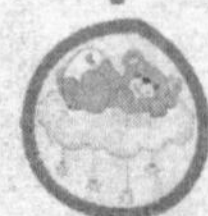

从怀孕 13 周起到 27 周末称为孕中期,此期胎儿生长迅速,保健的重点是营养与产前检查。

(1)孕中期,胎儿进入了迅速生长的时期,所以孕妇补充营养至关重

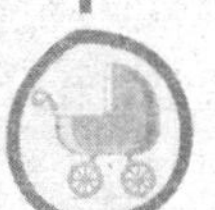

要，应重点预防贫血、缺钙。

(2)孕中期孕妇的子宫日益增大，孕妇身体的中心前移，在上下楼梯或登高时要小心，避免跌倒。另外，尽量避免长久站立引起腰酸背痛。

(3)孕妇干家务需量力而行，避免搬抬重物、弯腰擦洗、长时间用冷水洗澡。

(4)怀孕14～20周是对胎儿进行出生前特殊检查诊断较好的时间，医生通过羊膜穿刺、胎血化验、B超等技术手段对一些有高危因素的胎儿进行宫内诊断，及时采取相应措施，保证优生。

(5)根据胎儿大脑发育特点，胎教在妊娠第24周开始进行为宜。

(6)与丈夫一起到孕妇学校听课，丈夫可以学会对妻子进行家庭监护的知识，测宫高与腹围，听胎心，分辨异常。

(7)每月测1次体重，每周平均增加不超过0.5千克。

(8)孕妇不吸烟、不饮酒，禁止接触农药。

(9)注意胎动，胎动频率如为30次/12小时左右，说明胎儿状况良好。

52. 孕晚期如何保健

从怀孕28周起至40周称为孕晚期。这期间除了继续保证丰富的营养和适当的活动外，重点是做好分娩的准备。

(1)孕晚期将接近临产期，一定要坚持产前检查。28～36周，至少两周检查一次；36周后，须每周检查。

(2)加强营养，保证睡眠，注意卫生，适当活动。

(3)控制食盐摄入，不宜从事过重或蹲位的劳动，不宜盆浴，禁止同房，以免早产、早破水。

(4)学会自我和家庭监护，能听胎心，数胎动，摸胎位，测量子宫高度等。如胎动12小时少于20次，胎心每分钟少于120次、多于160次或不规则跳动，应立即就医。

(5)有以下5种情况须立即到医院检查诊治。①阴道见红、小腹坠胀、尿频、10分钟宫缩2～3次(每次宫缩30秒以上)。②阴道流水或血。③下肢甚至全身水肿、头痛眼花、呕吐、血压升高。④37周前出现有规律或无规律宫缩。⑤预产期已超过10天。

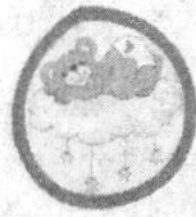

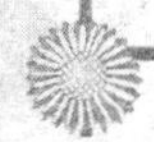

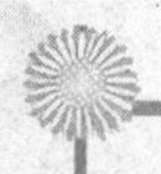

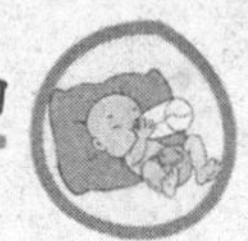

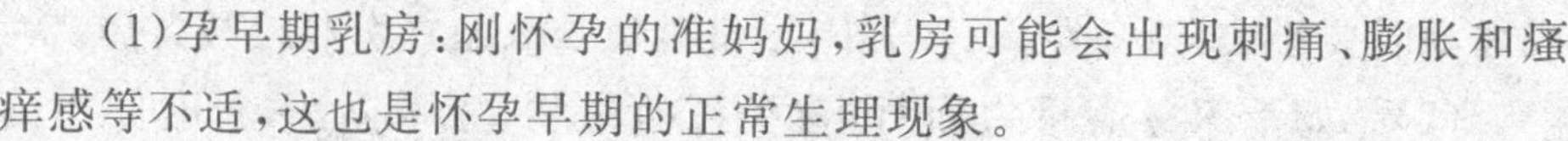

53. 孕期如何护理乳房

(1)孕早期乳房:刚怀孕的准妈妈,乳房可能会出现刺痛、膨胀和瘙痒感等不适,这也是怀孕早期的正常生理现象。

从怀孕后几周开始,准妈妈就会觉得乳房肿胀,甚至有些疼痛,偶尔压挤乳头还会有黏稠淡黄的初乳产生。并且随着乳腺的肥大,乳房会长出类似肿块的东西。这些都是做母亲的必然经历,自受精卵着床的那一刹那起,伴随着体内激素的改变,乳房也会出现相应变化,为以后的哺乳做好准备。

可以采用热敷、按摩等方式来缓解乳房的不适感。每天用手轻柔地按摩乳房,促进乳腺发育。注意乳房卫生,经常清洗乳头。同时根据自己实际的尺码来购买让乳房舒服的乳罩。

(2)孕中期乳房:受到仍在升高的激素的驱动,早期那些变化开始变得更加明显:乳汁输送管和腺体的气泡继续发育,血液的供应也增加,用来支持这种扩张。乳晕颜色更加深,变黑,乳晕腺更加突出,乳房继续增大,表皮的纹理更加清晰。由于雌激素水平上升的作用,乳头的敏感度也会增加。

热水浴后会引起初乳渗出,应避免使用肥皂及过度清洗,可以用温水清洁一下渗出的乳汁,然后轻轻地抚摸乳头,让它暴露在空气中自然晾干。

如果你感到乳罩又小了的话,就要再次更换一个合适的,以支撑乳房,减少重力对于乳房韧带的牵拉。特别是当你做一些孕期运动的时候,如孕妇操、游泳、散步等,乳罩就更加必要了。

(3)孕晚期乳房:乳房的胀大,以及所有乳房外观和感觉的变化,都会更加明显。即便在孕早期和中期乳房变化不很明显的准妈妈,在这个时期,也会明显地发现乳房的改变。绝大多数人会出现初乳渗出的情形。这个时期要做好乳头保养工作,要保证乳头能够被宝宝很好含在嘴里。孕晚期应按以下方法护理乳头。

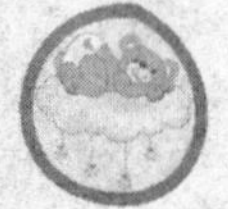

①每日用温开水清洗乳头及其周围皮肤皱褶,以增加乳头表皮和根部皮肤的韧性,避免哺乳时发生皲裂和感染。每次在清洗完乳房和乳头后,在乳头和乳晕表面涂上一层油脂,或经常用水或干毛巾擦洗乳头,增

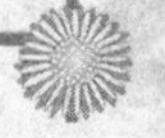

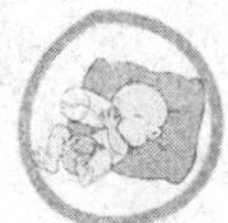

加皮肤的坚韧性，以便日后经得起婴儿的吸吮而不易破损和皲裂，减少乳腺感染和哺乳困难的发生。

②如果孕妇的乳头为内陷型，则在妊娠晚期应该积极纠正，以利于分娩后婴儿正常吸乳。通常可以一手托起乳房，另一手手指拉住乳晕部，向外牵拉乳头，向上下左右转动，或捻动。若能坚持一段时间，乳头内陷可以得到纠正。牵拉乳头时动作要轻柔，以免反射性引起子宫收缩，导致早产。

③由于怀孕期间乳房脂肪沉积、乳房增大，容易造成产后乳房松弛。为避免产后乳房松弛下垂，可以给乳房做胸摩，每周一次，令乳房和胸肌增强收缩力。

佩戴合适的胸罩，以减少对乳头的刺激，保证乳房美丽、健康。

54. 怀孕晚期需注意哪些细节

(1)下楼时要抓住楼梯扶手防止身体的前倾、跌倒。上楼时拉住楼梯的扶手，可以借助手臂的力量来减轻腿部的负担。

(2)平时行走时，应该抬头、挺直后背、伸直脖子、收紧臀部，保持全身平衡，稳步行走。

(3)坐下时，最好选择用直背坐椅(不要坐低矮的沙发)，先保持背部的挺直，用腿部肌肉的力量支持身体坐下，使背部和臀部能舒适地靠在椅背上，双脚平放在地上。

(4)起立时，要先将上身向前移到椅子的前沿，然后双手撑在桌面上，并用腿部肌肉支撑、抬起身体，使背部始终保持挺直，以免身体向前倾斜，牵拉背部肌肉。

(5)站立的时候，要保持两脚的脚跟和脚掌都着地，使全身的重量均匀地分布在两只脚上，双膝要直，向内向上收紧腹壁，同时收缩臀部，双臂自然下垂放在身体的两侧，头部自然抬起，两眼平视前方。

(6)不要直接弯腰从地上拾起物品，以免用力过度导致背部的肌肉和关节损伤。应当先慢慢蹲下，拾起物品后再慢慢站起来。当需要拿高处物品时，千万不要踮起脚尖，也不要伸长手臂，以免不慎摔倒，最好请在家中的亲人帮助。

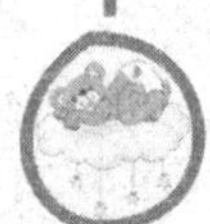

(7)睡觉的姿势往往会影响睡眠的质量，到了怀孕28周以后，要避免

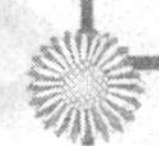

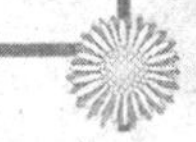

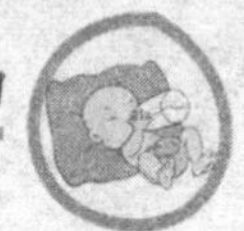
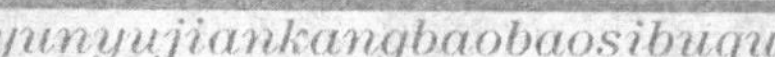

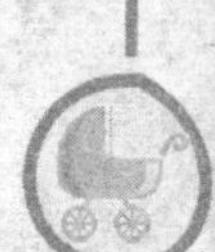

长时间的仰卧，以免增大的子宫压迫下腔静脉，影响宝宝的发育，一般以左侧卧为主。起床时，如果原来的睡姿是仰卧的，应当先将身体转向一侧，弯曲双腿的同时，转动肩部和臀部，再慢慢移向床边，用双手撑在床上、双腿滑到床下，坐在床沿上，稍坐片刻再慢慢起身。

55. 胎儿臀位怎么办

宝宝臀位并不表示一定非剖宫产不可。医生会权衡剖宫产和自然产的风险，然后根据具体情况给予最好的建议。首先应让宝宝在母体内转向。半数左右的宝宝一开始，也就是在怀孕早期都是臀部朝下的。到了孕26～28周，才变成头朝下。如果宝宝到了孕28周还没转向，很可能就会一直保持臀位。医生会教你采取胸膝卧位纠正，或进行外部胎位倒转术，但如果宝宝足部先露或膝先露，体重超过3 500克，或是早产儿，医生可能就会选择剖宫产。

56. 胎盘钙化表示胎儿有危险吗

胎盘钙化是由于妊娠晚期胎盘发生局灶性梗死引起的，梗死灶越多，出现的钙化点就越多，B超下表现的较强光斑点就越多。可根据胎盘钙化斑点的分布大小及胎盘小叶的分支情况将胎盘成熟度分为三度，即Ⅰ度、Ⅱ度、Ⅲ度。B超诊断的钙化情况不一定与实际相符，确诊须通过产后检查胎盘钙化面积来断定。胎盘钙化的不良后果是胎盘血流减少，胎盘功能减退。这是妊娠后期不可避免的现象。胎盘钙化并不一定会引起胎盘功能严重减退而危及胎儿。正常情况下，孕足月后，B超检查均会发现胎盘Ⅱ～Ⅲ度成熟，这是胎儿已近足月的间接标志。只有当Ⅲ度成熟并伴有羊水过少时才提示胎盘功能不良，胎儿有危险，这时须提前住院做计划分娩。

57. 胎动异常如何处理

胎动是胎宝宝健康的晴雨表。准妈妈应该以24小时作为一个周期，来观察宝宝的胎动是否正常。因此，如果发现一天内宝宝的胎动规律明显异于平时，要格外小心，及时到医院就诊。

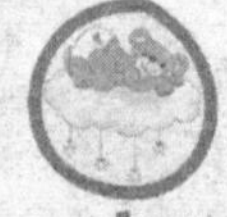

(1)胎动减少：可能的原因为孕妇血糖过低、发热。孕妇的体温如果

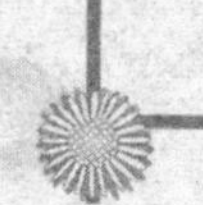
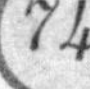

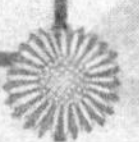

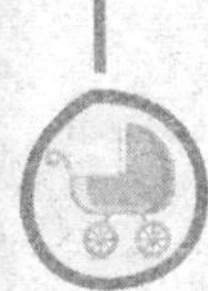

持续过高，超过摄氏38度，就会使胎盘、子宫的血流量减少，小家伙也就变得安静许多。要尽快去医院，请医生帮助。

专家建议：①注意休息，注意随气温变化增减衣物，避免感冒。②尽量避免到人多的地方去。③经常开窗通风，保持室内的空气流通，适当进行锻炼。④多喝水、多吃新鲜的蔬菜和水果。

(2)胎动突然加剧，随后慢慢减少：可能的原因为缺氧、受到外界刺激。当高血压、受到外界撞击，以及外界噪声的刺激，都会使胎儿做出类似的反应。

专家建议：①有妊高征的孕妇，应该定时到医院做检查，并注意休息，不要过度劳累。②无论是走路还是乘公共汽车，尽量与他人保持距离，不到嘈杂的环境中去，防止外力冲撞和刺激。③保持良好的心态，放松心情，控制情绪。

(3)急促胎动后又突然停止：可能原因为脐带绕颈。好动的小宝宝翻身打滚时一不小心被脐带缠住了，就会导致因缺氧而窒息的现象。

专家建议：①一旦出现异常胎动的情况，要立即就诊。②坚持每天数胎动，有不良感觉时，马上去医院检查。

58. 分娩前需做哪些物质准备

分娩前为分娩做实际的准备，可以有效地帮助分娩的顺利进行及分娩后的生活合理安排。避免到时手忙脚乱。

(1)证件：记录有关孕妇本人平时身体健康情况的原始病历册、孕期保健手册、献血证、医保证、准生证、生育服务证、住院证、妊娠登记表等。还要带上足够的钱。

(2)妈妈服装：可以准备一些平时在家喜欢穿的用的，可以改善孕妇的心情。肥大易于穿脱的睡衣(敞胸的，便于喂奶)、棉袜2双、防滑拖鞋1双、内裤3条以上、大号乳罩或背心、防溢乳垫、帽子、外衣(去卫生间、离开病房做其他检查时用)、束腹带1条(视身体恢复情况决定)

(3)妈妈洗漱用品：洗脸、洗脚和洗下身的毛巾，产妇洗下身专用盆和洗脚盆，牙刷、牙膏、肥皂、头梳、镜子、发夹、洗面奶、护肤品等洗漱用具1套。

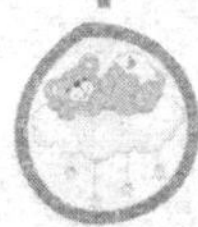

(4)卫生用品：干湿纸巾、卫生巾若干(最好选用夜用的)、吸奶器、消

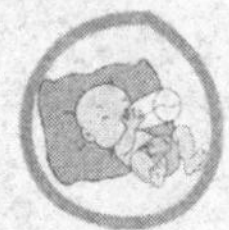
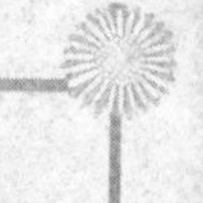
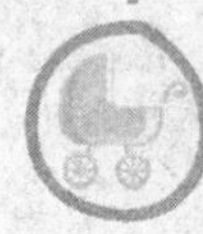

毒棉垫或纱布垫若干(为婴儿哺乳时清洁乳房用)。

(5)妈妈食物:藕粉(剖宫产用于排气用)、巧克力(自然分娩用于补充体力)、牛奶、吸管(孕妇喝水用)、水杯、保温瓶(暖水瓶)、矿泉水等。

(6)婴儿服装:一般医院都会给准备2套,所以自己准备点包被就可以了。

另外,在预产期前1周,就安排好家里的事和自己的工作,再检查一遍住院所需的证件是否已放在包内。在有人陪同的情况下行动,一有动静马上到医院报到。

59. 什么信号提示胎儿危险

(1)阴道出血:如果准妈妈在妊娠未满28周时发现阴道流血,表明有先兆流产的可能,需要及时就医。孕妇在孕晚期出现前置胎盘或胎盘早剥的现象,通常会突然出现阴道大量出血,需要及时就医。

(2)不明原因的腹痛:如果突如其来的腹部疼痛,并且是痉挛性的,要及时就医。在孕早期,剧烈的下腹疼痛并伴有阴道出血,可能是宫外孕或先兆流产的预警。孕晚期腹痛有可能是临产提前。

(3)胎动减少:胎动是胎儿生命征兆之一,孕妇经常掌握胎动情况,可以了解胎儿的安危,及时发现问题。当胎盘功能发生障碍、脐带绕颈、孕妇用药不当或遇外界不良刺激时,则可能引起不正常的胎动。1小时以内胎动少于3次,或12小时胎动少于10次为胎动减少。

(4)子宫增长过缓:胎儿宫内生长受限与遗传因素、胎盘与血管因素、母亲营养及母体妊娠合并症或妊娠并发症有关。孕28周后应以胎儿的体重增加为主,胎儿生长受限要由医师根据测量子宫高度和B超检查的结果来综合判断并诊断。如确诊为胎儿宫内生长受限,应遵照医生的建议进行合理的治疗。

(5)临产提前:怀孕中晚期,如果出现腹部胀痛、破水,或者阴道见红,子宫强烈收缩并引起下坠感,肚子明显变硬,这些是早产的迹象。

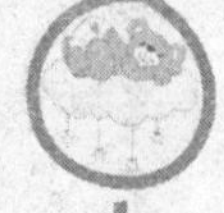

(6)预产期超过2周仍不分娩:如果超过预产期2周仍未出现宫缩,应到医院进行胎盘功能检查和胎儿状况的检查,这对于制订处理方案是很必要的。怀孕时间过长会导致胎儿畸变,过期妊娠也会导致胎盘发生

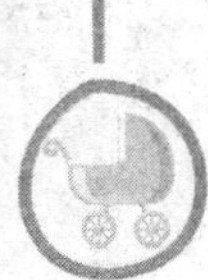

退行性变化，血管发生梗塞，胎盘血流量减少，直接影响胎儿营养的供给。

60. 临产前有哪些征兆

(1)下腹压迫感：临产前两周左右，子宫底下降，上腹部会感觉轻松起来，呼吸也舒畅了，胃部受压症状减轻，食欲增加。

由于胎儿下降，先露部分降到骨盆入口处，下腹部坠胀感增加，进而压迫膀胱，小便频繁，走动也没有那么方便了，这时候就要提醒自己，宝宝快出生了，尽快做好分娩的准备。

(2)见红：妊娠后期，宫颈分泌物增加，白带也较平时增多，子宫收缩，宫内口胎膜与宫壁分离，会出现较多的淡黄色分泌物，伴有少量出血。

见红是分娩即将开始比较可靠的征兆，如出现了见红，可立即住院，如果出血量大于平时，可能出现了其他异常，也可能是胎盘早剥，必须立即到医院检查。

(3)阵痛：阵痛刚开始是轻微的，持续时间也比较短，一般疼痛持续30秒，间隔10分钟。如果疼痛时间逐渐延长，间隔时间缩短的话，说明离临产越来越近了，出现这样的规律阵痛时，尽快去医院。

(4)破水：阴道流出羊水，这时离胎儿降生已经不远了，宫腔内压增加，阵痛也更剧烈了，如果是在家就出现了先破水的情况，一定要躺着进医院，避免压迫胎儿脐带，造成胎儿窒息。

61. 何时住院待产

有剖宫产指征的孕妇在孕38周以后就可以住院，择日行计划性剖宫产。有妊娠期合并症、并发症、异常孕产史的高危孕妇一般都在医院待产，或因交通不便在2～3小时内不能到达医院的孕妇，也可在预产期前后住院待产。正常孕妇在家待产，出现以下情况就应去医院：①胎动减少。②阴道流水或流血。③有规律的宫缩，每小时大于6次以上，如果破水时胎头未进入骨盆或胎儿臀位的产妇最好以平卧位转去医院，防止发生脐带脱垂。

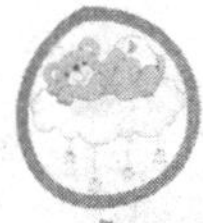

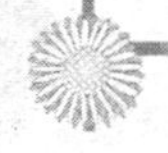

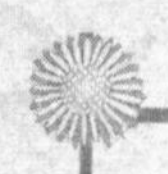

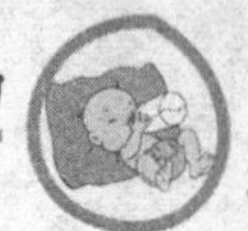

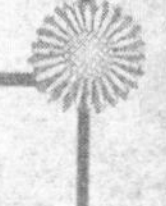

62. 如何创造条件保证孕妇自然分娩

自然分娩最有益于孕妇和宝宝的分娩方式，所以应尽量创造条件，保证孕妇自然分娩。通常必须采取以下几方面的措施，才有可能保证孕妇自然分娩。

(1)选择合适年龄分娩：初产妇，在25～29岁生育，自然分娩的可能性较大。避免满35岁以后生育小孩，首先，年龄过大，产道和会阴、骨盆的关节变硬，不易扩张，子宫能力和阴道的伸张力也较差，以至于分娩时间延长，容易发生难产。其次，年龄越大，发生高血压、糖尿病、心脏病等并发症的几率也较高，因此一般都会采用剖宫产。

(2)孕期要营养合理，控制体重：正常大小的胎儿可以通过正常骨盆而顺利分娩，但是巨大儿的头比较大，胎头就可能“搁浅”在骨盆入口处，难以通过骨盆而不得不进行剖宫产。巨大儿的产生与孕妇营养补充过多、脂肪摄入过多、身体锻炼偏少有关。为了控制新生儿的体重，在妊娠期间，孕妇应适当参加活动，不要整天坐着、躺着；注意充分的营养，以保证宝宝健康生长。多吃新鲜蔬菜和含蛋白质丰富的食物，少吃含碳水化合物、脂肪量很高的食品，如甜品、油炸食品、甜饮料、水果等。最理想的怀孕体重是：在孕早期(怀孕3个月以内)增加2千克，孕中期(怀孕3～6个月)和孕晚期(怀孕7～9个月)各增加5千克，即前后共增加12千克左右为宜。如果整个孕期增加20千克以上，就有可能使宝宝长得过大，这时不宜选择自然分娩。

(3)定时做产前检查：定期做产前检查，以便于早期发现问题，及早纠正和治疗，使孕妇和胎儿能顺利地度过妊娠期和分娩。整个妊娠的产前检查一般要求是9～13次。初次检查一般在怀孕4个月，怀孕4～7个月内每月检查1次，怀孕8～9个月每2周检查1次，最后1个月每周检查1次；如有异常情况，必须按照医师约定复诊的日期去检查，以便于及时纠正。因此，定期做产前检查对顺利分娩是十分必要的。

(4)做好分娩前的准备：预产期前1个月，孕妇就应通过医生或书本来了解有关分娩的知识，做好心理准备。保持正常的生活和睡眠，吃些营养丰富、容易消化的食物，如牛奶，鸡蛋等，为分娩准备充足的体力。临产前，孕妇要保持心情稳定，一旦宫缩开始，应坚定信心，积极配合医

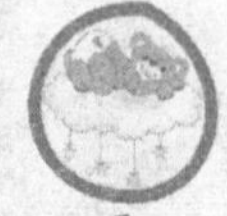

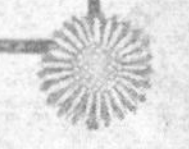

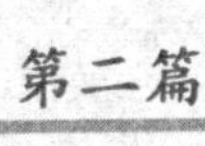
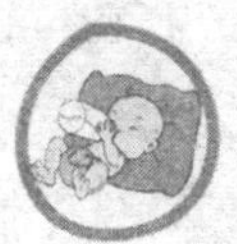
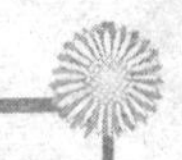

生，顺利地分娩。

另外，孕妇一定要对分娩有一个正确的认知，可以咨询医生，请求医生帮忙，避免分娩时心情过于紧张，影响分娩过程，造成难产。

总之，难产完全是可以预防的，关键是孕妇及其家人应做好孕期的监护，择优生育，这才是预防难产的有效措施。

63. 难产的原因有哪些

分娩的顺利与否，与分娩过程中的产力、产道、胎儿，以及产妇的心理状况有直接的关系，任何一个因素出现问题都有可能造成难产。

(1)产力：产力最主要的是子宫肌肉的收缩力量，它可以把胎儿和胎盘等自子宫内逼出。正常的宫缩有一定的节律性，并且临近分娩时逐渐增强，宫缩不论是过弱还是过强.都有可能造成难产。

(2)产道：产道是指宝宝分娩时的“通道”，它主要是由孕妇的骨盆大小及形状所决定的，当然孕妇的软产道也很重要，两者中有任何一种异常，都会造成难产。所以孕期一定要做好产前检查，以便医生及时发现问题，正确选择分娩方式。如果在产前检查中发现产道有问题，一定要提前入院，择期进行剖宫产。

(3)胎儿情况：胎儿在分娩中的自身情况也很重要。如果宝宝在孕妇子宫中的位置不正常，如臀位、横位等，或是宝宝在宫内生长发育得过大，以及有连体胎儿、畸形儿等，这些情况都会影响正常的分娩过程，造成难产的发生。所以，必须及早发现并及时进行处理。

(4)产妇的心理：如果孕妇对分娩中所要面临的“挑战”没有心理准备，或是对分娩过程过度恐惧，不能很好地配合医生，也会造成难产。

难产的原因有时很明确，如比较明显的骨盆异常和胎位异常，在产前检查或临产时即可发现并得到及时处理。所以，在怀孕过程中，孕妇一定要在指定的医院进行定期产前检查。在这些产前检查中，医生会对胎儿在宫内的生长情况进行监控，并能够及时发现孕妇本身是否存在可能造成难产的因素，一旦发现有异常的趋势，医生就可以采取有效的措施进行纠正。

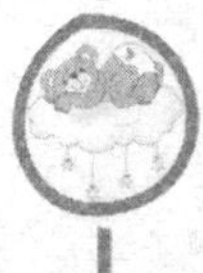
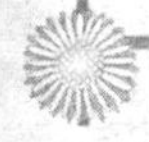

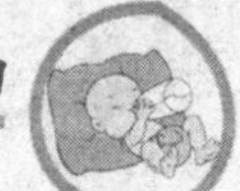

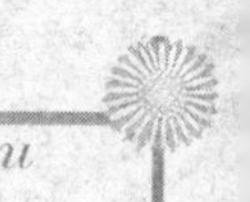

64. 产妇在分娩时为何不宜大声喊叫

产妇在分娩时大声喊叫既消耗体力，又会使肠管胀气，不利于宫口扩张和胎儿下降。正确的做法应该是，产妇正确认识分娩过程，消除精神紧张，抓紧宫缩间歇休息，按时进食、喝水，使身体有足够的体力储备。如果确实疼痛时可以用以下方法减轻疼痛：

(1)深呼吸：子宫收缩时，先用鼻子深吸一口气，然后慢慢用口呼出。每分钟做10次，宫缩间歇休息。

(2)按摩：深吸气时，两手从两侧下腹部向腹中央轻轻按摩；呼气时，从腹中央向两侧按摩。

(3)压迫止痛：在深呼吸的同时，用拳头压迫腰部或耻骨联合处。

(4)适当走动：产妇如一切正常，经医生同意后，可适当走动一下，或靠在椅子上休息一会儿，或站立一会儿，都可以缓解疼痛。

65. 分娩的过程是怎样的

(1)第一产程——子宫颈扩张期：第一产程是指子宫口开始扩张，直到宫口完全打开(约为10厘米)。这个阶段要持续11～12个小时，是整个产程中经历时间最长的一个过程。此时，子宫的收缩间隔会越来越短，从开始时的每隔5～6分钟收缩30秒，到每隔2～3分钟收缩50秒。有规律的产痛开始了，它的力量会慢慢使子宫口张开10厘米左右，以便宝宝有出头的空间。为了能够达到这个长度，子宫的肌肉组织把宫颈拽高，这样子宫上半部分会产生一层厚厚的肌肉层，可以协助妈妈把宝宝继续往下推，而子宫下半部分的肌肉会变得更薄，它产生的阻力因而也会降低。通过分娩期间的B超可以看出，产痛刚一开始，胎儿就会立刻兴奋起来。

现在胎儿的小脑袋不断向下滑动，下面的盆骨也已为他打开通道，为了能够滑到那里，宝宝必须和妈妈齐心协力，其中包括绕开凸出在骨盆中的坐骨。宝宝不时地点点头，哈哈腰，扭动一下身体，把脑袋像钻头一样往前钻，一点点往前挤，想要破洞而出。

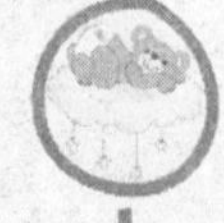

(2)第二产程——胎儿的娩出期：第二产程是指从子宫口完全打开到胎宝宝娩出这个阶段，时间为1～2个小时。此时随着子宫收缩加强，

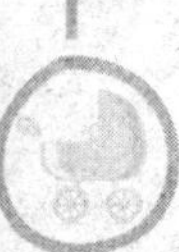

宫口完全打开，胎头部分开始下降至骨盆。随着产程进展，宫缩加强，迫使胎宝宝从母体中娩出。如果第一产程顺利的话，孕妇在第二产程时也会信心十足。

这个阶段的疼痛可以有若干个高潮，恢复时的间歇也变得越来越短。在过渡期结尾，子宫口完全张开，宝宝的头已经探在骨盆处了，孕妇这时用尽全力把宝宝往下挤。阻力变得越来越小，最后胎儿终于探出了脑袋，然而努力并没有结束，还有一个瓶颈在前面。孩子这时会再一次变得很活跃，他左右转动身体，把肩膀一个接一个的挤出来，剩下的部分会轻而易举地被拽出来。

在这个过程中，待子宫口完全张开的时候，孕妇就可以跟着用劲儿了。此时正确用力的要领是：收下颚，如果身体向后仰会使不上劲，收紧下颚，睁着眼睛冷静地看自己肚脐的方向，尽量分开双膝，因为双腿往里收，胎儿就不容易娩出，所以要有意识地尽量分开双膝，脚掌稳稳地踩在脚踏板上，脚后跟用力，双手紧紧地抓住产床的把手，像摇船桨一样朝自己这边提起，背部紧紧地贴在床上，用力的感觉强烈时不能拧着身体。背部不要离开产床，只有紧紧地贴住才能使得上劲，不要因为有排便感而感到不安，或者因为用力时姿势不好看觉得不好意思，只要尽可能地配合医生的要求做，大胆用力才能达到最佳效果。

(3)第三产程——胎盘娩出期：指胎宝宝出生到胎盘排出阴道这个阶段，需要5～15分钟。宫缩会暂停一会儿又重新开始，胎盘因子宫收缩会从子宫壁剥落移向子宫口，准妈妈再次用力，胎盘就会顺利娩出。

当然，如果这时因分娩造成的阴部撕裂，妈妈要鼓励自己再忍耐一小会儿，配合医生的缝合手术。

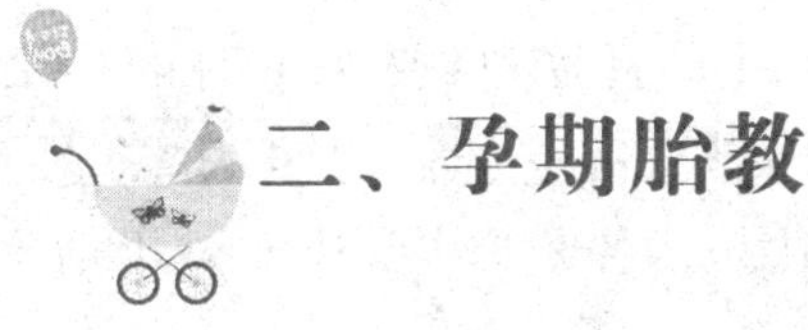

二、孕期胎教

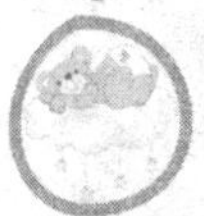

1. 什么是胎教

胎教只是一种育儿理论，它有助于宝宝的健康成长。其目的主要是

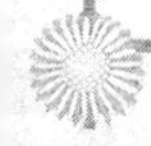

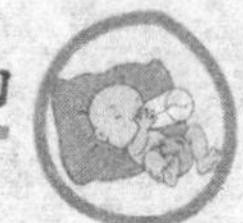

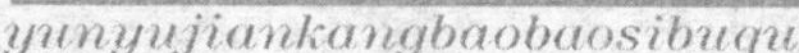

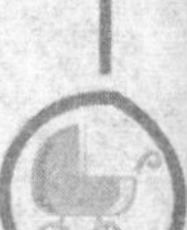

通过对孕妇情绪的调整，合理的营养供给，为胎儿提供良好的生活环境。在孕期通过外界更多优良信息的刺激，让肚子里的宝宝有一个良好、愉快的成长环境，在获得充足营养的同时，充分感受到妈妈爸爸的爱意，宝宝出生后就能身体健康，聪明灵敏，这就是胎教。

胎教并非是爸爸妈妈简单地听听轻音乐、读读优美或有趣的文章这些简单的流程，它更是一个系统性的家庭育儿工程，需要所有家庭成员的密切配合，正确理解胎教的科学内涵，以确保科学胎教的有效进行。胎教可以加深孩子出生后与父母的感情，有利于培养孩子健全的人格，提高孩子的情商。但尚不能证明它能单独承担起创造育儿奇迹这一"重任"。

胎教的目标不是培养天才，而是培养幸福、快乐的孩子！

2. 确保胎教成效的重要因素是什么

胎教的目的是为胎儿提供良好的成长环境，以启发或保护胎儿的潜能。其中，最重要的因素是母亲的心境与情绪——保持轻松愉快的心情。在进行胎教的过程中，温馨、和谐、快乐的家庭环境是确保胎教成效的重要因素。

胎教与未来的幼儿教育一样，不要灌输知识，只是培养宝宝在未来人生中的一种健康心态，而保持愉悦的心情则是对宝宝最好的胎教。胎儿期，妈妈难过、悲伤、紧张的情绪都会通过神经系统分泌的激素随着血液进入胎儿体内，使宝宝产生与妈妈一样的情绪特征；如果妈妈心情舒畅，孩子在儿童心理发展的情感、个性、智慧和能力等方面就是良好的。出生后宝宝的直觉力、想象力、空间感、创造力都比较好。

对于大多数年轻的爸爸妈妈而言，两人平时都要忙于工作，因此不必刻意花时间进行专门的胎教，只要在平时的生活中保持平和愉悦的心态就好。年轻的准妈妈、准爸爸们尽量为宝宝的顺利成长提供一个充满温馨亲情、和谐快乐的家庭环境，让宝宝生活在充满爱与信任的世界里。

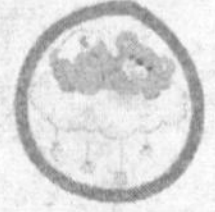

3. 胎教的方法有几种

胎教的主要方法可分为情绪胎教、音乐胎教、语言胎教、抚摸胎教、

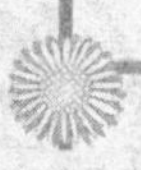

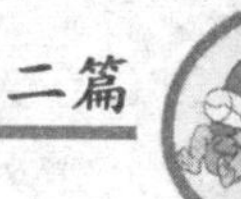
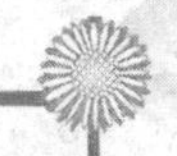

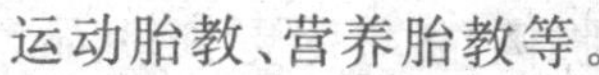

运动胎教、营养胎教等。

(1)情绪胎教:胎儿孕育在母体中,最早接触的声音就是妈妈的心跳和脉搏,从心跳的频率当中,胎儿直接能感受到妈妈的喜怒哀乐。因此,控制情绪,保持心境平和应该是准妈妈进行胎教的第一步。准妈妈可以多选择一些令自己孕期心情愉快的活动,如散步、阅读等,保持乐观、积极的心态。

(2)音乐胎教:音乐胎教是通过对胎儿不断地施以适当的乐声刺激,促使其神经元轴突、树突及突触的发育,为优化后天的智力及发展音乐天赋奠定基础。美妙的音乐可以促进脑神经元的发展与沟通,不仅对胎儿有好处,就连准妈妈也能在音乐中放松自己的情绪。音乐应当选择舒缓轻柔的,聆听音乐的次数不宜过于频繁,时间也不宜太长,一天2次,每次20～30分钟。也不一定非要选择什么世界名曲,做家务时,准妈妈随口哼唱的儿歌就可以成为最好的音乐胎教。

(3)语言胎教:语言是父母与胎儿交流的最直接的手段。准妈妈或家人用文明、礼貌的语言,有目的地对子宫中的胎儿讲话,给胎儿期的大脑皮质输入最初的语言印记,为后天的学习打下基础,称为语言胎教。语言胎教的题材很多,父母可以将日常生活中的科普知识作为话题,还可以由父亲拟定语言胎教的常规内容进行讲述。

(4)营养胎教:给胎儿提供充足的营养,保证胎宝宝发育良好是胎教的根本。营养胎教,是根据妊娠早、中、晚三期胎儿发育的特点,合理指导孕妈妈摄取食品中的7种营养素,即蛋白质、脂肪、碳水化合物(糖)、矿物质、维生素、水、纤维素,以食补食疗的方法来防止孕期特有的疾病。因此,了解孕期的生理特点,平衡和科学饮食也是至关重要的胎教。

(5)抚摸胎教:抚摸胎教是准父母与胎宝宝之间最早的触觉交流,通过轻抚准妈妈的腹部,使宝宝感觉到父母的存在并做出反应。他们可以通过手感受孩子的胎动,宝宝也可以通过温柔的爱抚感受到父母的爱。在进行胎教的过程中,不仅让胎宝宝感受到父母的关爱,还能使准妈妈身心放松、精神愉快,也加深了一家人的感情。

(6)运动胎教:运动胎教是指孕妇适时、适当地进行体育锻炼和帮助胎儿活动,以促进胎儿大脑及肌肉的健康发育。

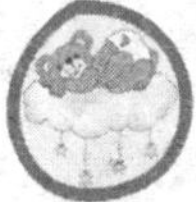

在母腹中就进行过体操锻炼的胎儿,出生后动作的发展,如翻身、

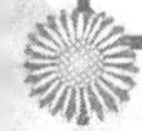

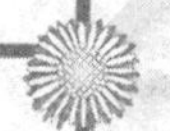

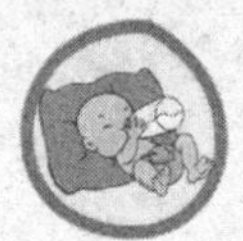

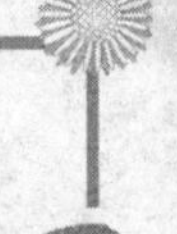

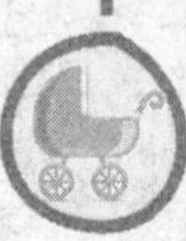

抓、握、爬、坐等，要比一般婴儿早些。特别是小肌肉的发育更加明显。另一方面，手巧与心灵有密切关系，动作的发育间接表明大脑的发育状况。

4. 为什么说胎教对孕妇也是一种修行

在胎教中，其实无论是音乐胎教还是其他形式的胎教方法，真正的核心都得靠母亲的体验和感受来传达。胎教在国外被称为母亲教育。可见胎教的过程，也是孕妇自身性情磨炼修养提高的过程，是一个女人过渡为母亲的一个重要修行的起点与过程。所以，胎教首先要求孕妇提高自身修养，然后才能对胎儿有积极的影响。换句话说，胎教的过程，同时也是孕妇不断克服自身缺点和问题的过程。人生本身就是一个修行的过程。作为孕妇，如何才能真正地修行呢？

首先，厚德以载物。孕妇应该在生活的点点滴滴中积累自己的善念、善行和善语，既要给自己带来快乐，也要让自己成为一个环境，去影响肚子里的胎儿，乃至影响整个家庭、影响自己所在的生活空间，多为自己和宝宝储备些厚重的善因，这样的宝宝不光智商高，情商也会很高，长大以后，不光能为自己的父母和家庭带来幸福，还会带给我们的社会和谐与美好。

其次，成为一个合格的女人。一个合格的女人要学会坚强、宽容、理解，学会珍爱自己，学会积极地发现生活的美好，让自己变得更阳光、更坚强，让自己的心态变得更积极。同时，还得学会去安排自己的爱，学会把自己变成一个“圆”，把爱合理地分配给更多的人。

再次，孕妇一定要学会守住内心深处的那份“宁静”。现在社会很浮躁，人们的心理也容易浮躁，遇到事情，我们的内心容易激荡起各种各样的涟漪。因此，为了宝宝出生后能具备一个稳定的性格和健全的人格，作为准妈妈，一定要学会守住内心深处的那份“宁静”。准妈妈一定要重视自己的言行举止对胎儿的影响，明白自己肩上的责任，好好利用孕期时光，去尝试着科学胎教，学会修炼自己、成就自己，让自己成为一个合格的母亲！

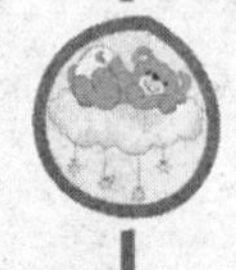

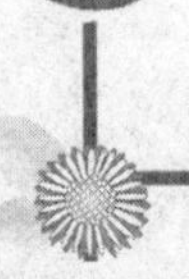

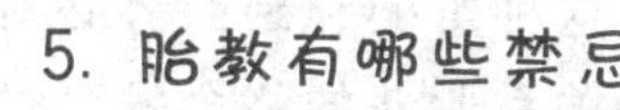

5. 胎教有哪些禁忌

年轻的爸爸妈妈越来越重视胎教，胎教科学合理能够促进胎儿的智力发育，但如果胎教方法不恰当却会伤害到胎儿。

一忌不合理的语言胎教：在进行语言胎教时，准妈妈要用中度音量与腹内的胎儿亲切说话，可以吟读诗歌，可以哼唱小调，也可以计算数字，这样会给孩子留下美好的记忆。切忌大声粗暴地训话，这样会使胎儿烦躁不安。胎儿生下来以后，会变得十分神经质，甚至对语言有一种反感和敌视态度。

二忌噪声：噪声对胎儿有严重影响，能使准妈妈内分泌腺体功能紊乱，从而使脑垂体分泌的催产激素过剩，引起子宫强烈收缩，导致流产、早产。因此，准妈妈要警惕身边的噪声，不要受噪声影响，更不要收听震耳欲聋的刺激性音响。

三忌不良情绪：准妈妈的情绪状态对胎儿的发育具有重要作用。准妈妈情绪稳定、心情舒畅有利于胎儿出生后良好性情的形成。如果准妈妈长期精神紧张，大喜大悲，情绪不定，母体内的激素分泌异常，从而会造成对胎儿大脑发育的危害。因此，准妈妈要格外注意精神卫生，保持精神愉快，心情舒畅，对生活充满希望。

四忌不合理的运动：运动是一种很有效的胎教方式，但是不合理的运动就是胎教中的大忌了。做运动胎教时，动作不宜过猛。要轻轻抚摸胎儿，每天 2～4 次为宜，有时胎儿也会不遵母命，此时就要耐心等待，不要急于求成。

6. 什么时候是胎教的关键期

受精卵形成时的环境，由天时、地利、人和 3 种主要因素组成，决定了受精卵的质量。除了遗传基因不同外，受孕后的环境对胎儿身心发育的影响是很大的。环境危害在孕早期，即胎儿前 3 个月内显得更为明显。因为这 3 个月内胎儿处于塑造成形的阶段，胎儿今后发育是否良好，很大程度上取决于这一阶段。孩子后来的行为必然要受到出生以前环境的影响，由此可见，前 3 个月是胎儿塑造成形的关键期。

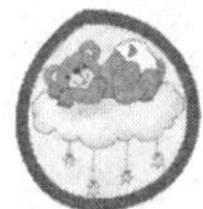

关键期内胚胎绝不是悬在空中发生这些变化的，胚胎塑造成形得好

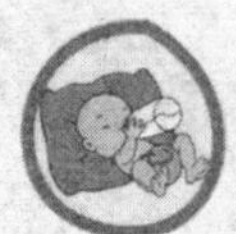
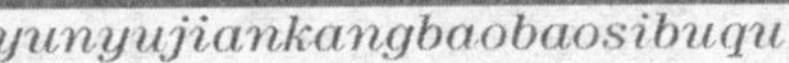
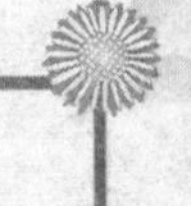
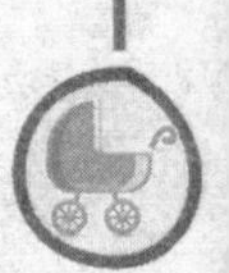

不好，一开始就受到环境的影响和制约，而且这种影响和制约势必对胎儿以后的发育继续产生作用，也就是说，直接关系胎儿的整个发育过程是否良好。怀孕第4～6周是关键期中的关键期，因为此时正值胚胎大分化之高潮，如果胚胎在此时受到环境的不良影响，就会受到严重损害，使中枢神经系统、心脏等发育缺陷，造成胎儿小头、残肢、缺唇等畸形。

7. 什么是生活胎教

所谓胎教，指的是母亲与胎儿有良好的互动；而生活胎教，意指在生活中如何创造良好的子宫环境，使胎儿得以完美的成长与发育。真正的胎教并不是刻意的，而是生活中发自内心的母爱，不仅让宝宝快乐，自己也是愉悦的。

例如，孕妇平日应保持心情稳定，生活勿过于紧张焦虑，这就是良好的生活胎教。又如，孕妇可以常常温柔地与胎儿说话，或放着愉悦的音乐及自然天籁之音，以促进胎儿脑部发育；相反，不悦的噪声及争吵的声音，会使胎儿脑部发育停止，故生活中应尽量避免。

另一生活胎教，即良好的子宫收缩，可以刺激胎儿皮肤触觉使胸部发达，孕妇为了给予良好的子宫收缩，最好的方式就是散步，培养生活步调悠闲，放松心情，对胎儿有益；而不正常的睡姿，如仰睡或搭乘颠簸的交通工具、行走于崎岖的道路上，或暴露于过冷的环境中，都容易造成不正常子宫收缩，会使胎儿痛苦及带来负面影响。因此，孕妇应在生活中学习如何胎教。

8. 怎样与胎宝宝对话

亲子对话与一般面对面的对话不一样，一方面父母看不见胎儿，但父母要像看得见那样，用亲切的眼光注视着腹中的孩子；另一方面胎儿不会说话，但父母要觉得胎儿能和自己交流。最重要的是要把胎儿当成一个孩子看待。对话时自然、充满温情和爱怜。不论是早晨还是晚上，只要有时间，就不要失去这种亲子对话机会。这种对话是美的传递，能够产生以美导真的效应，可以提高胎儿的素质，并在出生后的孩子身上显现出来。

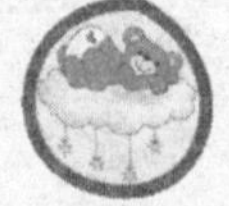

孕妇早晨起来后，先对胎儿说一声“早上好”，告诉他（她）早晨已经

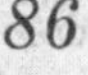

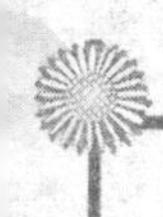

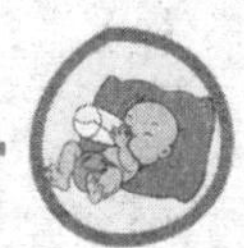
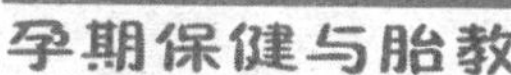

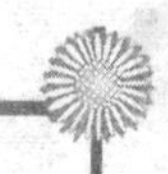
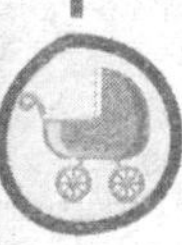

到来了。打开窗帘，太阳升起来了，这时可以告诉宝宝："今天是一个晴朗的好天气。"也可以解释每天习以为常的行为，为何洗脸、刷牙，肥皂为什么起泡沫，吹风机为什么能把头发吹干等等。总之，可以把生活中的一切都对胎儿叙述。

到了风景宜人的公园，大自然的勃勃生机和人们快乐的活动，使孕妇心情舒畅。孕妇可以把自己的所见所闻一一描述给胎儿听。外出时看到菜场、超市、花店，告诉胎儿那里是干什么的。总之，一切有益的东西都可以跟胎儿说，让他感受到世界的多姿多彩，在他小小的大脑里留下些印痕。

孕妇也可选购一些儿童画册，选那些色彩丰富、富于幻想的内容，只要适合胎儿成长的主题都可以采用。语言讲解要视觉化，孕妇必须充满感情地对胎儿讲话或讲故事，发出的声音要欢快、明朗、柔和，最好带着笑声，这样容易感染胎儿。向胎儿叙述的事物要是自己熟悉的、能理解的，而且要声情并茂、绘声绘色地讲，就像幼儿园里的老师对 2 岁左右的孩子讲话一样。讲话结束时，不要忘记对胎儿说："你真是一个聪明的孩子，妈妈讲的故事你都听懂了。"

准爸爸也应积极参与胎教。父亲和母亲同时对胎儿进行胎教，既可以增进母子、父子间的感情，也能让孩子同时感受到父亲的阳刚之气和母亲的阴柔之美，对于培养孩子良好的性格是非常有利的。

9. 准爸爸如何与胎宝宝对话

胎儿喜欢听父亲低沉、温柔的声音。准爸爸可以尝试着和宝宝对话，给宝宝预先取一个小名，方便自己和宝宝沟通。给胎儿起的名字要响亮一些，两个字一样，如"贝贝、灵灵、辉辉"，这样容易听，也容易记住。当爸爸轻声呼唤胎儿的名字时，必然会有一种温馨、亲昵的感情荡漾在心头，必然觉得胎儿已经成为家庭中不可缺少的一员。

对话需要有一个开场白，要用温柔的语调，以及循序渐进的方式来表达对宝宝的爱意。在对话结束之后也要有一些结束谈话的语句，避免突然中断。如"宝贝（或者叫乳名），我是你的爸爸，我会天天和你讲话，我会告诉你外界一切美好的事情"。对话结束时，要对胎儿给予鼓励："宝贝学习很认真，你是一个聪明的孩子，但愿我对你讲授的一切都能对

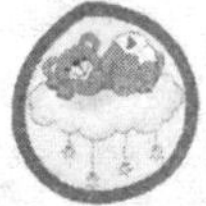
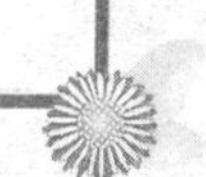

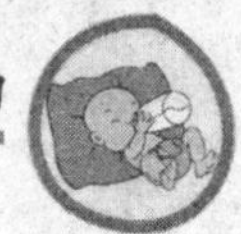

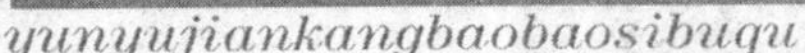

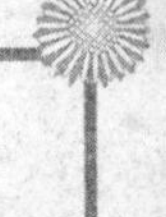

你将来的人生有用。好吧，今天就学习到这儿，再见！"

准爸爸可以先让准妈妈坐在宽大舒适的椅子上，然后准妈妈对胎儿做个开场白，爸爸就要和宝宝说话了，让宝宝做好准备。准爸爸最好是坐在距离妻子50厘米的位置上，用平静的语调开始对话，根据所讲的内容相应的变换语气，或者提高音量，避免出现过高的声调吓着宝宝。讲授的话题最好事先构思好，先拟定一篇小小的讲话稿，稿子的内容可以是一段优美动人的小故事、一首纯真的儿歌、一首内容浅显的古诗，也可以谈自己的工作及对周围事物的认识。用诗一般的语言，童话一般的意境，告诉孩子外面的这个美丽新世界。

准爸爸每天和宝宝进行交流，有助于宝宝出生之后智力的发育，以及避免宝宝过于情绪化，并能够加深与宝宝的感情。

10. 营养胎教有哪些方法

(1)培养良好的饮食习惯：宝宝经常表现出没有胃口、不喜欢吃东西、吐奶、消化吸收不良，或在宝宝稍大一点开始进食辅食品时，即出现明显偏食的现象，追溯既往，则发现其母亲在怀孕时的饮食状况往往也是胃口不好、偏食，或是吃饭的过程紧张匆忙，常被外界干扰打断。或者是常常有一餐没一餐的。由此可见，母亲的不良饮食习惯对胎儿的影响是很大的，所以为了以后少为宝宝的饮食问题操心。应该培养自己良好的饮食习惯。

(2)要做到规律饮食：即三餐定时、定量、定点。最理想的吃饭时间为早餐7～8点，午餐12点，晚餐6～7点，吃饭时间最好控制在30～60分钟。进食的过程要从容，心情要愉快。三餐都不宜被忽略或合并。尤其是早餐，而且分量要足够，每餐各占一天所需热能的1/3，或呈倒金字塔形——早餐丰富、午餐适中、晚餐量少。吃饭的时候固定在一个气氛和谐温馨的地点，且尽量不被外界干扰而影响或打断用餐。

(3)营养要均衡而多变：身体所需的营养尽量由食物中获得。不同的食物所含的营养素是不一样的，目前仍有许多营养素尚未被发现。所以建议您多变化食物的种类，每天可吃2～5种不同的食物，营养才易充足。补充营养要科学、合理。不要认为多多益善，拼命地补充营养，这样会造成孕妈妈发胖，不利于准妈妈的分娩。

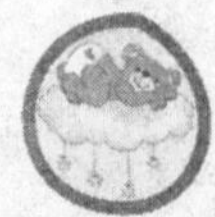

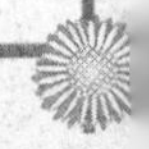

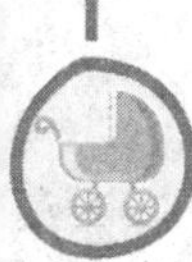

(4)要以没有加工的食物为主:因为没有加工的食物中营养素不容易丢失,有利于为胎儿提供全面的营养。母亲在怀孕时不要偏食,尽量多吃原始食物,如五谷、青菜、新鲜水果。烹调时以保留食物原味的方式为主,少用调味料,减少高脂、高糖、高盐饮食,少吃垃圾食品,让宝宝还在肚子里就习惯此类的饮食模式,加上日后用心培养,就不会为孩子"不爱吃青菜、正餐,喜吃饼干、糖果、汉堡、可乐"而烦恼了。

(5)注意铁质的摄入:铁的摄取是一定不可缺少的,因为铁是生产血红蛋白的重要原料,而血红蛋白把氧运送给细胞,人体需摄取少量铁,贮存在组织中,胎儿就从这个"仓库"中吸取铁,以满足自己的需要。

到了妊娠中后期,孕妈妈的血容量增加,使红细胞相对不足。另外,母体除了本身对铁的需求之外,还要供给日益成长的胎儿对铁的需要。母亲贫血容易出现水肿、妊娠高血压综合征、心功能障碍,还会使胎儿发育不良、体重偏低、早产,甚至死亡。此时孕妇应该多吃一些含铁丰富的食物,如奶类、蛋类、瘦肉、豆制品、动物肝脏等,还需要多吃西红柿、绿色蔬菜、红枣、柑橘等富有铁质的蔬菜、水果等。如果血红蛋白低于 100 克/升。应遵医嘱补充各种铁剂药物及维生素,直到血红蛋白恢复正常为止。

11. 营养胎教对胎宝宝和准妈妈有何帮助

人的智力发育与胎儿期的营养因素息息相关,因此准妈妈的营养对胎儿的生长有着举足轻重的意义。

(1)避免胎儿低体重或长成巨大儿:准妈妈营养不足,会影响胎儿的生长,使低体重儿的发生率增加。反之,则会使巨大儿的发生率增加。

(2)避免胎儿骨骼和牙齿发育不良:胎儿的骨骼和牙齿的钙化,是在胚胎 2 个月时开始进行的,8 个月后增加迅速。决定人类牙齿整齐、坚固的关键时期是在胎儿期和婴儿期。

(3)避免胎儿缺乏生长所需营养素:准妈妈科学地进食,可为胎儿提供生长发育所需的各种营养素,避免流产、早产、死产等不良结果,保证大脑发育;并可储存足量的铁和钙,避免出生后患缺铁性贫血和佝偻病。

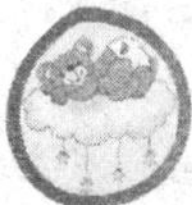

营养胎教对准妈妈的帮助是功不可没的:①避免形成缺铁性贫血。怀孕期间,准妈妈身体处于生理性贫血状态中,如果饮食中缺铁,更易发

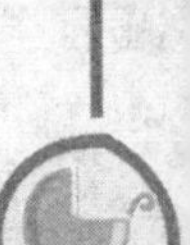

生缺铁性贫血。不仅影响胎宝贝的生长发育，严重时可致准妈妈分娩时子宫收缩无力和产后出血。②避免身体缺钙和维生素 D。胎儿需从准妈妈的身体里摄取大量的钙，因此准妈妈容易发生缺钙。如果营养充足，就会避免这种现象的发生。缺钙和维生素 D 易引起妊娠高血压综合征，严重时可造成准妈妈骨质软化。

(4)避免难产及并发其他疾病：如果准妈妈饮食不科学，如吃得过多会使胎儿长得太大，分娩时易导致难产，还会因营养过剩而发生肥胖，不仅影响体形，日后还易患高血压、糖尿病和动脉硬化。

12. 胎教选择什么样的音乐

听胎教音乐，其实更重要的是准妈妈的心情愉悦，因为好心情会直接影响宝宝的情绪，只有孕妇情绪好了，才能保证胎儿的情绪健康发展，从而保证身体、智力的发育。所以，不是所有的音乐都对胎儿的身心发育有积极作用，选择了一些不适合的音乐给胎儿听，不仅不会有效果，甚至可能会给胎宝宝造成无法挽回的听力损害。古典音乐因为其节奏和母亲的心跳旋律相近，所以对胎儿和新生儿有启发和安抚的作用，巴哈、莫扎特、舒伯特钢琴和提琴五重奏，这些都是不错的选择。作为胎教音乐，应该具备以下几个条件。

(1)音乐的节奏不要太快，音量也不要太大，因为太快的节奏会使胎宝宝产生紧张的情绪，而太大的音量则会令胎宝宝非常地不舒服。所以，摇滚乐千万不可以用来做胎教。

(2)音乐的音域不要太高，胎儿在母体中，脑部发育还未完善，脑神经之间的分隔不完全，如果选择音域过高的音乐，会造成神经之间的刺激串联，严重的会给胎儿造成脑神经的损伤。

(3)音乐中不要有突然的大声响，这样可能会使胎儿受惊吓，使其受到不良的影响，所以不要选择起伏大的音乐。

(4)选择的胎教音乐不要太长，能听 5～10 分钟的即可。因为胎教音乐是要让胎儿反复聆听的，以便形成适当的刺激，长期下来能给胎儿一种安全感，对其情绪有良好的作用。

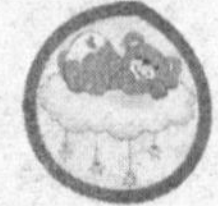

(5)音乐要有明朗的情绪、和谐的和声，这样可以让准妈妈在欣赏的过程中体会到无穷的变化，对胎儿也能起到开发右脑艺术细胞的积极

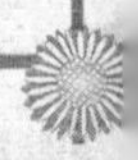

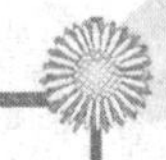
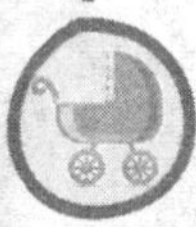

作用。

13. 如何根据孕期选择胎教音乐

准妈妈可以根据怀孕的不同阶段来为胎宝宝选择合适的胎教音乐。

(1)孕早期时可以听一些轻松、愉快、有趣、优美的音乐,可以让准妈妈舒缓刚怀孕时的不适感,放松紧张的心情,感到愉悦和舒心。

(2)孕中期由于胎儿的听觉已经有了明显的提高,所以准妈妈可以选择内容更为丰富的胎教音乐,如大提琴独奏曲一类的。最好的音乐就是准爸爸低声哼唱的一些曲调,会让胎宝宝更喜欢。

(3)孕晚期由于体重的增加和面临分娩的恐慌,准妈妈可以听一些柔和、欢快的音乐,这对准妈妈是一种安慰,增强其面对困难的信心,产生一种母性的幸福感,并将这种情绪传递给腹中的胎儿。

如果准妈妈还能亲自给胎宝宝唱歌,就会收到更为令人满意的效果。一方面,准妈妈在自己的歌声中陶冶性情,获得了良好的心境,减轻对分娩的担心和恐惧,有利于顺利分娩。另一方面,准妈妈在唱歌时产生的物理振动,和谐而又愉快,使胎儿从中得到感情上和感觉上的双重满足,这一点是任何形式的音乐所无法替代的。

14. 怎样做抚摸胎教

胎儿在 4 个月的时候,已经渐渐产生了触觉,在 8 个月的时候,胎儿的身体发育就基本成型了,这时候,胎儿可以依自己的意思活动身体,也开始对外界的声音、动作有了反应,妈妈摸着肚子可以感受到孩子的身体,也可以感受到孩子的动作和情绪。

怀孕 6 个月时,可以在准妈妈腹部明显地触摸到胎儿的头、背和肢体。抚摸胎教是促进胎儿智力发育,加深父母与胎儿之间情感联系的有效方法。

起床后和睡觉前是进行抚摸胎教的好时机,应避免在饱食后进行。一般每天可进行 3 次,每次约 5 分钟。具体的方法是,准妈妈排空小便,平卧床上,膝关节向腹部弯曲,双足平放于床上,全身放松,此时准妈妈腹部柔软,就可以在腹部慢慢抚摸。如果摸到圆圆的、硬硬的部位,就是胎儿的头部,如果摸到一块大大的部位,就是胎儿的背部,如果摸到凹凸

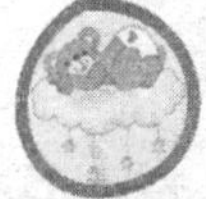
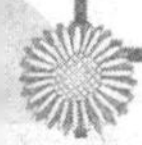

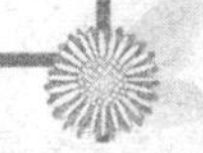

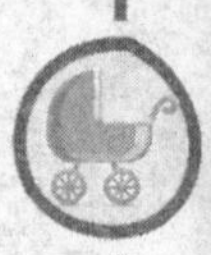

不平的，就是手和脚。

做胎教时，心里可想象双手真的爱抚在可爱的小宝宝身上，有一种喜悦和幸福感，深情地默想“小宝宝，妈妈真爱你”。应该一边轻轻地抚摸，一边跟胎儿说话：“宝宝你好乖，来让妈妈抚摸一下。”

不管做哪种胎教，胎儿都会有反应，或高兴、或不满。宝宝高兴的时候，他会有规律地很温柔地动动，如果不满，就会无规律地抖动，这时候，准妈妈就要检查胎教方法是否正确了，并及时调整。如果胎儿没动静，可能就是处于睡眠状态，不要为了胎教，拍打肚皮，把孩子吵醒。

15. 如何按月龄选择胎教方式

(1)孕早期

0～1月：经常散步，听舒心乐曲，调节早孕反应，避免繁重劳动和不良环境，丈夫应体贴照顾妻子，主动承担家务，把居室环境收拾干净，常陪妻子散步，避免吵闹，做到不过量饮酒，不在妻子面前抽烟，节制性生活。

1～2月：散步、听音乐，避免剧烈运动，不与狗猫接触，美化净化环境，排除噪声，情绪调节稳定，制怒节哀，无忧无虑，停止房事，以防流产，丈夫主动关心妻子饮食状况，及时为其配制可口的饭菜。

2～3月：听欢快的音乐或儿歌，这段时间是最容易流产的时间，应停止激烈的体育运动、体力劳动、旅行等，日常生活中避免劳动过度，注意安静。

(2)孕中期

3～4月：3个月后，胎儿进入了急速生长时期，因此需要充分的营养，要多摄取蛋白质、植物性脂肪、钙、维生素等营养物质。听音乐或哼唱自己喜欢的歌曲，与胎儿轻声说话或念一些诗文。同时，准爸爸和准妈妈应多看一些家庭幽默书籍，以活跃家庭气氛，增进夫妻情趣。

4～5月：5个月的时候，胎儿对妈妈的情感会有反应。所以准妈妈要保持良好的心情。当心情不好的时候，需要转移注意力。可以想象蓝天白云，青山绿水。还可以欣赏一下喜欢的画作，听听喜欢的音乐，开始与胎儿进行情绪上的交流。

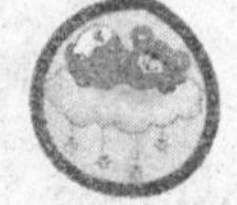

5～6月：晚8时左右，准妈妈仰卧在床上放松，双手轻轻抚摸腹部10分钟左右，增加和胎儿的谈话次数，给胎儿讲故事，念诗、唱歌、哼曲等。

每次开始前，叫胎儿的乳名，时间1分钟，这时是非常时期，准妈妈要充分休息，睡眠要足，中午要睡1～2小时。

6～7月：在6个月的时候，胎儿的听觉逐渐发达，可以分辨妈妈的声音和周围的响声。每天早、晚与胎儿打招呼："宝宝，早上好！宝宝，晚安！"如此等等。此期间要少量多餐，多吃些含铁多的猪、牛、鸡等的肝脏及海藻等绿色蔬菜。注意不要贫血。从这时起做授乳准备，开始乳头的保养。做一些育儿用品和产妇用品的计划安排。

(3)孕晚期

7～8月：帮助胎儿运动，准爸爸、准妈妈多与宝宝沟通，随时告诉宝宝一些身边的有趣的事情，并告诉宝宝你快要出生了，你将降生在一个和谐、幸福的家庭，一个文明、昌盛的时代。

8～9月：帮助胎儿运动，和胎儿一起欣赏音乐，较前几个月胎教时间可适当延长。胎教内容可适当增加，孕妈妈应少吃多餐，以多营养，高蛋白为主，限制动物脂肪和盐的过量摄入，多吃富含微量元素和维生素的食物，少饮水。

9～10月：在各种胎教活动正常进行的同时，孕妈妈应适当了解一些分娩知识，消除害怕心理，保持企盼、愉快的心态。要养精蓄锐，避免劳累，早晚仰卧，练习用力，松弛方法，为分娩做准备。

16. 为什么说微笑也是一种胎教方法

孕妇愉悦的情绪可促使大脑皮质兴奋，使孕妇血压、脉搏、呼吸、消化液的分泌处于相互平稳、相互协调状态，有利于孕妇身心健康，改善胎盘供血量，促进腹中胎儿健康发育。怀孕前3个月，正是胎儿各器官形成的重要时期，如孕妇长期情绪波动，就可能造成胎儿畸形。所以，怀孕期间，孕妇要每天都开心一点儿，不要吝啬你的微笑。尽管腹中的胎儿看不见准妈妈的微笑表情，但他们可以感受到妈妈的喜怒哀乐。

怀孕期间，不仅准妈妈要常常微笑，准爸爸也要常常微笑，因为准爸爸的情绪常常影响着准妈妈的情绪。准妈妈快乐，这种良好的心态会传递给腹中的胎儿，让胎儿也快乐。胎儿接受了这种良好的影响，会在生理、心理各方面健康发育。

因此，微笑也是准妈妈给予宝宝的一种胎教。

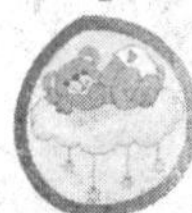

第三篇

产后护理及防病

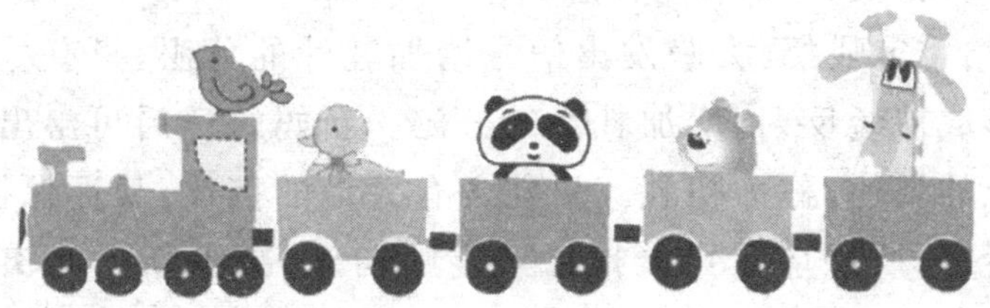

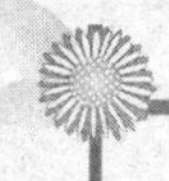

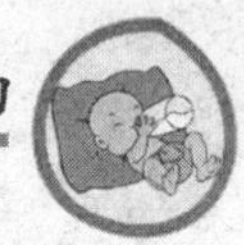

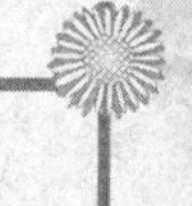
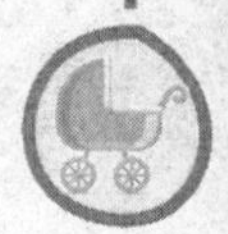
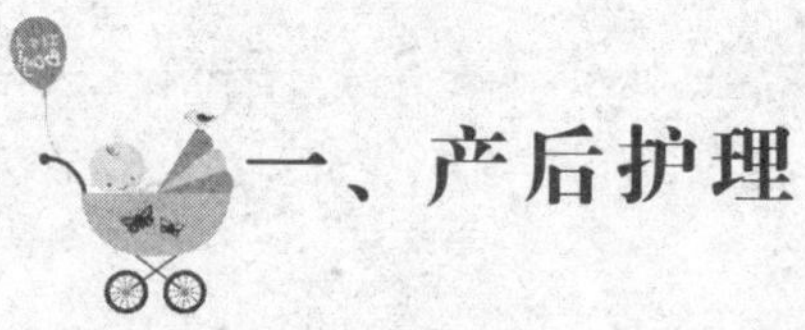

一、产后护理

1. 新妈妈产后第一天需要知道的事有哪些

宝宝出生的时刻，是新妈妈最痛苦的时刻，也是家人最兴奋的时刻，兴奋之余，不要忘了，当新妈妈从产房出来那一刻起，就开始坐“月子”了，这个月子过得好不好，直接关系到新妈妈以后是否会留下后遗症。所以，准妈妈们就得提前了解产后如何保养，尤其是产后第一天需要知道的事情。

(1)身体正常状况：体温略高。在刚分娩后的24小时，新妈妈的体温会略有升高，一般不超过38℃。在这之后，新妈妈的体温大多会恢复到正常范围内。

脉搏略缓慢。由于子宫胎盘循环的停止和卧床休息，新妈妈脉搏略为缓慢，每分钟60～70次；呼吸每分钟14～16次；血压平稳，变化不大，如果是妊娠高血压综合征患者血压可明显下降。

子宫位移。分娩第一天，子宫底大约在平脐或脐下一指，大约在产后10天降入骨盆腔内。

下腹阵发疼痛。刚分娩后，新妈妈会因为宫缩而引起下腹部阵发性疼痛，这叫做产后宫缩痛，一般在2～3天后会自行消失。

(2)分娩后好好休息：因为分娩过程耗尽了新妈妈的体力，所以休息是最重要的，以确保体力的恢复。

现在很多都是母婴同室，宝宝与新妈妈在一起，每隔3～4小时就要哺乳一次，还要给宝宝换尿布，尤其宝宝一哭闹，新妈妈就更没时间睡觉，所以新妈妈应争取时间休息。

(3)给宝宝喂奶：大脑发出信号增加乳汁的分泌，只有尽早哺乳，才能尽快形成神经反射，增加乳汁的分泌。新妈妈产后可泌出少量黏稠、略带黄色的乳汁，称为初乳。初乳含有大量的抗体，从而保护宝宝免受细菌的侵害，所以应尽可能地给宝宝喂初乳，减少新生儿疾病的发生。

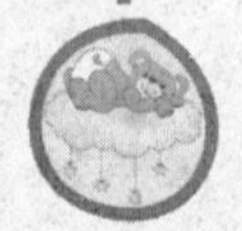
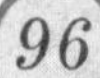

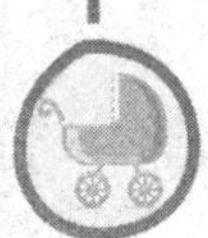

这是所有奶粉无法替代的。这样做还有利于新妈妈自身的子宫收缩。

分娩后半小时就可以让宝宝吸吮乳头，这样可尽早建立催乳和排乳反射，促进乳汁分泌。哺乳时间以5～10分钟为宜。哺乳的时间和频率与婴儿的需求，以及新妈妈感到奶胀的情况有关。刚分娩的新妈妈身体虚弱、伤口疼痛，可选用侧卧位喂奶。每次哺乳后应将宝宝抱起轻拍几下，以防溢奶。

(4)吃些有营养的食物：产后新妈妈身体比较虚弱，应补充一些有营养的食物。吃些清淡的流食，但要营养丰富，如粥、蔬菜汤、豆腐汤等，有利于下奶。还要多吃新鲜蔬菜和水果，不仅增加维生素的摄入，而且对防止便秘也有帮助。剖宫产新妈妈的进食时间定在术后6～8小时，目的是避免新妈妈在麻醉期内，正常的生理反射尚未恢复而发生呕吐或吸入性肺炎等。

(5)观察产后出血量：产后出血是新妈妈第一天最需要注意的问题。出血过多可导致休克、弥散性血管内凝血，甚至死亡。

新妈妈在分娩后2小时内最容易发生产后出血，所以分娩后仍需在产房内观察。经过产房观察2小时后，新妈妈回到病房，自己也要继续观察。一旦阴道有较多出血，应通知医生，查明原因，及时处理。

(6)尽快排气：剖宫产的新妈妈应尽快排气。手术容易使肠道受刺激而使得肠道功能受到抑制，肠蠕动减慢，肠腔内有积气，因此术后会有腹胀感。剖宫产新妈妈6小时后可以饮用一些排气类的汤，如萝卜汤等，以增强肠蠕动，促进排气，减少腹胀，同时也可以补充体内的水分。

(7)适当地活动身体：自然分娩的新妈妈6～12个小时就能试着慢慢下床走动。这样可以增强腹肌收缩，促进子宫复原、恶露排出、增进食欲，防止尿潴留和便秘发生。切记要做适度活动。剖宫产新妈妈在醒后也可以做些简单活动——产后保健操。

(8)良好的休养环境：注意卫生，室内温度适宜。从产房转至病房后，室内温度一般控制在18℃～20℃，空气新鲜，通风良好，但要注意避免直接吹风。在房间内不要吸烟。居室内要清洁舒适。亲友此时应少来探望。由于刚分娩后的新妈妈需要静养以恢复体力，尤其有慢性病或感冒的亲友更是不要来探视新妈妈及新生儿，以免引起交叉感染。

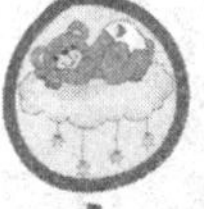

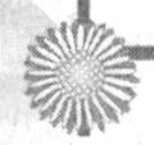

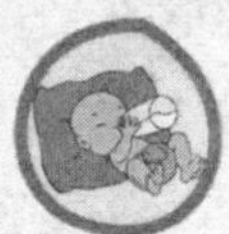
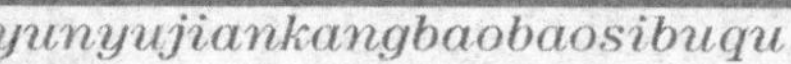

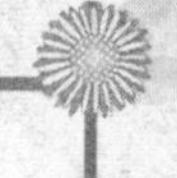
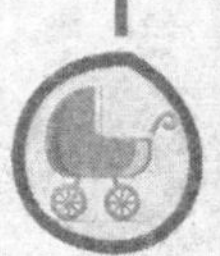

(9)个人卫生：产后出汗量多，睡眠和初醒时更多，有时可浸湿内衣，常在数日内自行好转。居室要通风，让新鲜空气进入室内。新妈妈产后衣着要舒适，冷暖适宜，千万不要过分捂，使汗液不能蒸发，影响体内散热。尤其在炎热的夏天，容易造成产后中暑。注意个人卫生，应该像平时一样刷牙、洗脸、洗脚、梳头，饭前便后洗手，喂奶前洗手。

(10)产后尽快排尿：自然分娩的新妈妈在分娩后4小时即可排尿。少数新妈妈排尿困难，发生尿潴留，其原因可能与膀胱长期受压及会阴部疼痛反射有关，应鼓励新妈妈尽量起床解小便。如仍不能排尿，应进行导尿。

2. 产后什么时间喂奶

宝宝出生后半小时，就要享受人生的第一顿美餐了。顺产后30分钟内就要母婴接触，即使未开奶也要让宝宝吮吸新妈妈乳头；剖宫产后的新妈妈麻醉未完全清醒，但只要有应答反应，也要由别人抱着宝宝进行母婴接触。母婴接触会对乳房产生生理性刺激，有利于开奶。最初，乳汁的量非常少，并且含有轻泻成分，能使宝宝体内的胎便完全排出。胎便是宝宝胎儿期积存在肠管中的粪便，在他出生后1～2天排出，如果不完全排出就会使宝宝血液变得混浊，血液循环受阻，影响宝宝的健康。

刚“开奶”时，宝宝吸力弱，乳房内还没形成流畅的“生产线”，头几口很费力，宝宝吸不出乳汁，就会大哭。但多吸几次后，乳汁就顺畅地分泌出来了。尽管量少，也足够新生宝宝的需要，不要因为宝宝的哭闹，就顺手拿起奶瓶喂他，这样既不利于胎便的排出，也会影响泌乳反射的形成。宝宝吸吮乳房次数多了，乳汁分泌自然就会多起来。

产后半小时“开奶”还可以培养新妈妈和宝宝亲密的关系。在吸吮的过程中，他会感觉新妈妈的体温，闻到新妈妈的气味，对新妈妈产生依赖和信任，并因此获得安全感。

3. 喂奶的正确姿势是怎样的

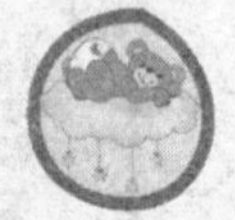

刚开始喂奶的新妈妈，往往累得一身汗，胳膊酸了，脖子僵了，这往往就是因为喂奶姿势不正确所致。正确的喂奶姿势是“三贴”：胸贴胸、

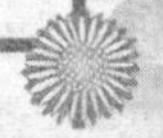

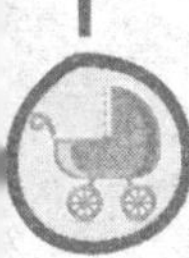

腹贴腹、下颌贴乳房。新妈妈用手托住宝宝的臀部,肘部托住宝宝的头颈部,宝宝的上身躺在新妈妈的前臂上,这是宝宝吃奶最舒服的姿势。正确的喂奶姿势还有利于防止乳头疾病的发生。

每次喂奶前要洗手以预防感染。可用干净的专用湿毛巾把乳头擦洗干净。喂奶时新妈妈可用食指和中指轻轻地夹住奶头,将整个乳头包括乳晕都塞入宝宝口中,这样能防止乳房堵住宝宝的鼻子,影响呼吸。每次喂奶后,应将婴儿抱起,头靠在新妈妈肩上,轻轻拍打其背部,以排出胃内空气,防止吐奶。可根据婴儿需要随时哺乳,注意每次喂奶后都应将乳汁排空。

4. 新妈妈如何科学坐月子

我国女性分娩后素有坐月子传统,而欧美国家的新妈妈在分娩后几小时就下床运动。分娩后到底要不要坐月子?现在应该怎样坐月子呢?

传统坐月子主要讲究"三忌":忌风、忌水、忌走动,如新妈妈分娩后3天内不可下床走动,月子期间不可洗澡、不可见风等。这在过去医疗水平不高时有一定的道理。过去我国女性往往生多胎,而且与男性一样从事重体力劳动。"忌走动"是为了使新妈妈更好地恢复体能,避免造成子宫脱垂等生殖器官损害;"忌风""忌水"是为了使产后抵抗力降低的新妈妈免受病毒感染。

现代医疗水平得到很大提高,新妈妈只生一胎,"一人生子全家照顾"已成普遍现象。需要忌讳的是现代坐月子的新"三忌"——忌集中进补造成营养过剩,忌急于恢复体形而过量运动,忌社交过多造成交叉感染。

以往讲究"一个月子吃18只老母鸡",现在可以分段进补、均衡饮食。有的新妈妈急于恢复体形,可在充分休息后适量参加运动。此外,现在生孩子是家族大事,各种探视既不利于新妈妈休息,也增加了交叉感染几率。新妈妈要善于利用增加的休息时间,坚持母乳喂养,多做亲子交流。以下是科学坐月子的方法。

(1)注意休息:休息是坐月子的头等大事。产后一定要在家里静养,注意睡眠,不要让自己再疲劳,但绝不要整月躺在床上。通常,在宝宝出生后的第二天,产妇就应该下地走动。

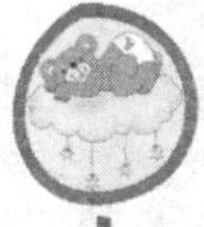

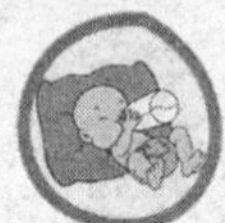

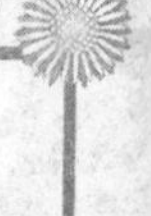
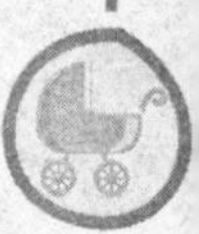

(2)注意子宫恢复情况:产后要注意观察子宫的恢复情况,也就是要观察恶露的颜色由红变白,数量由多渐少,由血腥味到无味,一般一个月后应排净,若恶露不净或出现异常,就要及时看医生。要记得在产后6～8周后去医院做产后检查。

(3)保持精神愉快:产后的女性,由于生理上的变化,精神比较脆弱,加之压力增大,有可能发生产后抑郁症。因此,一定要在家里保持欢乐的气氛,尤其是丈夫应该多体谅妻子,在精神和生活上都给予支持。

(4)合理安排饮食:产后的前几天,产妇的身体非常虚弱,既要恢复自身的生理功能,同时还要哺乳,因此需要充足的热能和各种营养素,同时还要照顾到尚未完全恢复的肠胃功能。

(5)保持清洁卫生:从产后的第二天起,可以和往常一样,正常地梳头、刷牙、漱口。梳头会使血流通畅,精神增加。如果牙龈有点问题,可以先用纱布包住手指漱口,可活血通络、牢固牙齿。

(6)适当锻炼身体:坚持在月子里进行必要的身体锻炼,做一些产后体操,可以很好地恢复体质、体形。

(7)绝对避免性生活:女性的生殖器官经过妊娠和分娩的变化及创伤,必须经过一段时间才能恢复正常,新妈妈身体的全面恢复需要56天。正常分娩56天后,才能开始性生活,而且最好是月经恢复后再开始性生活。上产钳及缝合术者,在伤口愈合,瘢痕形成后才能开始性生活;若是剖宫产,那就至少要等到3个月以后了。

5. 春季坐月子应注意什么

春季,万物复苏,气候逐渐变得温和起来。但是,春季的风比较寒冷,中医讲“风为百病长”,新妈妈在春季分娩后,身体非常虚弱,腠理空疏、百节空虚,这时风邪最容易乘虚而入,导致新妈妈出现感冒、头痛、四肢关节疼痛等症状,所以春天坐月子,新妈妈宜清淡饮食兼保暖。

(1)保持室内空气流通:定时开窗,让早春的新鲜空气进入房间,让宝贝和新妈妈呼吸到新鲜的空气。室温一般保持在20℃左右,湿度在60%左右比较合适。要注意的是,不要让风直接吹到新妈妈和宝宝。

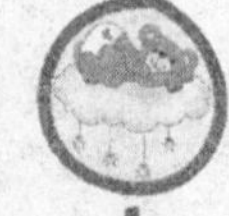

(2)不吃燥热、辛辣、油腻的饮食:春季好多蔬菜都陆续上市了,新妈妈可以适当吃些新鲜的蔬菜。尽管补养很重要,最初几天还是吃些清

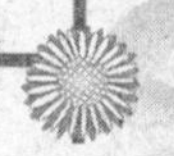

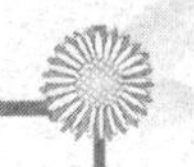
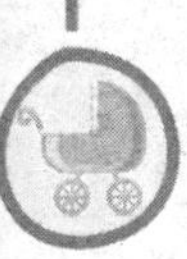

淡、易消化、营养丰富的食物为好。油炸、油腻食物及辛辣饮食容易加重便秘，也会影响乳汁分泌，或通过乳汁刺激婴儿诱发湿疹、腹泻等疾病。可多喝些汤类，如炖母鸡汤、鱼汤、小米粥等，如果再配以适量的新鲜蔬菜、水果，就更有益于新妈妈身体复原和哺乳。

(3)适当活动及做产后健身操：早期下床活动，有助于体力恢复、排尿和排便，可以避免和减少静脉栓塞的发生率，使腹肌张力尽快恢复，以避免腹部皮肤过度松弛。

自然分娩的产后新妈妈应该于产后6～12小时起床，开始稍加活动，产后2日内可在室内随意走动，再按时做产后健身操。做会阴侧切和剖宫产的产后新妈妈可推后至产后第3日起床，开始稍加活动，待拆线后伤口不感觉有疼痛时，再增加产后操。产后健身操应该包括抬腿、仰卧起坐的动作，这样可以增加腹肌的张力；也要增加缩肛动作，其目的是能达到锻炼骨盆肌及筋膜的作用。产后2周时开始增加胸膝卧位的动作，以预防和纠正子宫后倾。

(4)注意保暖：北方初春是春寒料峭，有春风刺骨之说。春季里坐月子的新妈妈保暖仍然是重要的，可以根据自己的要求穿戴，注意穿宽松、舒适的衣服，以免影响乳房血液循环和乳腺管的通畅，引发乳腺炎。产后出汗多，应该穿吸水性好的、纯棉质地的内衣。体质好的新妈妈可在产后2周后到室外走一走，但要在风和日丽的好天气时到室外活动一下，时间不宜过长，不应感到疲劳为度。

(5)春季洗浴卫生：春季可以在产后3天洗浴。室温在20℃～22℃。浴水温度在37℃左右。浴室不要太封闭，不能让新妈妈大汗淋漓，以免头晕、恶心。但春季风沙较大，尤其在北方春风很大，新妈妈洗浴时不能开窗户，以免受风。母乳喂养的新妈妈，乳汁常常沾湿衣服；血性恶露产后最初几天比较多，常污染内裤。所以内衣、内裤应每天换洗，以防感染。

(6)产后和健康检查：第一次访视应该在出院后的3日内，第二次在产后的第14日，第三次在产后的第28日；产后新妈妈要把宝宝和自己的健康情况，如饮食、大小便、恶露及哺乳等情况及时告知来访者，以及时得到她们的指导。在产后42天进行健康检查，以便医生了解新妈妈的恢复情况。了解全身和盆腔器官的恢复情况，及时发现异常，防止后遗症，

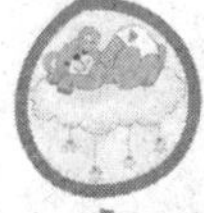
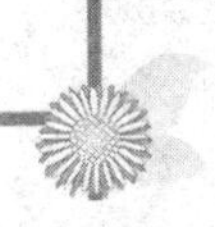
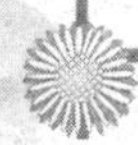

有的新妈妈因为初为人母，忙的头昏脑涨，抽不出时间做产后检查，这是不应该的。

6. 夏季坐月子应注意什么

(1)室内的温度不能过高，要经常开窗通风换气，保持室内空气清新。最好选择在上下午或早晚各通风20～30分钟，通风时新妈妈和宝宝可以换个房间。不要采用对流的形式，以免新妈妈受凉。虽然是夏天，也要穿上长衣、长裤和袜子。新妈妈不要整天待在空调房内，可以选择清晨或傍晚天气不是太热的时候，走出房间活动活动，让身体自然出汗。

(2)当空气中湿度过大时，可以使用空调的排湿功能。室内湿度保持在55%左右最合适。

(3)室内温度应保持在25℃左右，以感觉舒适为宜。必要的时候可以开空调，或者使用风扇，但一定要避免直接吹到新妈妈。空调的过滤网一定要经常冲洗，防止细菌滋生。

(4)应该坚持每天淋浴，水温应合适，这样才能保持肌肤的毛孔通畅，正常的排汗。淋浴时注意外阴的清洁，不过千万不要灌洗阴部或进行盆浴，否则容易引起感染。淋浴后，应把身体擦干，以免着凉。刚刚洗浴完毕，不宜进入通风的环境。

(5)洗头后不要使用吹风机，即使是热风也不可以。最好的方法就是自然风干。

(6)月子期间最好谢绝亲戚、朋友的探望，可以避免人多使室内空气污浊，或带来细菌和病毒，威胁新妈妈和孩子的健康。

(7)月子里应该保证每天8～10个小时的睡眠时间。即使夜里因为宝宝吃奶或哭闹无法睡好，白天也要趁宝宝睡觉的时候抓紧时间休息。

(8)忌用风油精。风油精具有提神醒脑、解暑避邪、祛风镇痛、驱蚊止痒等功效，但它的主要成分之一樟脑却具有一定的毒性作用。刚出生的宝宝体内缺乏葡萄糖磷酸脱氢酶，如果新妈妈被蚊虫叮咬后大量使用风油精，樟脑会随气味透过新生儿娇嫩的皮肤和黏膜渗入血液中，引起婴儿黄疸症。

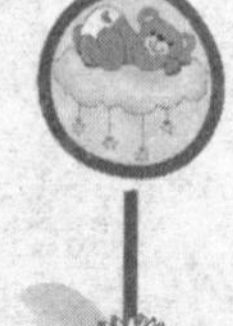

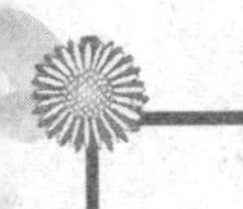
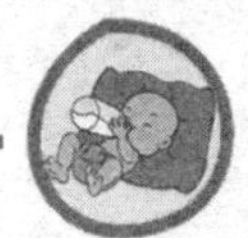
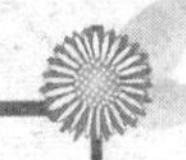

7. 秋季坐月子应注意什么

(1)注意室内温度和湿度:秋季气候变化多端,忽冷忽热。白天气温较高,室内的温度也会上升,如果温度在25℃～26℃,可不必开空调,注意保持室内空气清新就可以了;如果气温高于28℃,就应当轻微开窗通风或短时开空调以便使室温合适。秋天一般有两个特点:风和燥。产后的新妈妈由于身体较虚,应当避免在通风处乘凉,如果室外有风,那么室内通风时应避免过堂风,可以将一个方向的门窗打开,将对面门窗关闭,如果风很大,在新妈妈居住的房间内应尽量不要开窗以免受风。

适当的室内湿度不仅可以使新妈妈舒适,对于新生宝宝更是重要,由于宝宝的皮肤很娇嫩,干燥的空气会对他造成伤害,适当的湿度对于宝宝的健康非常有益。秋天风多,新妈妈一旦到室外去,一定要戴顶薄帽,以免受风感冒。

(2)注意休息活动两不误:由于秋天温差较大,应该注意及时更换衣服,中午较热的时候可以适当少穿,但仍应穿长裤及较薄的衣衫,穿布袜和平跟布鞋。产褥期本来褥汗就多,不要再特意加衣服,以免大量出汗,反而容易感冒,秋天天气虽然已经变凉,但医院仍偶尔会见到中暑的新妈妈,原因就是过于保暖导致的。如果本身褥汗很多,就应该增加食物中的盐含量,以保证体内电解质的平衡。

晚上温度比较低,不要开窗睡觉,并且注意加盖适当厚的被子,以保暖不过热为度,晚上起来喂哺婴儿的时候,不要因为过急而不穿衣服,以防受凉。对于剖宫产和会阴侧切的新妈妈,因为身体有刀口存在,更应当注意大量出汗而影响刀口的愈合。保持切口处干燥是刀口愈合的重要条件之一。

孕期由于生理变化使得身体韧带松弛,盆底肌张力减低,腹部脂肪增厚,适当的运动对体力的恢复还是很有必要的。顺产的新妈妈当天就可以下床活动,第二天就可以进行少量的四肢活动,但动作要缓,运动量要小,要在保证休息的情况下适当活动,其次逐渐恢复体力,产褥期过后才能谈到“体能训练”。

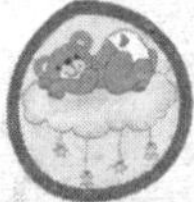

产后一周后可以做收缩肛门动作,以利于盆底肌的恢复,也可少量做恢复腹肌功能的动作。有会阴侧切的新妈妈,因为侧切时将盆底肌肉

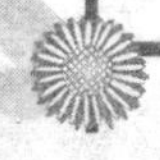
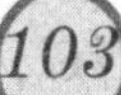

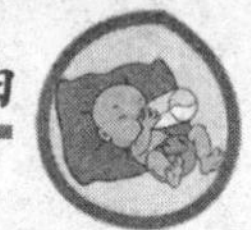
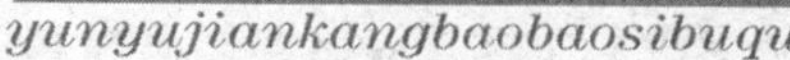

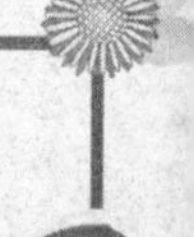
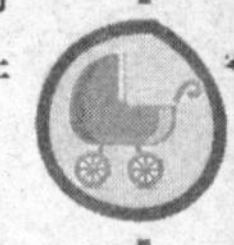

剪开，虽然产后几天缝线已拆除，但肌肉的愈合尚待时日，所以收缩肛门恢复盆底功能的训练应在产后 6 周后再开始，下肢的活动也相应比顺产新妈妈晚，而且动作幅度不要太大，以免影响了刀口的愈合。

剖宫产的新妈妈主要是腹部有一个刀口，一般肌肉只是被向两侧钝性拉开，并没有被剪断。恢复腹肌力量的仰卧起坐等最好在产后 2～4 周进行，量亦要少，不要活动过度。因盆底肌没有受损，可以在产后数月内即可进行相应锻炼。至于体重增加过多的新妈妈，也没必要过于担心，注意产后进食适量，减少脂肪摄入，随着宝宝断奶及上班后体力活动增加，体重会逐渐恢复。产褥期不要刻意减肥，适当饮食，保证母乳充足，体重便会自然下降。

(3)注意滋补适宜：秋天不像夏天那么炎热，正是滋补的季节，对于新妈妈来说，秋天坐月子没有了夏季进补的诸多禁忌，但是也并非补得越多越好。秋天除了进补一些鱼汤、鸡汤、猪蹄汤，还应当加入一些滋阴的食物，如梨水、银耳汤等以对抗秋燥给人体带来的不利。而补气较重的人参、甲鱼等应适量食用，不宜过多。

秋天正是瓜果丰收的季节，水果含有大量的维生素及纤维素，对于新妈妈体力的恢复和肠道健康皆有益处。但应该注意不要食用过凉的水果，不要空腹吃水果，也不能吃过于酸、短期刺激性过大的水果。更要注意的是不可贪多，每日一次，少量即可。

(4)享受充足阳光：新妈妈和宝宝在秋季不但要注意保暖，更要适时的晒晒太阳。因为阳光中的紫外线是纯天然杀菌剂，更能有效地帮助宝宝退黄疸。所以在每天午后没有风的情况下，可以适当地打开窗户晒晒太阳，因为紫外线无法穿透玻璃窗。新妈妈和宝宝的房间里不宜有任何盆栽或者花束。因为花粉或植物纤维会伤害体弱的新妈妈和新生宝宝的呼吸系统，甚至导致过敏症状的发生。

8. 秋季坐月子如何营养饮食

正在坐月子的新妈妈可以适当吃点野菜。因为野菜营养丰富，与栽培蔬菜相比，蛋白质高 20%，矿物质含量也多。以蕨菜为例，其铁质、胡萝卜素、维生素 C 的含量分别为大白菜的 13 倍、1.6 倍和 8 倍。又如马兰头，含铁量是苹果的 30 倍，是橘子的 10 倍。

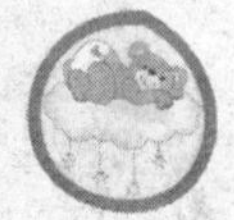
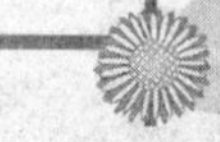

秋季盛产的绿叶蔬菜中，最著名的要属菠菜和甘蓝了。菠菜含有丰富的叶酸和锌，甘蓝则是很好的钙源。

月子期间，每天如能保证吃上一大盆蔬菜沙拉，那就最好不过了。甘蓝、洋葱、番茄、红黄彩椒和黄瓜，加上一点食盐和橄榄油拌匀，不但能促进食欲，更可以满足哺乳期新妈妈一天所需的大部分维生素、矿物质等营养素，有助于新妈妈温和补身，使身体尽快康复。

秋天收获的坚果种类也很多，比如花生、栗子、核桃等。脂肪是产后妇女的健康和保证乳汁质量所必需的，每天适量吃些坚果，可以用其中所含的不饱和脂肪来替代油脂和肉类中的饱和脂肪。但由于坚果的热能和脂肪含量较高，每天的摄入量不要超过 28 克。

秋季也是大豆的丰收季节。新妈妈可以让家人采购些新收获的大豆，每天做成豆浆饮用。与其他季节的大豆相比，秋天的新大豆所含蛋白质和微量元素都要丰富许多。

用秋天新的山药煲汤（山药木耳排骨汤），不但能起到补气健脾、清胃顺肠、补血及强肾的作用，有助于增进新妈妈的食欲，还能改善新妈妈血虚症状，促进体内毒素快速排出。

9. 坐月子穿衣注意事项有哪些

传统观念上认为，坐月子应该“捂”，意思就是要多穿、多盖，避免着凉、受风。这样的说法有一定的道理，因为产后新妈妈的身体比较虚弱，免疫力降低，与正常人相比更容易生病，因此要多加小心。但如果天气炎热的话，也要根据自身情况适当减少衣物，千万不要一味地“捂”，导致中暑。月子里如何穿衣才能舒舒服服度过这个月子呢？

（1）应该选择宽松、柔软舒适的纯棉衣物，既保暖又吸汗。产后，最常见的身体现象就是出汗多，俗称是“褥汗”，尤其是以夜间睡眠和初醒时最为明显，这是一种正常的生理现象，是身体在以出汗的形式排除孕期体内增加的水分。因此，新妈妈的衣物一定要选择纯棉的、透气性好的，袜子也是一样。只要家里温度适宜，新妈妈也无须穿的里三层外三层。

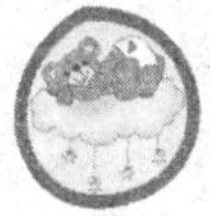

（2）应该注意保暖。平时要穿长衣长裤和袜子，尤其是淋浴后。如果天气好，可以到户外晒太阳，为了能更好地接受阳光照射，上衣可以选

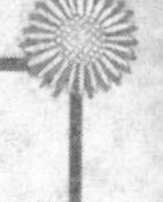
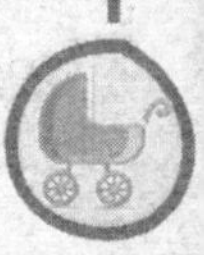

择半袖衫，不过一定要做好防晒。

(3)睡衣要宽松，必要时可以穿着袜子睡觉。有些新妈妈在清醒的时候会十分小心，可是一旦睡着了就会蹬被子，很容易着凉，最好的办法就是穿着睡衣和袜子入睡。

(4)衣物一定要勤洗勤换。产后多汗，有时不到半天衣服裤子已经湿透了，千万不要怕麻烦，要多准备一些内衣内裤和贴身的衣物，一旦感觉不舒服应马上换下来，避免着凉。

(5)根据天气，适当增减衣物，不论在家还是外出，都要保持双脚的温暖，穿上舒适的棉袜和棉拖鞋。必要时可以围头巾或戴帽子。遇到雷雨天气或温度不是很高的天气，如果想外出晒太阳，最好能围头巾，以防着凉。

(6)衣物洗净后最好在太阳下暴晒消毒。换下来的衣物最好能尽快清洗，可以在洗衣的同时在水中加些专用的洗衣消毒水或是利用阳光的照射给衣物消毒。

(7)遇到天气不好的时候或是生活在潮湿的环境里，最后能用熨斗把衣物熨干。这样可以防止衣物长时间不干，滋生细菌。

(8)佩戴合适胸罩：有些新妈妈在月子期间会忽视乳房的护理，为了方便而不戴胸罩。其实哺乳期应戴合适的窗式结构的棉质吸水胸罩，以起到支托乳房、方便哺乳的作用。否则会使双乳房下垂，失去原有弹性。

10. 冬季坐月子应注意什么

(1)室温：冬季坐月子，室内温度以20℃～25℃为宜。在没有暖气的南方，可以采用空调和电暖气等设备来保持室内温度；而在气候干燥的时候，保持室内适宜的湿度也非常重要。一般来说，室内湿度以55%～65%为宜，可在室内放一盆水。除了温度和湿度要适宜，还要保持室内的空气清新。可每天开窗换气两次(上、下午各一次)，每次15～20分钟。换气时，先将新妈妈和小宝宝转移到另一个房间。通风换气后，待该房间恢复到适宜温度后，再让新妈妈和小宝宝回来。新妈妈和宝宝所在的房间最好能通风见光，这样会让新妈妈感到心情舒畅，并且有利于观察宝宝的一些变化。

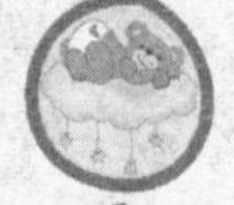

(2)营养：月子饮食“禁寒凉”。新妈妈应吃些营养高、热能高且易消

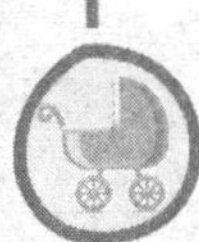

化的食物，同时要多喝水，以促使身体迅速恢复及保证乳量充足。产后多虚多瘀，应禁食生冷、寒凉之品。“生冷多伤胃，寒凉则血凝，恶露不下”，会引起产后腹痛、身痛等诸多疾病。蔬菜、水果不仅可以补充肉、蛋类所缺乏的维生素C和纤维素，还可以促进食欲，帮助消化及排便，防止产后便秘的发生。如果是体质虚寒的新妈妈，在冬天吃水果可能会引起肠胃不适，可以将这些水果切块后，用水稍煮一下，连渣带水一起吃，就不寒凉了。

(3)补钙：新妈妈体内钙的流失量较大。特别是在冬季坐月子不可能开窗晒太阳，不利于钙的合成和利用。如果新妈妈体内缺钙严重，容易导致骨密度降低，出现骨质疏松的症状，常见的有小腿抽筋、腰背酸痛、牙齿松动等。中国营养学会推荐，乳母每天适宜钙摄入量为1 200毫克，而食疗是最安全可靠的方法。

(4)保暖：冬季天气冷，实施母乳喂养的新妈妈小心胸腹部受凉，应选用哺乳胸罩。宝宝夜间喂奶，穿脱衣服不要嫌麻烦，着凉很容易使肩关节受凉。有的新妈妈月子还没坐完，就出现了肩关节疼痛，严重的连胳膊都抬不起来。床边最好准备一件睡袍，半夜起来喂奶要立刻穿上，才不会受风寒。

冬天宜在产后1周洗浴，并应注意防寒。浴室温度宜在20℃～22℃，水温以37℃左右或稍热为宜，浴室不要太封闭，洗浴时间不要过长，以5～10分钟为宜。洗涤时避免大汗淋漓，因出汗太多易致头昏、恶心欲吐等。切忌接触冷水，以免引起腹痛及日后月经不调、身痛等。沐浴后要及时用暖风机吹干头发，尽快将身体上的水擦干，及时穿上御寒的衣服后再走出浴室，避免身体着凉或被风吹着，晚上洗完澡之后，不要马上睡觉，应喝一杯热水，等身体干爽后再睡。

11. 冬季产后常遇生活细节如何应对

(1)皮肤干燥、瘙痒：皮肤干燥、瘙痒这些困扰，都是新妈妈必然会遇到的。特别是在冬季，由于皮肤的皮脂腺分泌减少，皮肤自然就变得更加干燥。

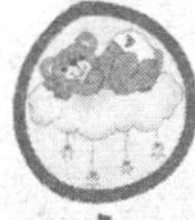

新妈妈除了正确使用护肤品之外，还应学会其他一些保健方法，对保持自己面部皮肤的细嫩也是很有用处的。例如，每天坚持科学的洗脸

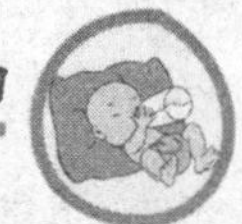
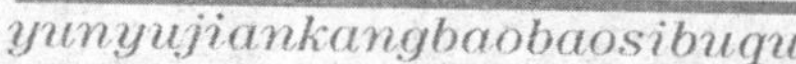

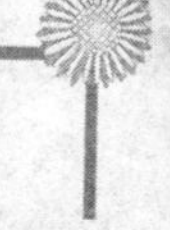
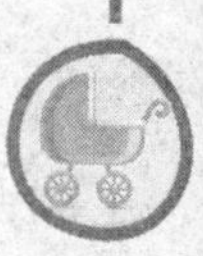

方法，洗脸时要认真，以彻底清除脸上灰尘和分泌物，保持皮肤的湿润度。还可用湿热毛巾敷面，使血管扩张、毛孔张开，促进血液涌向表皮，使肌肉变得放松，皮肤表皮上的灰尘和皮屑容易脱落。面部按摩可促进血液循环和新陈代谢，防止皮肤衰老。

(2)静电骚扰：静电对人体健康的危害是严重的。衣服上由静电吸附的大量尘埃中含有多种病毒、细菌及有害物质，对呼吸道的影响很大，轻者会感到鼻咽部不适，重的甚至引发气管炎、哮喘发作。

冬天的空气湿度较小，比较干燥，人体容易产生静电。为了预防静电骚扰，在室内多种些适宜的花花草草，让环境保持适当的湿度；选择合适的加湿器是较好的办法。毛质或化纤质地的衣服容易产生静电，新妈妈最好多准备些纯棉质衣物。居室内的墙壁和地板多数属于绝缘体，再穿上绝缘的胶底鞋，体内积存的静电就不易“输出”了。

(3)唇干发炎：天气干燥，嘴唇很容易发干，有些新妈妈就喜欢用舌头舔干燥的嘴唇，舔嘴唇并不能使嘴唇湿润。因为当用舌头舔嘴唇时，所带来的水分会蒸发；蒸发时，又带走了唇部的水分，使得嘴唇更干燥。在冬季，新妈妈们要比平时补充更多的水分，适当补充维生素，特别是维生素 B_1、维生素 B_2 对防止口角炎有较好的效果。

(4)鼻子痒痛：冬季没有花粉等引起过敏性鼻炎的过敏原，但室内外温差大，以及阴霾的天气对过敏体质者来说造成了一种刺激，加上空气中堆积的尘埃、细菌等，可诱发过敏性鼻炎。

防止鼻子在冬季“罢工”，提高鼻子的御寒能力尤为重要。除了平时加强锻炼，不妨偶尔也给鼻子做个保健操。

首先，清晨洗脸时，用毛巾揉揉鼻翼两侧及周围的皮肤，直到有发热感，可使鼻子周围血管充血、改善血液循环，使鼻子尽快适应外界寒冷的气温。其次，用拇指、食指夹住鼻根用力由上至下连拉 12 次，这样可以促进鼻黏膜的血液循环，有利于正常分泌鼻黏液。然后，将拇指和食指分别伸入左右鼻腔内，夹住鼻中隔软骨轻轻向下拉若干次，可增加鼻黏膜的抗病能力，预防感冒和鼻炎的发生，拉动鼻中隔软骨还有利于防治萎缩性鼻炎。最后，用两手中指，一左一右交替按摩鼻子上端，两眉之间，能刺激嗅觉细胞。

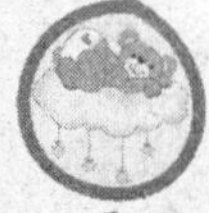
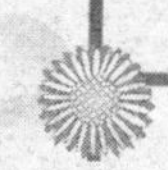
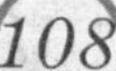

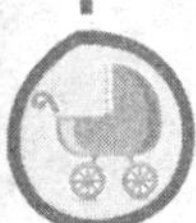

12. 什么情况下新妈妈需要回奶

(1)宝宝遗传了苯丙酮尿症(PKU):此症通常在新生儿筛查时被发现,宝宝肝脏中的苯丙氨酸羟化酶发生缺陷,无法把母乳等食品中的苯丙氨酸转变成为酪氨酸,导致苯丙氨酸及其代谢产物逐渐升高而造成智力发育迟缓、小脑畸形等严重后果。这类宝宝需要吃苯丙氨酸含量很低的特制配方奶。

(2)宝宝遗传了半乳糖血症:体内半乳糖-1-磷酸尿苷酸转移酶缺乏,不能处理母乳、牛奶中乳糖分解成的半乳糖,导致半乳糖及其氧化还原产物在体内积累,造成肝大、白内障、智力发育不良等严重后果。这些宝宝要改喂豆浆、米糊等食物,并且添加各种维生素。

(3)宝宝对乳糖不耐受:主要原因是他们的肠道内先天性缺乏乳糖酶,分解不了母乳中的乳糖,因此产生腹痛、腹泻、腹胀症状。

(4)新妈妈患有乙肝(大三阳):一般不建议哺乳。如果妈咪是乙肝,但属于"小三阳",反而建议哺乳,因为这样可刺激宝宝产生抗病毒抗体,从而获得免疫力。

(5)新妈妈患有严重疾病:如妊娠期高血压产后病情严重、分娩时或产后发生出血休克等重症状态时也不宜哺乳。另外,新妈妈正在使用可能对宝宝有害的药物时不宜哺乳。

13. 在哪些特殊情况下不能母乳喂养

(1)患传染病时:新妈妈患有严重传染病时不能喂奶,以防传染给宝宝。如新妈妈患有肝炎、肺病时,就必须停止母乳喂养。

(2)服药期间:新妈妈患病(如感冒、发热等)不得不服用药物时,应停止哺乳,待病愈停药后再喂。但应注意每天按喂哺时间把奶挤出,保证每天泌乳在3次以上。挤出的母乳也不要再喂给宝宝吃,以免其中的药物成分给宝宝带来不良影响。

(3)患有消耗性疾病时:如患心脏病、肾病、糖尿病的新妈妈,可根据医生的诊断决定是否可授乳。一般情况下,患有上述疾病但能够分娩的新妈妈就能够哺乳,但要注意营养和休息,根据身体情况适当缩短母乳喂养的时间。

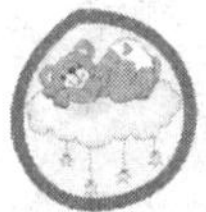

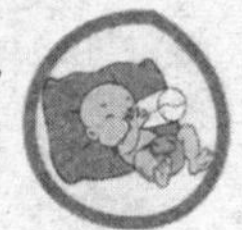
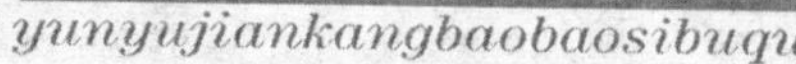

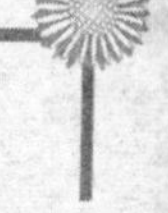
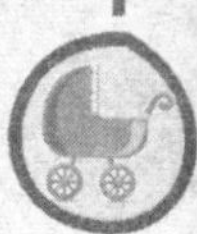

(4)患有严重乳头皲裂和乳腺炎时：新妈妈患有严重乳头皲裂和乳腺炎等疾病时，应暂停哺乳，及时治疗，以免加重病情。但可以把母乳挤出喂哺宝宝。

(5)进行放射性碘治疗：由于碘能进入乳汁，有损宝宝甲状腺的功能，应该暂时停止哺乳，待疗程结束后，检验乳汁中放射性物质的水平，达到正常后可以继续喂奶。

(6)接触有毒化学物质或农药：有害物质可通过乳汁使婴儿中毒，故哺乳期应避免接触有害物质及远离有害环境。如已接触者，必须停止哺乳。

14. 造成奶水不足的原因是什么

(1)过早添加配方奶或其他食品是造成奶水不足的主要原因之一。由于宝宝吃了其他食物后不感觉饥饿，自动减少吸奶的时间，乳汁便会自动减少分泌。

(2)限制哺喂的次数，或者每次喂食时间过短，都会造成母乳分泌量减少。母乳喂养不必有固定的时间，应按需哺乳。

(3)生后前3个月，是婴儿较为快速的生长阶段，若在此时添加其他食物，反而会妨碍奶水的增加。

(4)新妈妈平日应该多注意营养，不宜过度减轻体重，以免影响乳汁的分泌；最好多食用富含蛋白质的食物，进食适量的液体，并注意营养是否均衡。

(5)含雌激素的避孕药，或因疾病正接受某些药物治疗，有时会影响泌乳量。

(6)新妈妈睡眠不足、压力过大所致精神疲惫，也会直接影响乳汁的分泌。

15. 怎样能使奶水更多

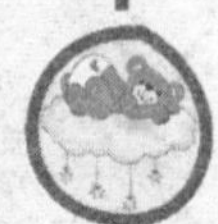

(1)自信是成功的基石：新妈妈对自己能够胜任母乳喂养的信心是母乳喂养成功的保证。不论女性乳房的形状、大小如何，都能制造出足够的奶水，从而带给宝宝足够的营养。

(2)注意“食”效：应当养成每天喝牛奶的习惯，多吃新鲜蔬菜、水果，

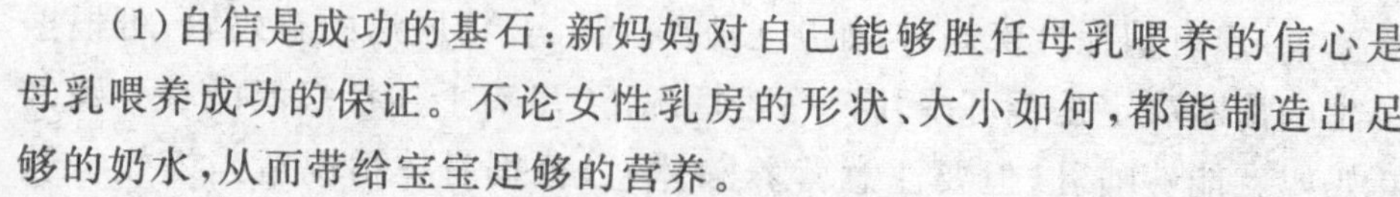
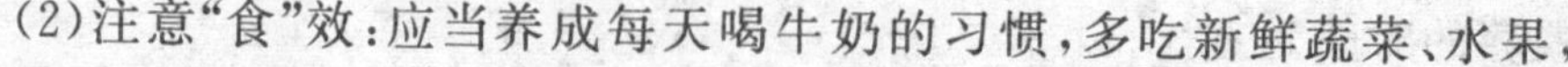
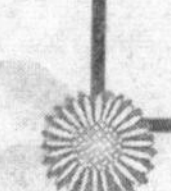
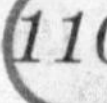

吃的"好"不是所谓的大补，传统的猪蹄、鸡汤、鲜鱼汤中的脂肪不仅会堵塞乳腺管，不利于乳汁分泌，还会让新妈妈发胖。

(3)两边的乳房都要喂：如果一次只喂一边，乳房受的刺激减少，自然泌乳也少。每次喂奶两边的乳房都要让宝宝吸吮，有些宝宝食量比较小，吃一侧乳房的奶就够了，这时先用吸奶器把前部分比较稀薄的奶水吸掉，让宝宝吃到更浓稠、营养价值更高的奶水。

(4)多多吮吸：新妈妈的奶水越少，越要增加宝宝吮吸的次数，由于宝宝吮吸的力量较大，正好可借助宝宝的嘴巴来按摩乳房。喂得越多，乳汁分泌得越多。

(5)吸空乳房：新妈妈要更多与宝宝的肌肤接触，孩子对乳头的吸吮是母乳分泌的最佳刺激。每次哺乳后要让宝宝充分吸空乳房，这有利于乳汁的再产生。

(6)保持好心情：母乳是否充足与新妈妈的心情关系极为密切。所以，新妈妈在任何情况下都要不急不躁，以平和、愉快的心态面对生活中的一切。

(7)补充水分：新妈妈常会在喂奶时感到口渴，这是正常的现象。新妈妈在喂奶时要注意补充水分，或是多饮豆浆、牛奶、果汁、原味蔬菜汤等。水分补充适度即可，这样乳汁的供给才会即充足又富含营养。

(8)充分休息：睡眠不足会使奶水分泌减少，因此哺乳新妈妈要注意抓紧时间休息。

(9)按摩刺激：专业的按摩疏通不仅使奶量充足，而且会避免哺乳期产生一系列的乳房问题。

(10)避免回奶食物：如麦芽、山楂、花椒等。

16. 哪些药物可以进入乳汁

由于乳汁偏酸性，碱性药物较易进入乳汁，如吗啡、红霉素、丙硫氧嘧啶等。弱酸性药物也能进入乳汁。只要乳儿食用一定量含药物成分的母乳，就可出现相应不良反应。例如，新妈妈使用吗啡或有吸食毒品的恶习，不仅吗啡药汁可使新生儿呼吸受到抑制，还会使婴儿成为瘾君子。患有甲亢的乳母哺乳期仍然服用抗甲状腺药，如丙硫氧嘧啶、甲巯咪唑等，这些药物可以通过乳汁进入婴儿体内，造成婴儿甲状腺功能低

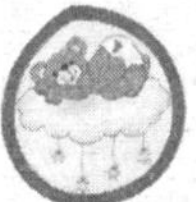

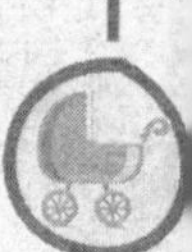

下及甲状腺肿大。乳母如果经常靠服地西泮(安定)入睡,婴儿也会出现表情淡漠,嗜睡等症状。抗生素也不能乱用,四环素可抑制乳儿骨骼和牙齿的生长发育。磺胺类药对乳儿肾脏有损害,如复方新诺明,新妈妈服用过多可能会使婴儿发生溶血性贫血。链霉素可损坏听神经,造成婴儿耳聋、耳鸣。

17. 新妈妈在哺乳期不宜用哪些药物

(1)抗生素:哺乳期新妈妈用药要慎重,因为有些药物可通过哺乳进入婴儿体内对孩子造成损害,还有些药物可抑制乳汁的分泌。新妈妈如果服用抗生素时间长,可引起宝宝患鹅口疮及真菌性肠炎等疾病,甚至出现顽固性腹泻;新妈妈不能服用磺胺类、四环素、甲硝唑和喹诺酮类(环丙沙星、氧氟沙星等)药物。如果不得不服用,则必须停止母乳喂养。

(2)退热药:常用的退热药物包括对乙酰氨基酚、布洛芬和阿司匹林等。前两者母乳中的含量极低,对婴儿影响极小;后者的代谢产物——水杨酸虽然在母乳中的含量也不高,但婴儿代谢水杨酸的能力极差,因此一般不推荐使用。

(3)抗代谢药物:如甲氨蝶呤,在乳汁中含量较高,具有潜在细胞毒性作用。如果新妈妈必须服用这类药物,只能终止母乳喂养。

(4)口服降糖药:胰岛素不会通过新妈妈血液分泌到乳汁内,因此新妈妈可以放心使用。口服降糖药虽然目前相关研究较少,但有经验表明口服降糖药可能导致母乳喂养的婴儿出现低血糖,所以应该限制使用。如果新妈妈必须使用,要密切观察婴儿,以防低血糖的发生。

18. 哺乳期妈咪用药法则是什么

妈咪产后不久,就要开始给宝宝喂母乳,然而产褥期却常常是妈咪特别容易用药的时候,如镇痛药、镇静药、抗生素等,可达到产科用药的60%。研究表明,哺乳期妈咪服用的药物大多可以通过血液循环进入乳汁中,经过宝宝的吸吮,药物又会进到他们的身体里。因此,用药更要谨慎,须在医生的指导下,采取合理用药原则,否则对宝宝的身体会造成更大的损害。哺乳妈咪用药有五大法则。

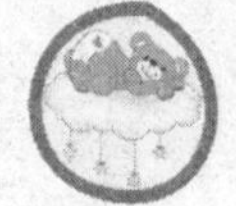

(1)不可自己随意乱服药:有些药物对宝宝是安全的,有的药物会产

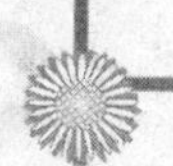

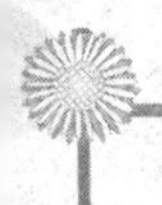
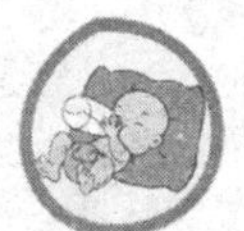

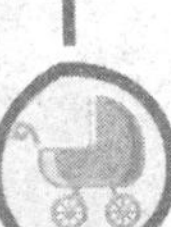

生不良甚至出现非常严重的反应，如病理性黄疸、发绀、耳聋、肝肾功能损害或呕吐等，因此，哺乳妈咪一定要慎重使用药物。明智的做法是需要用药时，应向医生说明自己正在喂奶，不可自己随意乱服药。

(2)不应随意中断哺乳：除了少数药物在哺乳期禁用外，其他药物在乳汁中的排泄量很少超过妈咪用药量的1%～2%，这个剂量不会损害宝宝的身体，对于服用安全的药，不应该中断哺乳。

(3)服药后调整哺乳时间：服用药物时，为了减少宝宝吸收药量，妈咪可在哺乳后马上服药，并尽可能推迟下次哺乳时间，至少要隔4小时，以便更多的药物排出妈咪体外，使乳汁中的药物浓度达到最低。

(4)不宜服用避孕药：避孕药中含有睾酮、黄体酮，以及雌激素类衍生物等，这些物质进入妈咪体内会抑制泌乳素生成，使乳汁分泌量下降，分泌的母乳不够宝宝吃。而且，避孕药物中的有效成分会随着乳汁进入宝宝体内，使男婴乳房变大及女婴阴道上皮增生。因此，哺乳的妈咪不宜采取药物避孕的方法。

(5)不可滥用中药：有些中药对产后的妈咪有滋阴养血、活血化瘀的作用，可增强体质，促进子宫收缩和预防产褥感染。但有些中药会进入乳汁中，使乳汁变黄，或有回奶作用，如大黄、炒麦芽、逍遥散、薄荷等。

19. 暂时不能哺乳时该怎么办

(1)有病需服药者：新妈妈如果有病不能不服药，或者身体发热一时过于虚弱，最好暂停哺乳。此时可选择口味、营养要素最接近母乳的配方奶喂养婴儿，同时最好每天能把母乳挤出来，以免因减少乳汁的分泌，以后无法继续哺乳。身体虚弱难以恢复的，最好不再考虑母乳喂养，那就不必每日挤奶。

(2)乳头开裂、乳腺炎者：乳母因乳头开裂、乳腺炎一时无法母乳喂养的可考虑暂停哺乳，给婴儿喂配方奶，并马上进行乳腺疾病的治疗，同时尽可能每日能挤出乳房内乳汁，这样可以使乳房炎症和乳头开裂尽早痊愈，也可使泌乳不致减少而影响日后哺乳。

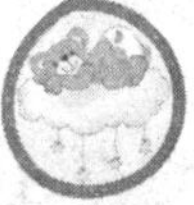

(3)因工作而一时不能继续哺乳者：可暂时采用配方奶喂养，但新妈妈一定要每日定时挤出乳房内的乳汁，以免减少泌乳。由于母乳珍

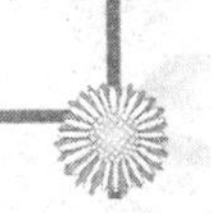
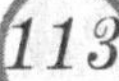

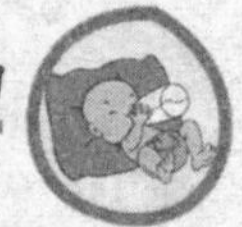

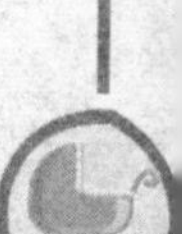

贵的营养价值，又由于这种情况下挤出的是完好无恙的乳汁，新妈妈要想方设法保留下来给婴儿哺喂。最好在工作之地能找到冰箱，随身带上干净的奶瓶，把乳汁挤到奶瓶内，放进冰箱，下班后带回家温热了再喂给婴儿。回家的路途如果较长，要考虑把装奶的奶瓶放进保温瓶以低温保鲜。保存的母乳如果是一天前的，要煮沸后放温了再喂给婴儿，注意不要用微波炉热奶，以免破坏了营养，或造成热度不匀使婴儿服后不适。

如果长时间不哺乳，一定要用吸奶器把多余的乳汁吸出来。如果不断分泌的乳汁在乳房内淤积，乳房会感觉胀痛，还可出现生理性体温升高(38℃左右)。乳汁还可进一步堵住乳腺管形成硬结，产生强烈的疼痛。如果处理不及时，可演变成急性乳腺炎。有时甚至会令乳汁分泌减少，影响以后的母乳喂养。

20. 哺乳期乳房如何护理

第一次喂奶前后要注意进行乳房护理，用清洁的植物油涂在乳头上，使乳头的痂垢变软，再用温水擦洗乳房、乳头及乳晕。这样做是为彻底清除乳头内深藏的污垢和细菌，防止引起新生儿胃肠道感染。可以轻轻按摩或热敷乳房，以协助排乳，减轻乳房胀痛。每次喂奶先吃空一侧乳房，再吃另一侧，下次喂奶反顺序进行。喂奶后用手挤空或用吸奶器吸空剩余的乳汁，以利于乳汁分泌。要选择纯棉质地的胸罩，注意不要太紧。

当月子里出现过各种乳房不适的情况，应及时处理，否则会引起乳腺炎等乳房疾病。

(1)乳房硬块：如果乳房内的部分腺管不通，就会造成乳汁淤积，使乳房出现硬块。形成的硬块往往在碰触时有疼痛感，应该及时处理，以免引起乳腺炎。

可以用热毛巾热敷硬块，促进吸收；再经常轻轻地按摩硬块，并向乳头方向挤压奶水让宝贝吸吮，促使硬块消失。也可取两块生面团贴在硬块部位，每天两次，也有助于消除乳房硬块。

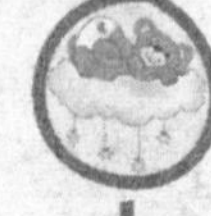

(2)乳房胀痛：新妈咪在分娩后的2～3天，乳房会逐渐开始充血、发胀，分泌大量乳汁。如果乳汁分泌得过多，又未能及时排出，就会出现奶

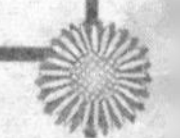

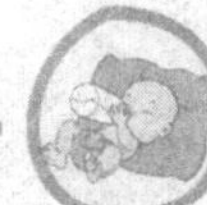

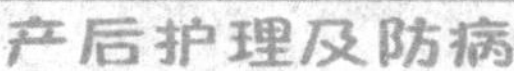
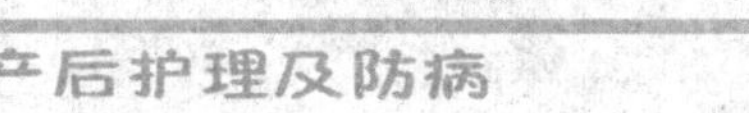

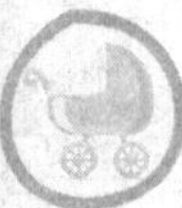

胀。较长时间的奶胀容易引起乳腺炎症，应该及时消除。

洗净双手后握住整个乳房均匀用力，从乳房四周向乳头方向按摩挤压，帮助乳汁排出。哺乳时要注意排空双侧乳房，宝贝吸不完奶水应及时用吸奶器吸出。也可外用如意金黄散（用米醋调开）涂抹乳房，随干随换，或把仙人掌去刺后捣成泥外敷，一天 2～3 次。

（3）乳头破裂：如果孕期没有很好的养护乳头，乳头的皮肤就较娇嫩，容易被宝贝吮破，特别是乳头凹陷的妈咪。一旦细菌从乳头裂口侵入，就会引起乳腺炎甚或乳房脓肿。

可让宝贝先吸吮乳头未破的一侧乳房，如果两侧乳头都破裂，先吸吮较轻一侧，注意让宝贝含住乳头及大部分乳晕。每次哺乳后挤出一点奶水涂在乳头及乳晕上，奶水中的蛋白质会促进破损的乳头进行修复，尽快好转。如果疼痛难忍，就暂不要让宝贝吸吮，而用吸乳器吸出奶水哺喂宝贝，这样有利于减轻炎症反应，促进乳头裂口愈合。

喂奶后要清洗乳房，以防小儿鼻咽处的细菌进入乳房，引起乳腺炎。皲裂严重时停止喂奶，等伤口长好后再喂奶。

21. 产后会阴侧切伤口怎样护理

出院回家后，在伤口没有感染、红肿，疼痛感也比较轻的情况下，主要是对阴部进行清洁护理。

（1）保持外阴清洁，勤换会阴垫及内衣裤，大小便后用清水清洗会阴部，每天用 0.1%新洁尔灭溶液擦洗外阴 2 次，直至会阴伤口拆线。

（2）采取对侧卧位或坐位，一方面可使恶露尽量不污染伤口；另一方面可以改善局部伤口的血液循环，促进伤口愈合。

（3）外阴伤口肿胀疼痛者可用 95%乙醇（酒精）纱布或 50%硫酸镁湿敷外阴。

（4）对于那些会阴伤口局部有肿胀、硬结者，分娩 10 天以后，恶露量已明显减少时，可用 1 ∶5 000 高锰酸钾溶液浸泡会阴 15 分钟，每天 2 次，以促进会阴伤口愈合、消肿、缓解局部肿胀不适。

（5）当会阴伤口明显疼痛或出现异常分泌物时，应警惕伤口有否感染，必要时去医院诊治。

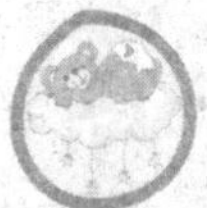

另外，大小便后应及时冲洗阴部，洗后用专用的小毛巾擦干即可。

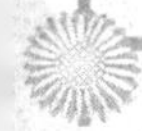
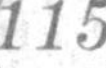

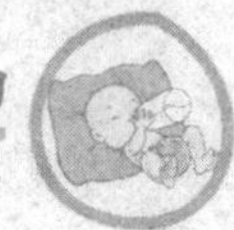

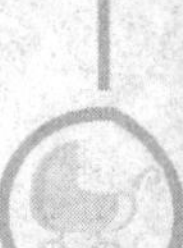

使用厕纸时也要注意，大便后厕纸必须从前往后擦，小便则从后往前擦，这样可以避免阴道口受到污染。不要过分使用杀菌药，正常细菌是保健的屏障，使用杀菌药会破坏人体的菌群平衡。

22. 产后恶露怎样护理

胎儿出生后，新妈妈阴道会排出一些棕红色的液体，其中含有血液、坏死的蜕膜组织、细菌及黏液等，医学上称为“恶露”。

正常恶露有血腥味，但不臭。如果恶露有臭味，量多，或有较多血块，伴有腹痛、发热，则要考虑宫内残留或感染的可能，应及时到医院就诊。每位新妈妈的恶露量不尽相同，平均总量为500～1 000毫升。一般在产后1个月内恶露会消失，但也有少数新妈妈即使在正常情况下，恶露也可以延续到产后2个月。

尽量保持外阴部的清洁干燥，注意观察恶露的量、气味、颜色。

清洁恶露时应先洗手，然后用消毒卫生纸由阴道向肛门方向擦拭，切忌逆向擦拭。在清洗恶露时，建议用流动、清洁的温水来冲洗。

有些恶露属于异常情况，应当引起注意：

(1)如果产后2周，恶露仍然为血性，量多，伴有恶臭味，有时排出烂肉样的东西，或者胎膜样物，子宫复旧很差，这时应考虑子宫内可能残留有胎盘或胎膜，随时有可能出现大出血，应立即去医院诊治。

(2)产后发生产褥感染时，会引起子宫内膜炎或子宫肌炎。这时，新妈妈有发热、下腹疼痛、恶露增多并有臭味等症状。这时的恶露不仅有臭味，而且颜色也不是正常的血性或浆液性，而呈混浊、污秽的土褐色。

所以，产妇要学会观察自己的恶露情况，发现其中有问题时，就要早些与医生联系解决。

23. 新妈妈术后应采取什么体位

会阴侧切的新妈妈，为了避免伤口感染，最好采取对侧卧位，比如通常会阴伤口是在左侧，那么最好采取右侧卧位，这样既可以减少对伤口的压迫，也可以避免伤口沾染恶露，造成伤口感染。

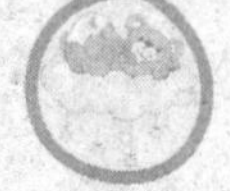

剖宫产术后宜采取半卧位。由于剖宫产术后身体恢复较慢，术后活动较晚。因此，容易发生恶露不易排出的情况，但如果采取半卧位，配合

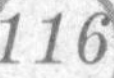

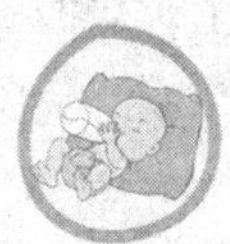
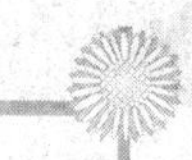

多翻身，那么就会促使恶露排出，避免恶露淤积在子宫腔内引起感染而影响子宫复位，也利于子宫切口的愈合。

24. 剖宫产手术后腹胀腹痛怎么办

在产后多做翻身动作，可以促进麻痹的肠肌蠕动功能及早恢复，使肠道内的气体尽快排出，从而改善腹胀。

另外，在肠蠕动开始恢复但还未完全理顺前，新妈妈常会感到有一股气体到达肛门后又向上返回，引起腹部疼痛。这是肠道逆蠕动所致，只要安静等待一会儿气体即可排出，不必过于紧张。

25. 哺乳期新妈妈佩戴什么样的胸罩

哺乳期新妈妈最好穿纯棉、蚕丝制品的衣服，特别是内衣。这些衣料不但吸水性、透气性好，对宝宝来说也是最安全的。化纤类衣服可能会引起宝宝过敏、呼吸道疾病等，所以哺乳期新妈妈在穿衣方面不可掉以轻心。另外，旧衣服经过多次洗涤，里面有害物质会有所降低，在接触宝宝稚嫩的皮肤时相对安全。那么对佩戴文胸有什么要求呢？

(1)文胸应方便放置乳垫：怀孕后期至产后哺乳期，乳房都可能会溢乳，很多孕妇或产妇会使用乳垫来吸收溢出的乳汁。为了方便放置和固定乳垫，许多孕妇专用文胸在罩杯内会设有口袋及辅助带。

(2)注意有授乳开口设计：罩杯的授乳开口设计，不但增加了文胸的附加价值，并可将穿着期间由孕期延长至哺乳期。如果婴儿饿了，准备哺乳时，可以一手抱着宝宝，另一手解开扣环，非常方便，依据设计的不同，可分为下列几种：

①全开口式哺乳开口。其特点为罩杯仅以钩环钩于肩带，要哺乳时罩杯可完全向下掀开，露出整个乳房。

②开孔式哺乳开口。其特点为罩杯掀开时，只露出乳头、乳晕及其周围，遮蔽性较高。

③前扣式文胸或休闲文胸。其特点为文胸的扣钩在前面，方便用一只手解开文胸。这一类文胸可在家中或睡觉时穿着，它的支撑力通常比以上几种文胸要差一些，但比较舒适，居家穿着时，可以让乳房得到放松与休息。

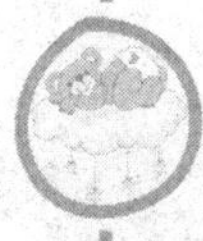
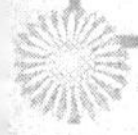
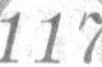

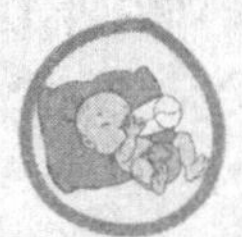
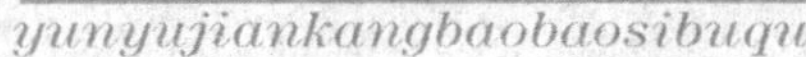
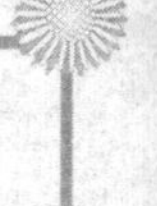
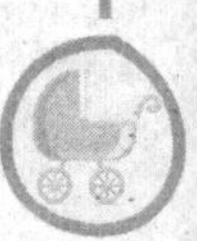

(3)选用尺寸合适的胸罩：罩杯的角度明显上扬而且有深度，应是4/4全罩杯，最好为较薄有弹性的纯棉针织面料，不要用过于紧身的胸罩。胸罩的肩带方向应垂直，而且要宽一些，这样不会因丰满的乳房造成肩部酸痛。

(4)选择本白色胸罩：因为纯白色含有漂白剂会使皮肤产生不适，对婴儿的健康不利。胸罩的颜色应选择本白色的。

26. 妈咪怎样能保证足够的睡眠时间

充分的休息对于新妈咪来说是极为重要的。如果得不到好的休息，妈咪的乳汁量就会明显减少，也就不能给宝贝提供充足的粮食了。

新妈妈晚上要睡 8～10 小时，因夜间哺乳会影响睡眠，需在白天补睡。宝贝的睡眠时间是最可以利用的整块时间，妈咪可以利用这整块时间与宝贝共眠，新妈咪和宝贝对周围的环境都是十分敏感的，不要在宝贝睡觉的房间放置无线上网装置，因为它们会产生强烈的辐射，影响睡眠质量。

妈咪要学会创造各种条件，让自己睡个觉。有时候，即便半个小时的睡眠也能给你带来好心情！当宝贝安然入睡时，妈咪不要着急去洗洗涮涮，而要抓紧时间休息，哪怕是闭目养神。这时候千万要记得把电话静音，不要让它惊扰了宝贝的好觉。妈咪只有为自己创造一个安静、闲适、健康的休养环境，才可以更好地照顾宝贝。

27. 哪些细节有助于保障新妈妈睡眠质量

(1)多吃有助提高睡眠质量的食物

①富含 B 族维生素的食物。B 族维生素中的维生素 B_{12}、维生素 B_6、维生素 B_2 及叶酸等都有助于改善睡眠质量。富含 B 族维生素的食物有全麦食品、绿色蔬菜、猪肉、牛奶、牛肉、蛋类、花生等，月子饮食中加入这些食物，可以帮助新妈妈有效改善睡眠。

②富含色氨酸的食物。色氨酸被人们称为天然的安眠药，因为它是大脑制造血清素的原料，能让人的脑神经得到充分的放松，并使人心情愉快，从而减少神经活动而引起睡意。富含色氨酸的食物有水果，其中香蕉的色氨酸含量最高；坚果中以南瓜子、葵花子、芝麻为首选；豆类及

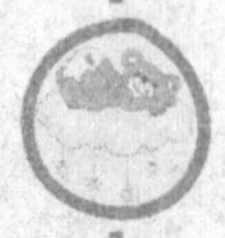
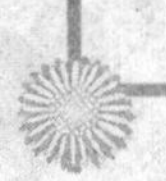

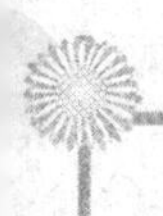

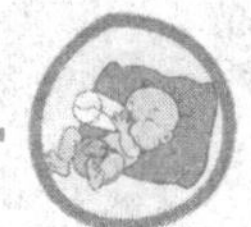
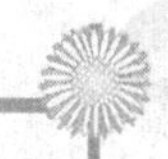

豆制品中以豆腐、黄豆的含量较高;鱼、肉、奶类食物中也含有丰富的色氨酸。

③富含钙的食物。这类食物有安定神经和改善睡眠的作用,如果新妈妈的钙质摄取不足,就非常容易出现失眠及肌肉酸痛等症状。含钙丰富的食物有牛奶、芝麻、豆类等。

④月子里睡前不吃甜食。甜食很容易让人激动、兴奋,因此在睡觉之前最好不要吃巧克力、甜点及喝饮料等。可以喝一点白粥或红酒以起到暖身、暖胃、催眠的功效。

(2)卧室的灯光对睡眠也很重要,舒适的灯光可以调节新妈妈的情绪而有助于睡眠。新妈妈可以为自己营造一个温馨、舒适的月子环境,在睡前将卧室中的其他灯都关掉而只保留一个台灯或壁灯,灯光最好采用暖色调,其中暖黄色效果会比较好。

(3)可以在睡前40分钟喝一杯温开水或热牛奶,这样可以起到镇静、催眠的功效。还可以在睡前洗个热水澡来让自己的身心得到充分的休息。

28. 产后多久可下床活动

产后如果没有特殊情况,通常在6～8小时后,根据体力情况可下床适当活动。这是因为产后体内的血流速度变得缓慢,容易发生血栓,尽早下地活动可以促进血液循环,防止血栓的形成;可以促进宫内积血排出,减少感染的发生;还能促进肠蠕动,防止肠粘连,有利于防止便秘、尿潴留的发生;也能使腹部肌肉得到锻炼,早日恢复原来的收缩力。但要避免长时间站立、久蹲或做重活,以防子宫脱垂。

产后一周内可以有意识地进行一些床上运动,一般情况下,产后24小时就可在床上靠着坐起来,可以适量进行一些室内活动,2～3天内可以下床行走,在室内正常活动,如自己刷牙、洗脸等,但不包括家务劳动。产后48小时即可在医生指导下进行一些盆底或肛门收缩锻炼,这样做的好处是可以防止50岁以后盆底疏松而引起张力性尿失禁和子宫脱垂,也对提高以后性生活的兴奋度有帮助。剖宫产的新妈妈24小时内也要请他人帮助“被动运动”,术后6小时要翻身,早期活动有助血液循环,可以防止肠粘连和下肢深静脉栓塞。

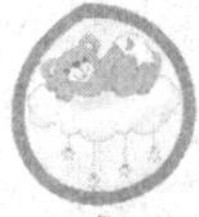
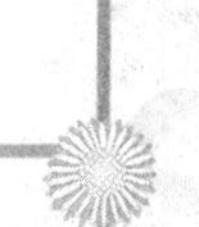

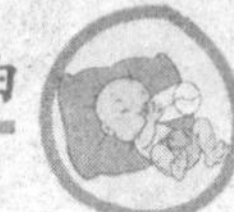

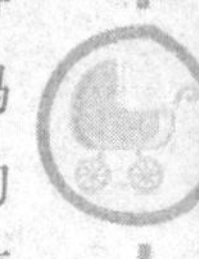

在下床之前,新妈妈一定要先在床上坐几分钟,感觉没有不适时再下地活动,产后的活动应轻柔和缓,让机体有一个适应的过程。新妈妈活动量应由小渐大。产后15～20天,正常分娩的产妇可适当做些轻便的家务,如扫地、做饭等,并坚持做产后体操,可减少腹部、腰部等处脂肪蓄积,避免产后肥胖,有利于产后体形的恢复。

29. 产后锻炼时需注意什么

(1)产后锻炼要适度,运动量的增加要循序渐进,开始锻炼的时间不宜过早,最好等到产后4周开始锻炼,至少也要等到阴道分泌物干净后。剖宫产或有并发症的新妈妈应该推迟锻炼,如果进行正式的锻炼项目,应征得医生同意和指导。

(2)如果出现以下情形之一,应终止锻炼:任何部位的疼痛或隐痛;阴道出血或有排泄物;头晕、恶心、呕吐;呼吸短促;极端疲劳或感觉无力。

(3)鞋应合脚,孕期和产后脚的尺寸变大,如果感觉孕前的鞋尺码小,要更换大号的。胸罩应有支撑能力,避免摩擦乳房或受到重力牵拉。锻炼前1小时最好吃点高蛋白和碳水化合物类食物;运动前要做身体预热运动,运动即将结束时应缓慢停下来;运动中感觉不舒适,及时停下;运动后要饮水。

30. 产后瘦身运动有哪几种

分娩后,爱美的女性最关切的问题莫过于身材能否恢复苗条。一些产妇性子急,刚出院没几天就积极展开瘦身计划。应根据不同身体状况来选择适合自己的一款。

(1)散步:散步是最简单、最有效的锻炼方式,散步1小时可以帮助消耗大约500卡的能量。可以在任何时间、任何地点进行。其要求不高,除了拥有一双比较舒适的鞋子。

散步也需要循序渐进,要有计划。刚刚开始散步时最好一次散步5～10分钟,以后慢慢地增加到每次散步30分钟左右。每次增加的时间不要超过5分钟,最好以自己习惯的频率不断地增加散步的长度。

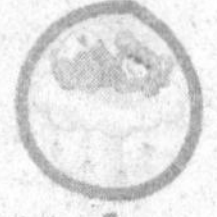

(2)仰卧起坐:如果想让仰卧起坐发挥更好的效果,可以尝试做如下

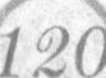

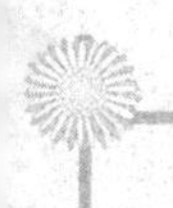
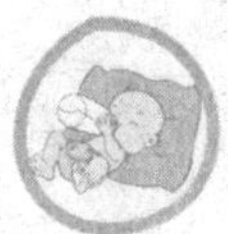

改变:每分钟仅做10次仰卧起坐,在上身与地面呈45度的时候保持5秒钟,这样的效果比1分钟做60次的效果要好很多。

(3)俯卧撑:双手着地,双手分开的距离稍微超过双肩的宽度。注意保持身体的笔直,从肩膀到脚、背部、臀部都保持平衡。慢慢的弯曲手臂,将身体下降,然后撑起身体,保持腿部绷直。

(4)蹲坐力量练习:双腿分开的距离相当肩宽的距离,背部保持直立。弯曲膝盖,降低臀部。想象自己就坐在一张椅子上面,但是事实上是没有那张椅子的。刚刚开始练习时,有张椅子在也有不小的帮助。先慢慢地将自己的臀部下降到椅子上,然后提臀离开椅子。一旦掌握了这个技巧,就可以离开椅子,自由的练习。

(5)深蹲:双腿以肩宽分开站立,然后慢慢地蹲下,弯曲臀部。如果开始站起来有难度的话,可以先尝试坐在有一点高度的垫子上面,或者有点倾斜的其他物体上面。保持骨盆一点点前倾,收缩腹部。

(6)爬楼梯:上楼梯所消耗的热能要比散步多4倍,比晨跑锻炼还多80%。

爬楼梯时身体必须略前倾,加上手的摆动、跨步,能够增强下肢肌肉和韧带的力量,保持下肢关节的灵活性,且能增强内脏功能。在爬楼梯的过程中要注意强度,要根据自己的身体情况确定运动量,并经常进行适当的调整。

(7)游泳:游泳是一种全身运动,不但可以塑形,还可提高心肺功能,锻炼全身几乎所有的肌肉。经常进行游泳运动,可以逐渐去掉体内过多的脂肪。

31. 产后做哪些锻炼可以帮助骨盆恢复

练一练骨盆体操有助于锻炼阴道、肛门括约肌力量,阴道松弛者不妨用之。

(1)卧式锻炼:靠床沿仰卧,臀部放在床沿,双腿挺直伸出悬空,不要着地。双手把住床沿,以防滑下。双腿合拢,慢慢向上举起,向上身靠拢,双膝伸直。当双腿举至身躯的上方时,双手扶住双腿,使之靠向腹部,双膝保持伸直。然后,慢慢地放下,双腿恢复原来姿势。如此反复6次,每天一回。

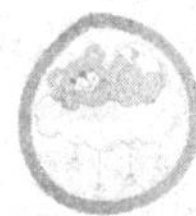
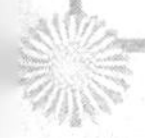
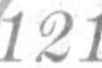

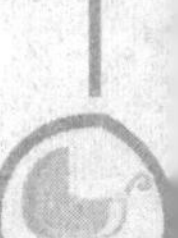

(2)立式锻炼:站立,双腿微分开,收缩两侧臀部肌肉,使之相挟,形成大腿部靠拢,膝部外转,然后收缩括约肌,使阴道往上提,经过耐心锻炼,即可学会分清阴道和肛门括约肌舒缩,改善阴道松弛状态,提高阴道的夹缩功能,使性生活和谐、美满。

32. 如何做产后保健操

第一节:深呼吸。用鼻子缓缓地深吸一口气,再从口慢慢地呼出来。

第二节:颈部运动。仰卧,两手放于脑后,肩着床,只是颈部向前弯曲。复原,颈部向右转(肩着床),犹如向旁边看,然后向左转。

第三节:转肩运动。臂屈,手指触肩,肘部向外侧翻转。返回后,再向相反方向转动。

第四节:手指屈伸运动。从大拇指开始,依次握起,再从小拇指依次展开。两手展开、握起,反复进行。

第五节:腕部运动。两手在前相握,手掌向外,向前伸展,握掌。坚持5秒,放松。

第六节:脚部运动。仰卧,两脚并拢,脚尖向掌侧伸。紧绷大腿肌肉,向后弯脚踝。呼吸2次后,撤回用在脚上的力。随后将右脚尖前伸,左脚踝后弯,左右交替。

33. 如何做产后美腹操

仰卧床上,两膝关节屈曲,两脚掌平放在床上,两手放在腹部,进行深呼吸运动,肚子一鼓一收。

仰卧床上,两手抱住后脑勺,胸腹稍抬起,两腿伸直,上下交替运动,由小幅度到大幅度,由慢到快,连做50次左右。

仰卧床上,两手握住床栏,两腿一齐向上跷,膝关节不要弯曲,脚尖要绷直,两腿和身体的角度最好达到90度,跷上去后停一会儿再落下来,如此反复进行,直到腹部发酸为止。

两手放在身体的两侧,用手支撑住床,两膝关节屈曲,两脚掌蹬住床,臀部尽量向上抬,抬起后停止,4秒钟后落下,休息一会儿再抬。

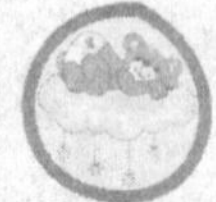

手放在身体两侧,两腿尽量向上跷,跷起来像蹬自行车一样两脚轮流蹬,直到两腿酸沉为止。

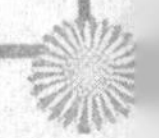

立在床边，两手扶住床，两脚向后撤，身体成一条直线，两前臂屈曲，身体向下压，停两三秒钟后，两前臂伸直，身体向上起，如此反复进行5～15次。

一条腿立在地上，支撑整个身体的重量，另一条腿弯曲抬起，然后用支撑身体的那条腿连续蹦跳，每次20～30下，两条腿交替进行，直到腿酸为止。

每次做健身操时要用力，将动作做到家。要持之以恒，才能奏效。做时应能体会到肌肉在用力地伸展与收缩。但要注意的是产后最初的一段时间身体器官尚未恢复，做操不要过于劳累。

美腹操只是产后收腹运动的有效方法之一，但不失为一种经济有效的好方法。

34. 剖宫产妈妈如何做产后复原操

因为剖宫产的产妇与阴道分娩的产妇不同，为了避免在复原运动中伤口疼痛或不小心扯裂，产后复原操最初是以呼吸为主，等到伤口愈合之后，再进行较大动作的肢体伸展。

(1)仰卧床上，两手贴着大腿，将体内的气缓缓呼出。

(2)两手往体侧略张开平放，用力吸气。

(3)然后一面吸气，一面将手臂贴着床抬高，与肩膀呈一直线。

(4)两手继续上抬，至头顶合掌，暂时屏气。

(5)接着，一面呼气，一面把手放在脸上方，做膜拜的姿势。

(6)最后两手慢慢往下滑，手掌互扣尽可能下压，同时呼气，呼完气之后，双手放开恢复原姿势，反复做5次。

35. 产后出汗多怎么办

产后出汗多是一种正常生理现象，以夜间睡眠时和初醒时最为明显。一般产后头两天比较明显，这是因为产妇皮肤排泄功能旺盛，可经皮肤将妊娠期间积聚在体内的大部分水分排泄出体外，所以产后出汗多不是病态，不必担心，但要加强护理。

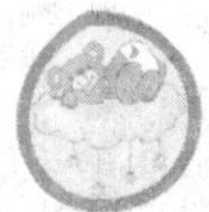

产妇出汗多，身体容易受凉，引起伤风感冒，穿着要合适，不要穿戴过多，盖的被子不要过厚。要注意居室温度，冬天温暖一些，夏天要注意

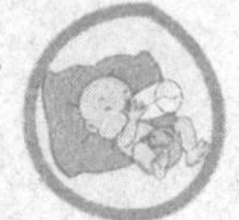
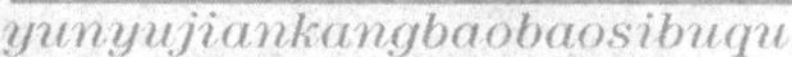

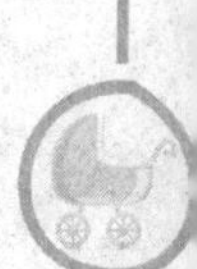

凉爽，保持空气新鲜流通。夏天开空调或电风扇时要避免直接对风口吹。产妇被汗打湿的衣服和被褥要勤换，以防着凉感冒。出汗时用毛巾随时擦干，勤换衣服，尤其产妇的内衣内裤要及时更换。经常用毛巾擦干身上的汗或用温水擦身，但在擦后要赶快穿上衣服，避免身体受凉。有条件的话，要洗淋浴，也可以每晚用温水擦洗。一定要避免受凉。

36. 如何缓解产后胀奶

(1)让宝宝尽早吸乳：如果产后能让宝宝尽早与妈妈亲密接触，并在宝宝出生后半小时内就开始吸吮母乳，这样不但有利于宝宝得到含有丰富营养和免疫球蛋白的初乳，而且可刺激母乳更多的分泌。由于宝宝的吸吮能力很强，小嘴巴特别有力，因此可以通过吃奶这种方式疏通妈妈的乳腺管，使乳汁排得更加顺畅。

给宝贝哺乳时，要注意将双侧乳房排空。如果宝贝吃不完，及时挤出多余奶水，这样既能减轻奶胀，还能促使奶水分泌。另外，要勤于哺乳，让宝贝充分吸吮奶水，以及对乳房进行热敷，可缓解乳房的胀痛感。

(2)按摩疗法：如果宝宝因为某些原因无法吸吮奶水，应用手将奶水挤出。方法为：洗净双手后握住整个乳房，均匀用力、轻轻从乳房四周向乳头方向按摩挤压，一旦奶水排出产妇会立感轻松。挤压乳房时，如果发现某个部位胀奶明显，可在局部用力挤压。尽管挤压会使产妇感到胀痛，但不能因怕痛就不及时处理，这样只会加重胀奶，使乳房过度膨胀或引起乳腺炎。

也可选择一款吸奶器来帮忙。在挑选吸奶器的时候要注意其吸力必须适度，使用时乳头不应有疼痛感。建议选择有调节吸奶强度功能的自动吸奶器，可根据实际情况及时调整吸奶器的压力和速度。

(3)宽大乳罩支托法：对于肿胀、下垂的乳房可以使用柔软的棉布制成宽大的乳罩加以支托，这样不仅能改善乳房的血液循环，促进淋巴回流，还有助于保持乳腺管的通畅，从而减少乳汁的淤积，减轻乳房的胀痛感。

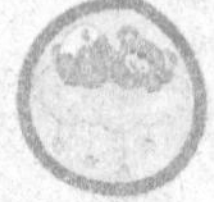

(4)冷敷或热敷双管齐下：在挤出部分乳汁后，用柔软的毛巾蘸冷水外敷于乳房上，或使用冷水袋进行冷敷，均可起到减轻乳房充血、缓解胀痛的作用；在哺乳前，可以用湿热的毛巾热敷乳房几分钟，随后配合轻柔

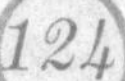

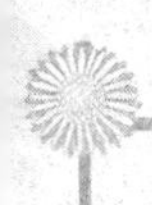
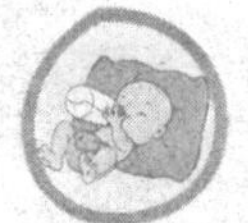
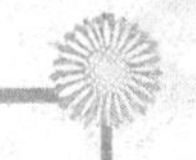

的按摩和拍打动作，使乳房和乳晕软化、减轻胀奶感，而且哺乳时应先喂胀奶明显的那侧乳房。

(5)中药疗法：取芒硝120克，分别装入两个纱布袋内，外敷于双乳处并予以包扎，能明显缓解乳胀、疼痛的感觉，而且对于治疗乳房红肿疼痛，功效尤为显著。

(6)饮食疗法：产妇的饮食应清淡，忌油腻，最好不要饮用过多的催奶汤水，进食高蛋白、高脂肪、高碳水化合物食物也必须适量，以免乳汁分泌过于旺盛、浓稠，在乳腺内结块、不易排出。

37. 新妈妈如何进行母乳喂养

首先新妈妈要保持舒适的姿势，可以坐着也可以躺着喂宝宝，无论何种姿势，最终要使新妈妈和宝宝都感到舒适、轻松。新妈妈的两臂要放在实处，背后用枕头或靠垫垫牢，然后抱近宝宝，以乳头触及宝宝面颊，在宝宝转过头寻找乳头时，顺势将宝宝的身体稍侧，使其腹部贴近新妈妈的胃部。

在宝宝张大嘴时，帮助宝宝含住乳头和大部分乳晕。因为挤压乳晕才能使乳汁流出，仅仅吸吮乳头，会使乳头疼痛，而且由于吸吮到的乳汁少，宝宝可能哭闹，甚至拒绝吸吮。若新妈妈乳房很大，应用食指和中指在乳晕根部托按乳房，以免妨碍宝宝鼻部通气。这样做还可以防止奶水流得太快，引起宝宝呛咳。

奶胀时乳头的伸展性差，宝宝不能有效地吸吮，这时可用手将乳汁挤出一些，或用热毛巾敷敷，使乳房柔软，帮助宝宝有效地吸吮。

38. 产妇应该怎样刷牙

民间有种说法——月子里不能刷牙，否则牙齿会酸痛、松动。这种说法是错误的，恰恰是因为产妇在坐月子期间没有做好牙齿的清洁，得了妊娠期牙龈炎进而使牙齿酸痛、松动了。特别是产后一个月内，每天进食大量碳水化合物、高蛋白食物，这些食物残渣更是细菌最好的食物，而且由于大多数食物精细，失去了咀嚼过程中的自洁作用，所以更容易损坏牙齿，引起口臭、口腔溃疡等。因此，产妇在月子里刷牙漱口对于健康很重要，应与平时一样，每天刷牙漱口。产妇应该怎样刷牙呢？

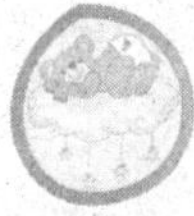
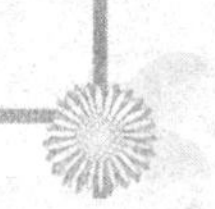
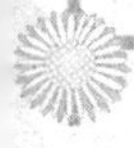

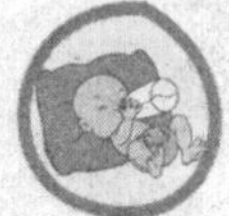
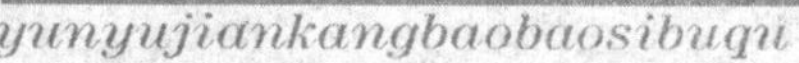

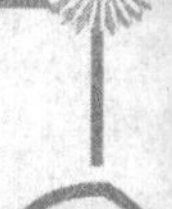

(1)产后只要体力许可，产后第2天就要开始刷牙，最好不要超过3天，可以选用产妇专用产品。

(2)由于产妇身体较虚弱，正处于调整中，对寒冷刺激较敏感。所以一定要用温水刷牙，并在刷牙前先将牙刷用温水泡软，以防对牙齿及牙龈的冷刺激过大。

(3)每天早晚和睡前各刷一遍，如果有吃夜消的习惯，吃完夜宵后再刷一遍。

(4)如果牙龈有充血或炎症，可以在产后3天采用指漱的方法，也就是将食指洗净或在食指上缠上纱布，把牙膏挤于指上，在牙齿上来回轻轻擦拭，然后再用手指轻轻按压牙龈，以活血通络，坚固牙齿，避免牙齿松动。

39. 产后首次性生活时为什么会出血

(1)与恢复性生活的时间有关：会阴切口的伤口一般需7天才能愈合，并将缝线拆除。此时，会阴表面组织虽已愈合，但是深部肌层、筋膜需6～8周才能得以修复。如果过早恢复性生活，可导致伤口裂开、出血。

(2)与产妇全身情况有关：当产妇患有贫血、营养不良或阴道会阴部发生炎症时，均可延迟会阴伤口的愈合。

(3)与伤口缝合情况有关：除了会阴部表皮层用丝线缝合外，内层肌肉、皮下脂肪层均用羊肠线缝合。由于人体组织对羊肠线的吸收有明显的个体差异，加上羊肠线的质量、会阴部是否严格消毒等问题，也会影响人体组织的吸收。

(4)与丈夫有关：由于男方在妻子处于妊娠晚期、产褥期时禁欲时间较长，一旦恢复夫妻生活，往往动作剧烈，这样很容易引起会阴组织损伤、出血、裂开。

40. 产后新妈妈如何使用化妆品

很多女性都使用化妆品，或者经常化妆，因部分化妆品中含有致癌物质，孕妈妈和哺乳期新妈妈最好不要使用。

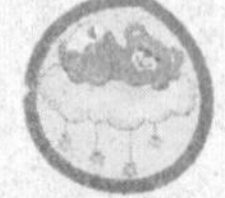

如果新妈妈需要化妆时，选择化妆品一定要谨慎，要选择质量可靠的，越是天然的越好，不能乱用。在哺乳时尽量不化妆，因为和宝宝亲密

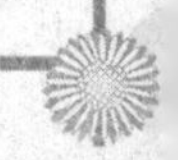

接触的过程中，会把自己皮肤上的化妆品擦在宝宝皮肤上，给宝宝的健康带来影响。

哺乳期新妈妈最好不要烫染头发。合成染发剂中主要是色素和香料，含有某种致癌物质，因此易导致染发女性患上乳腺癌、子宫癌、膀胱癌、皮肤癌和肾癌。新妈妈在产后3～6个月的时间里还会有生育性脱发现象，如果烫染头发，会严重影响头发的营养吸收和生长。而且染发用的化学制剂太多，对宝宝的健康也有不利影响。

另外，新妈妈更不要给宝宝使用化妆品或染发，因为宝宝皮肤娇嫩，吸收力强，致癌物质和致畸物质很容易积聚体内，有可能成为日后诱发癌症的"隐形杀手"。

41. 产后除去雀斑的方法有哪些

(1)避免阳光过度照射。阳光直接照射面部可使雀斑数目增多，颜色变深或斑点变大。因此，应避免阳光过度照晒，尤其是夏天和春天，外出应注意打伞或戴宽边太阳帽，并涂抹防晒霜。

(2)注意饮食。多吃营养丰富和易消化的食物，常吃蔬菜和水果，少吃辛辣等刺激性食物，保持大便通畅，防止便秘的发生。

(3)脸部保养以护肤、清洁为主，选择合适的化妆品，不主张彩妆和染发，实在有需要的，只宜化淡妆。不要长时间盯着电视或电脑的屏幕，可以多听一些轻音乐。

42. 坐月子时看电视有哪些注意事项

坐月子看电视，不但可以舒缓新妈妈的情绪，保持良好的心情，而且还能收集信息、开阔视野，有助于新妈妈日后重返职场。

(1)要与电视机保持一定的距离，看电视的时候眼睛和电视屏幕的距离要保持在电视机屏幕对角线长度的5倍，减少电磁波对新妈妈和宝宝的辐射。

(2)适当地控制看电视的时间，观看电视的时间不可以过长，最好每天不超过一个小时，否则眼睛会很容易疲劳。看电视的过程中，可以适当地闭上眼睛休息一会儿，或者站起来走动一下，以消除眼睛的疲劳。

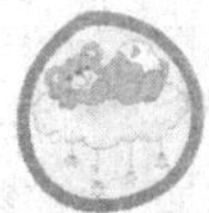

(3)电视机摆放的高度要合适。

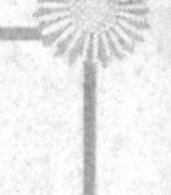

(4)不要看刺激性比较强的节目,如一些惊险恐怖片、过于伤感的内容,以免扰乱新妈妈的情绪。

(5)看电视时声音不要太大,以免影响宝宝。

43. 产妇刚生完宝宝饮食有哪些注意事项

(1)分娩后数小时不要吃整个的鸡蛋:虽然我国一直有吃鸡蛋下奶的习惯,但分娩后数小时内新妈妈最好不要吃整个的鸡蛋。因为在分娩过程中产妇体力消耗较大,出汗多,体液不足,消化能力也会下降。若分娩后立即吃鸡蛋就很难消化,还会增加胃肠负担。因此,在分娩后数小时内,应吃半流质或流质食物。

(2)产后应喝蔬菜汤:很多产妇产后马上喝全汤催奶,导致乳腺导管堵塞,乳房胀痛加剧,不利于下奶。产后进补要根据身体状况,多数新妈妈并不缺乏营养,最好先喝些清淡的蔬菜汤,5 天以后再喝全汤。

(3)产后 3 天内可以吃清淡鱼粥:分娩后的 3 天内最好吃流质或半流质的食物。古代医家的建议是吃小鱼粥,为了通便可以另加一盘清爽可口的炒青菜;另外,小米粥、大米粥、鸡蛋汤、挂面也是好的选择。3 天后,胃口渐增,才开始进食其他滋补品。注意!产后的一周内忌食牛奶、豆浆、大量蔗糖等胀气食品。

44. 新妈妈产后第一餐吃什么好

新妈妈分娩后体内激素水平大大下降,身体过度耗气失血,阴血骤虚,在这种情形下,很容易受到疾病侵袭。因此依照个人体质,产后第一餐的饮食调养非常重要。产后第一餐应首选易消化、营养丰富的流质食物,如糖水煮荷包蛋、蒸蛋羹、冲蛋花汤、藕粉等都是很好的选择。

吃对了产后第一餐,真正的产后营养大补充才刚刚开始。很多人都认为分娩时出血多,应当多吃一些鸡汤、猪蹄汤等滋补汤。殊不知,如果天天吃、顿顿吃,就会引起腹胀、腹泻等症状。产后第一周的食谱应多以清淡为主,比如鸡蛋汤、鱼汤等。鱼汤营养很丰富,但要先去掉上层的油,汤不要过咸。产后 5～7 天应以米粥、软饭、汤面等为主食,不要吃过多油腻的东西。

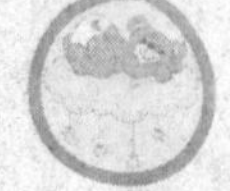

新妈妈最好不要吃辛辣和生冷坚硬的食物,如韭菜、大蒜、辣椒、胡

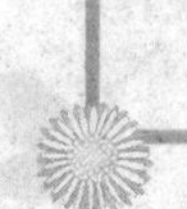

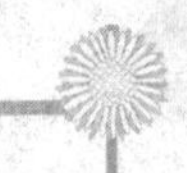
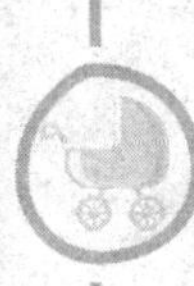

椒、茴香等，这些食物会使母体内热，通过乳汁会影响到婴儿。分娩 7 天后，新妈妈舌苔无厚腻感时，才可以进补肉、蛋、鸡等食物，但不可过饱，可以一日多餐。

45. 使产妇快速恢复精力的食物有哪些

(1)多吃含碳水化合物的食物：如全麦面包、面条、糙米和土豆等。这些食物能够释放出缓慢、稳定的能量流，给大脑提高能量。放弃糖和咖啡因，咖啡和可乐虽然能让产妇短时间内提提神，但是精力也会在短时间内跌落，让人感到更加昏昏欲睡。

(2)增加维生素和矿物质：水果、蔬菜、坚果等，都是提升精力的优良营养来源。每天再吃一粒多种维生素剂，也能够很好地起到补充维生素的作用。

(3)常备快速补充精力的食物：一些水果也能够迅速提升能量，如香蕉、葡萄、葡萄干和枣等。产妇可以随手在茶几上放一些这类小吃，当感到疲倦的时候，吃一点儿这类水果即可补充体力。

46. 月子里不能吃哪些食物

(1)产后一周内禁食大量香油、酒，因为大量的香油与酒精会增加恶露量，甚至造成产后大出血。

(2)产后禁食人参，产后贸然服用人参，会有产后大出血或恶露排出不畅的后遗症。

(3)哺喂母乳者禁食人参、韭菜、麦芽及其制品，以免造成退乳现象。

(4)预防产后肥胖，饮食以清淡为主，少油、少盐、少糖为宜。

(5)忌吃腌渍、烧烤、油炸、辛辣、刺激性食物。

(6)恶露未转呈淡褐色、排量未减，或还有血块时，不能吃补药及以大量酒烹煮食材，以免恶露排不干净。

(7)在坐月子时期忌吃生冷、寒凉食物。

47. 产后饮食原则是什么

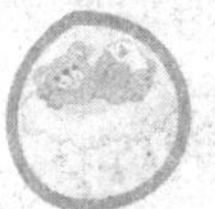

(1)补充足够热能：喂奶的产妇每天热能的供给量应为 2 500 卡路里左右，而喂牛奶的妈妈每天所需的热能要比完全母乳者少 500～700 卡路

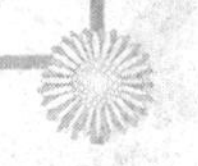

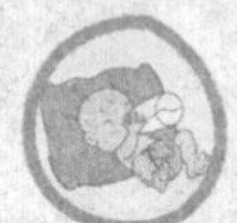
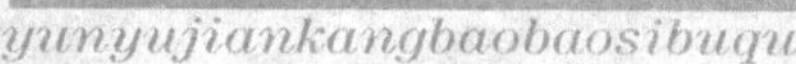

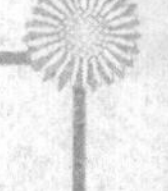
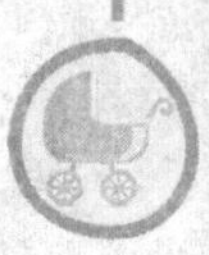

里，母乳和牛奶混合喂养则要看母乳的分泌情况而定。

(2)荤素兼备营养足：产妇经过怀孕、分娩，身体已经很虚弱，这个时候加强营养是必需的，但这并不意味着要猛吃鸡、鸭、鱼肉和各种保健品，荤素兼备、合理搭配才是产妇的饮食之道。

(3)补血、补钙、补维生素：产妇产后失血较多，需要补充铁质以制造血液中的红细胞。瘦肉、动物的肝和血，以及菠菜含铁较多，多吃有助于补血。产妇多吃些牛奶、豆腐、鸡蛋、鱼虾，可增加乳汁中的钙含量，从而有利于宝宝骨骼、牙齿的发育。因为足够的B族维生素能使乳汁充沛，所以新妈妈要适当吃一些粗粮、水果、蔬菜。

(4)散寒、助消化、防便秘：应吃些红糖，因为红糖所含的葡萄糖比白糖多得多，所以饮服红糖后产妇会感觉全身温暖。红糖里的铁、锌、镁、铜等物质，还有补血、生乳、止痛的效果。山楂酸甜可口，能增进食欲，帮助消化，而且能兴奋子宫，可促使子宫收缩和加快恶露的排出。产妇每餐吃些新鲜蔬菜和水果，如红萝卜、苋菜、苹果等，能防止因产后肠蠕动减缓而引起的便秘。

(5)补水、少食刺激性食物：①饮水不足会影响乳汁分泌，因此新妈妈还要记得多喝水。新妈妈须忌食葱、生姜、大蒜、辣椒等辛辣大热的食物。因为这些食物不但容易引起产妇便秘、痔疮等，而且还能通过乳汁影响宝宝的肠胃功能。

48. 坐月子的最佳营养食物是什么

(1)炖汤类：营养丰富，易消化吸收，可促进食欲及乳汁的分泌，帮助产妇恢复身体。鸡汤、排骨汤、牛肉汤、猪蹄汤、肘子汤轮换着吃，其中猪蹄炖黄豆汤是传统的下奶食品。

(2)鸡蛋：蛋白质、氨基酸、矿物质含量高，消化吸收率高。吃的形式有煮鸡蛋、蛋花汤、蒸蛋羹，或打在面汤里等。传统的坐月子，新妈妈每天至少要吃十个八个鸡蛋，其实两三个鸡蛋已完全可以满足营养需求，吃得太多人体也无法吸收。

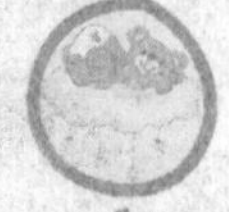

(3)小米粥：富含B族维生素、膳食纤维和铁。可单煮小米或将其与大米合煮，有很好的补养效果。但不要完全依赖小米粥，因小米所含的营养毕竟不是很全面。

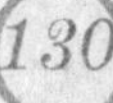

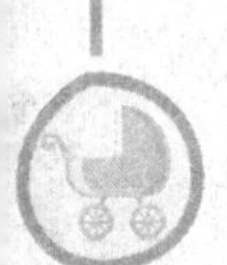

(4)红糖、红枣、红小豆等红色食品：富含铁、钙等，对血红蛋白的提高有利，可帮助产妇补血、去寒。但要注意红糖是粗制糖，杂质较多，应将其煮沸再食用。

(5)鱼：营养丰富，通脉催乳，味道鲜美。其中鲫鱼和鲤鱼是首选，可清蒸、红烧或炖汤，汤肉一起吃。

(6)芝麻：富含蛋白质、铁、钙、磷等营养成分，滋补身体，非常适合产妇的营养要求。

(7)蔬菜水果：含有丰富的维生素 C 和各种矿物质，有助于消化和排泄，增进食欲。各类水果都可以吃，但由于此时产妇的消化系统功能尚未完全恢复，不要吃得过多。冬天如果水果太冷，可以先在暖气上放一会儿或用热水烫一下再吃。

49. 剖宫产后如何饮食

剖宫产的新妈妈术后 6 小时内应禁食，6 小时后也要少进食。因手术使肠管受到刺激，胃肠道正常功能被抑制，肠蠕动相对减慢。进食过多，肠道负担加重，会造成便秘、产气增多、腹压增高，不利于身体恢复。

手术后 6 小时未排气时，可先饮用一些白开水及半流食，半流食包括粥、鱼汤、猪蹄汤等。未排气期间暂不要吃难消化的食物，如煮鸡蛋、炒菜、肉块、米饭等。巧克力、红糖水、果汁及牛奶等甜食会引起腹胀，也最好忌食。

剖宫产后的产妇月子饮食应注意多食蛋白质、蔬菜，少吃甜食及酸辣食物。

(1)饮食要富含蛋白质：应比平时多吃蛋白质，尤其是动物蛋白，如鸡、鱼、瘦肉、动物肝及血。豆类也是必不可少的佳品，但无需过量，那样会加重肝肾负担，反而对身体不利，每天摄入 95 克即可。

(2)主食种类多样化：粗粮和细粮都要吃，如小米、玉米粉、糙米、标准粉，它们所含的维生素都要比精米精面高出好几倍。

(3)多吃蔬菜和水果：既可提供丰富的维生素、矿物质，又可提供足量的膳食纤维，以防产后发生便秘。

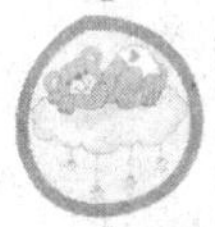

(4)多进各种汤饮：汤类味道鲜美，且易消化吸收，还可以促进乳汁分泌，如红糖水、鲫鱼汤、猪蹄汤、排骨汤等，但须汤肉同吃。红糖水的饮

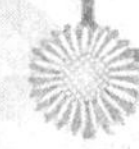

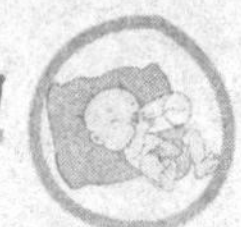

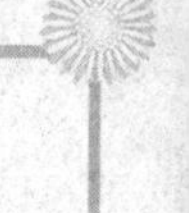

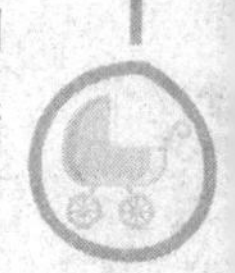

用时间不能超过10天，因为时间过长反而使恶露中的血量增加，使产妇处于慢性失血过程而发生贫血。但是，汤饮的进量要适度，以防引起产妇奶胀。

(5)应忌食以下食物

①发酵类食物。剖宫产后腹胀很厉害。容易发酵产气多的食物，如糖类、黄豆、豆浆、淀粉类，应该少吃或不吃，以免加重腹胀。

②炸、辣、热食物。剖宫产后由于腹压突然减轻，腹部肌肉松弛、肠蠕动缓慢，易出现便秘。并且会因伤口疼痛致使腹部不敢用力，而造成大便秘结。而油炸、辛辣、燥热食物热能高，膳食纤维少，是易引起便秘的食物。

③滋补类食品。剖宫产术前不能滥用高级滋补品，如高丽参、西洋参等，鱼类食品也要少吃。参类含有人参苷，具有强心、兴奋作用，会影响手术中麻醉药的效果和术后产妇的休息。

50. 如何防止让新妈妈未老先衰的月子病

新妈妈如果没坐好月子，饮食不当，会严重影响内脏的运作，造成内脏下垂，内脏运作不灵活，就会产生胀气，除了会压迫神经导致腰酸背痛外，时间长了还会从最弱的器官开始产生症状，如溃疡、肿瘤、体力及记忆力减退、眼睛疲劳、黑斑、脱发及皱纹等未老先衰的症状，很容易出现生了孩子就老了10岁的样子，体形也变差了，要防止出现这种情况，新妈妈要注意以下几点。

(1)吃稀饭和盐分高的酱菜，容易使内脏下垂。坐月子期间若吃稀饭和盐分高的豆腐乳、腌竹笋、面筋等，将会导致身体水分无法代谢，以致内脏松弛，甚至连乳房也会松弛。

(2)尽量少吃酸梅、盐、醋，以免导致肌肉无力、下垂、松弛。酸梅的酸会使人体细胞功能迟缓，导致内脏器官和肌肉松弛、下垂。盐分则会凝固水分或血液。醋也会影响产后正常内脏的肌肉或其他组织，导致肌肉无力、下垂、松弛。

(3)多吃富含铁质的食物。新妈妈在分娩过程中失血较多，因此需要补充富含铁的食物，如鸡蛋黄、红糖、豆制品等。新妈妈坐月子时大多时间卧床，活动不多，容易发生便秘，所以要多吃富含维生素和纤维素的水果和蔬菜。

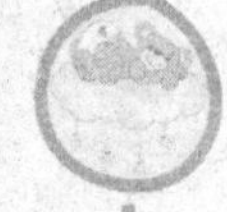

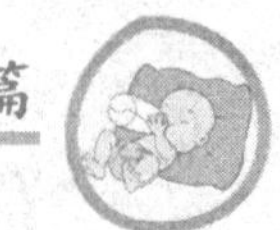

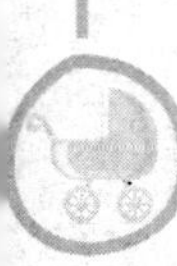

(4)为尽早恢复体质并保证乳汁分泌,应多吃富含蛋白质和矿物质的食物,如瘦肉、鸡蛋、鸡肉、鱼、芝麻等。为避免新妈妈月子后体重增加过多,要注意控制脂肪、食盐和碳水化合物的摄入量,各种食物的搭配要合理。月子里的营养固然重要,但并非食物吃得越多越好。食物吃得过多会增加消化器官的负担,影响消化功能。

51. 如何安排月子里饮食计划

这一个月的饮食和怀孕前后任何时候都不一样,因为此时的妈妈有3个基本任务,一是补充分娩时所消耗的大量体力,给身体加强营养;二是充分制造高质量的乳汁,满足宝宝生长发育的基本需求;三是合理饮食,避免发胖和身材走形。坐月子时的任何饮食原则都要围绕这3个"基本任务",一点也马虎不得。

(1)产后第一、二周:产后第1、2周的主要目标是"利水消肿",使恶露排净,因此绝对不能大补特补。正确的进补观念是:先排恶露、后补气血,恶露越多,越不能补。前2周由于恶露未净,不宜大补,饮食重点应放在促进新陈代谢,排出体内过多水分上。等到第3、4周,恶露将净,进入进补期,做菜时适当加米酒,以促进血液循环,帮助恢复体力。

第一周,拒绝油腻,口味要清爽。不论是哪种分娩方式,新妈妈在最初几日里会感觉身体虚弱、胃口比较差。如果这时强行填下重油重腻的"补食"只会让胃口更加减退。在产后的第一周里,可以吃些清淡的荤食,如肉片、肉末、牛瘦肉、鸡肉、鱼等,配上时鲜蔬菜一起炒,口味清爽且营养均衡。橙子、柚子、猕猴桃等水果也有开胃的作用。配合玫瑰姜母茶、紫米粥、红枣银耳粥,目的是促进恶露排出和伤口愈合。

本阶段的重点是开胃而不是滋补,胃口好才会食之有味,吸收也好。菠萝鸡片、青椒肉片、茄汁肉末这样的家常小炒就非常合适。将吃白米改吃糙米、胚芽米、全麦面包就更好了。

第二周,多吃补血食物并补充维生素。这时的妈妈伤口基本上愈合了。经过上一周的精心调理,胃口应该明显好转。这时可以开始尽量多食补血食物,以调理气血。苹果、梨、香蕉能减轻便秘症状又富含铁质,动物内脏更富含多种维生素,是较完美的维生素补剂和补血剂。大枣花生炖猪蹄,通草鱼汤加入少许枸杞子、山药、茯苓等也是不错的补血、补

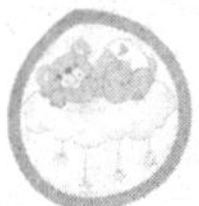
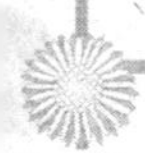

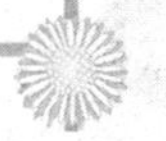

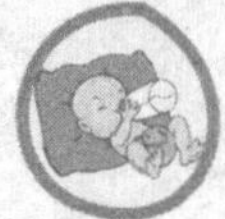

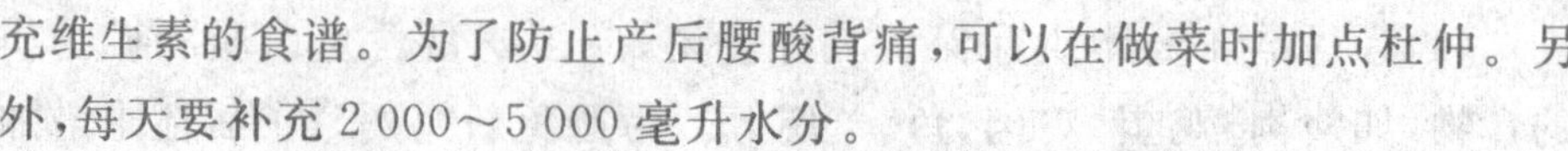

充维生素的食谱。为了防止产后腰酸背痛，可以在做菜时加点杜仲。另外，每天要补充2 000～5 000毫升水分。

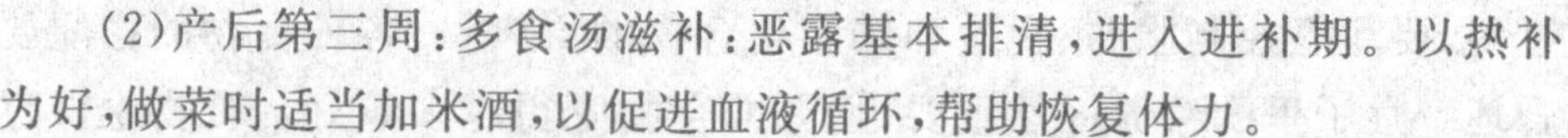

(2)产后第三周：多食汤滋补：恶露基本排清，进入进补期。以热补为好，做菜时适当加米酒，以促进血液循环，帮助恢复体力。

宝宝长到半个月以后，胃容量增长了不少，吃奶量与时间逐渐建立起规律。妈妈的产奶节律开始日益与宝宝的需求合拍，反而觉得奶不胀了。其实，如果宝宝尿量、体重增加都正常，两餐奶之间很安静，就说明母乳是充足的。如果感觉母乳不够，这时完全可以开始吃催奶食物了。催奶不应该只考虑量，质也非常重要。只有摄取充足且高质量的蛋白质，才能让新妈妈拥有一副为宝宝提供优质母乳的好体质。昂子鱼汤、猪蹄汤、排骨汤都是公认为很有效的催奶汤。如果加入通草、黄芪等中药，效果更佳。煲汤不用一大锅，煲的时间也不要太长，不然会让汤料变得粗糙难咽。

新妈妈应当保持孕期养成的每日喝牛奶的良好习惯，多吃新鲜蔬菜、水果。总之吃得好，吃得对，既能让自己奶量充足，又能修复元气，且营养均衡不发胖，这才是新妈妈希望达到的月子"食"效。

(3)产后第四周，多食纤维素：相信那些高脂肪、高热能、高蛋白质的月子餐已经令各位新妈妈们头疼不已吧，应该给菜单加些新花样了！蔬菜中的纤维素不仅可以帮助新妈妈促进食欲，防止产后便秘的发生，还能吸收肠道中的有害物质，促进毒素排出。另外，蔬菜中大量的维生素对于新妈妈的精神恢复，避免抑郁也大有好处。

①黄豆芽。黄豆芽中含有大量蛋白质、维生素C、纤维素等，蛋白质是生长组织细胞的主要原料，能帮助妈妈修复生宝宝时受损的组织，维生素C能增加血管壁的弹性和韧性，防止产后出血，而纤维素能通肠润便，促进消化。

②莲藕+胡萝卜。莲藕中含有大量的淀粉、维生素和矿物质，营养丰富，清淡爽口。新妈妈多吃莲藕，不仅能清除体内淤血，增进食欲，帮助消化，还能促使乳汁分泌，有助于对宝宝的喂养。

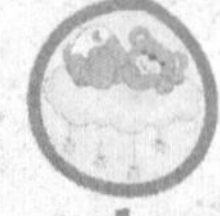

③食用菌。银耳、黑木耳、香菇、猴头菇等食用菌类，含有丰富的纤维素，是天然的生物反应调节剂，可帮助新妈妈重建身体免疫系统。多吃食用菌还可为新妈妈的乳房健康加分。

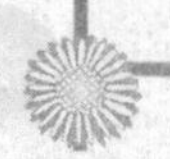

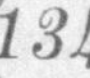

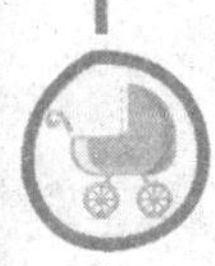

新妈妈应明白，“坐月子”往往只注重第一个月的营养，出了月子即从第二个月起就忽视妈妈的营养，这样可导致母乳质量明显下降，不利于宝宝生长。因此，应注重在整个哺乳期的科学合理膳食，持续均衡地摄取各种营养，这样才能为宝宝提供营养充分的母乳。

52. 坐月子能不能吃水果

新妈妈分娩后代谢旺盛，出汗量和尿量增多，若不能及时补充水果、蔬菜，易引起便秘。特别是在炎热的夏天，新妈妈出汗多，不用盲目忌口，吃适量的水果能帮助新妈妈补充失去的水分，避免产褥中暑。但偏冷性的果蔬最好避免(特别是分娩后7～10天内的新妈妈)，如冬瓜、椰子水、杨桃汁、西瓜(但夏天可以吃少量)、梨(鸭梨)、山楂、柠檬、橘子、柿子、草莓、芒果、腌黄瓜、哈密瓜等。新妈妈吃水果，还要注意以下几点：

(1)新妈妈胃肠功能较虚弱，应从少量开始吃。

(2)新妈妈的胃肠对冷刺激很敏感，不要吃过凉的水果。如果过凉容易导致胃肠淤血，影响消化功能。

(3)新妈妈的胃肠抵抗力弱，一定要注意食物是否清洁卫生。

53. 哺乳期产妇饮食应注意什么

哺乳期产妇应该吃清淡、有营养的食物。注重饮食质量和结构的合理。因为新妈妈饮食不当，有可能会造成宝宝腹泻、便秘。宝宝前四个月主要吃母乳，所以新妈妈切忌食用生、冷、辣等刺激性食物，咖啡不要喝。另外，有许多新妈妈在哺乳期生病了，觉得不吃药挺过去就对宝宝好。其实，新妈妈有病不进行治疗，会影响乳汁的质量，对宝宝并非有益。如果生病了，一定要去正规医院治疗，只要按医嘱服药，就不会影响到宝宝。

54. 产妇哺乳期饮食禁忌有哪些

(1)药品和酒精进入血液，并能通过乳汁进入婴儿体内。因此应注意药品的禁忌证，避免喝酒。

(2)应当避免橙子、洋葱、大蒜及其他辛辣食品。因为这些食物被母体的消化系统吸收，会改变奶的味道和酸度，引起婴儿腹泻、腹胀。

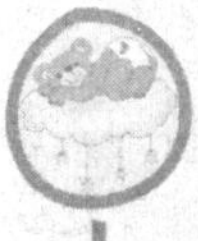

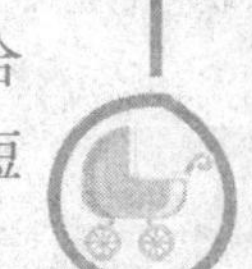

(3)尽量不要用油腻或甜的食物(如油炸薯片、糖及蛋糕)来代替合理的饮食。因为这些食物通常含的热能较高,但缺乏营养,只能提供短暂的能量。

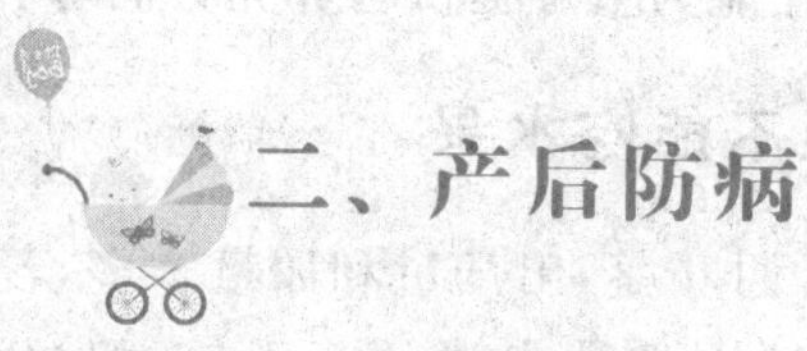

二、产后防病

1. 如何预防产后痔疮

(1)勤喝水、早活动:由于产后失血,肠道津液水分不足,以致造成便秘,而勤喝水、早活动,可增加肠道水分,增强肠道蠕动,预防便秘。还可自行腹部按摩,方式是:右手附于脐上四指处,绕脐做顺时针方向揉动,一呼一吸揉动一次,连续3次,休息片刻再继续按摩,在按摩中手下压力应逐渐增大,最后全手掌置于脐部,顺时针方向揉按脐腹30周结束。

(2)少食辛辣、精细食物,多食粗纤维食物:一些妇女产后怕受寒,不论吃什么都加胡椒,这样很容易发生痔疮。同样,过多吃鸡蛋等精细食物,可引起大便干结而量少,使粪便在肠道中停留时间较长,不但能引起痔疮,而且对人体健康亦不利。因此,新妈妈一定要多吃些含纤维素多的食物,如粗粮、蔬菜(木耳、海带、冬菇、竹笋、胡萝卜、芹菜、韭菜、菠菜等)及干鲜水果、果仁(如核桃仁、瓜子仁、香蕉、柠檬、花生仁等),可防止大便干结。

(3)勤换内裤、勤洗浴:这样不但保持了肛门清洁,避免恶露刺激,而且能促进该部位的血液循环,消除水肿,预防外痔。早晚使用1∶5 000高锰酸钾溶液冲洗外阴及肛周,使会阴部清洁、干爽;内裤常换常洗,选用柔软且质量可靠的毛巾。

(4)早排便、早用开塞露:产后应尽快恢复产前的排便习惯。一般3日内一定要排一次大便,以防便秘;产后妇女不论大便是否干燥,第一次排便一定要用开塞露润滑粪便,以免撕伤肛管皮肤而发生肛裂。

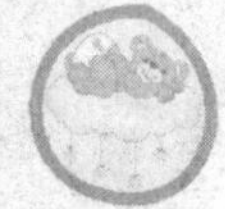

(5)可做肛提锻炼:方法是做忍大便的动作,将肛门括约肌往上提,吸气,肚脐内收,再放松肛门括约肌,呼气,一切复原。如此反复,每次做

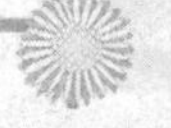

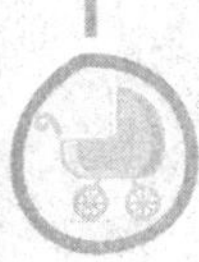

30回，早晚各锻炼1次。早上最好在起床前，仰卧在床上进行。这样效果良好，容易产生便意，利于养成每天早上起床后解大便的良好习惯。

2. 如何预防排尿困难

产后4～6小时提醒、帮助新妈妈排尿。如果新妈妈不习惯卧床排尿，可坐起来或下床排尿，并及早下床活动。

出现排尿困难时，用手按压下腹，或用热水袋敷压下腹，或用温水冲洗尿道口以解除尿道痉挛。也可让新妈妈反复听流水声，诱发排尿反射。

如果新妈妈因外阴伤口疼痛而不敢排尿，可在便盆里放一些热水，蒸气熏蒸或温开水冲洗外阴，促使尿道括约肌松弛，减轻外阴的疼痛。当各种方法均不能解决排尿困难时，可在膀胱放置导尿管24小时，使膀胱得到休息，恢复肌肉张力，促进神经功能恢复，直至能完全自主排尿。

3. 如何预防尿失禁

尿失禁是新妈妈的常见问题。导致尿失禁的内因是女性尿道相对比较短，外因是分娩时胎儿通过产道，使得膀胱、子宫等组织的肌膜受伤，弹性受损，尿道松弛而失去应有的功能。当患者腹部用力、腹压增加的时候，尿液会不自主流出，尤其当咳嗽、打喷嚏时最容易发生。

(1)积极处理好分娩过程，不使产程延长而致头先露压迫膀胱。

(2)注意产褥期会阴伤口护理，避免伤口水肿、感染而刺激尿道。

(3)鼓励新妈妈尽早下床活动，自行排尿，多饮水，消除紧张心理。

4. 产后出现哪些症状要及时就医

(1)排尿困难：膀胱和输尿管在分娩时可能会受伤。遇到这种情况，要用喝水来保证自己不脱水。如果还是不能排尿，就需要到医院诊治。

(2)流血过多：如果分娩后阴道血流量过多，每小时都需要换一块卫生巾，而且会排出如乒乓球一样大小的血块，那可能是子宫出血，这种症状需要向医生请求帮助。

(3)分泌物有异味：如果阴道分泌物有异味，则可能是部分胎盘没有排出来，或是出现了伤口感染情况。

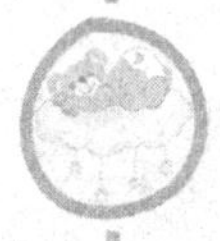
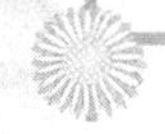

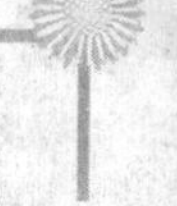

(4)发热在 38℃：产后持续高热则表明子宫或是乳房感染，需要立即到医院检查。

(5)乳房胀痛或有肿块：如果在哺乳过程中，总是感觉乳房胀痛，而且手摸上去还有肿块，这可能是患上了乳腺炎。乳腺炎通常会引起低热，像流感一样的症状，会感觉疼痛或虚弱。如果乳头裂开，奶水里有脓和血，可能是患上了细菌感染，应立即就诊，并停止哺乳。

(6)腿肚疼痛：如果在小腿骨后的腿肚肌肉很软，或者痛点变红和变热，可能是血块形成的征兆，如果血块弥散蔓延到肺部或心脏，可能会危及生命。因此，遇到这种症状应立即就诊。

(7)胃或子宫持续疼痛：如果产后一直感觉胃痛或是子宫疼痛，很有可能是出现了体内出血，有感染或其他严重的问题，应及时就诊。

(8)伤口发炎：如果在分娩过程中实行了会阴侧切术，几天后，如若发现会阴的缝针处变得异常红，开始肿胀，感觉很软，或气味难闻，且伤口有分泌物，则可能是感染了。如果新妈妈采取的是剖宫产，几天后，发现手术切口张开，气味难闻，呈红色或有分泌物，也是感染的症状。这两种情况都需要立即就诊。

(9)气喘：分娩后，如果突然出现气喘症状，并不是因运动过量而气喘，那意味着肺部或心脏有问题。还有一种原因是新妈妈情绪低落，心情抑郁引发的。这两种情况都需要到医院进行检查。

(10)肿胀：这种情况虽然很少见，但仍会有一些分娩后的新妈妈出现。肿胀是先兆子痫的症状，多发生在产后 7 天内。全身肿胀的厉害，尤其是脸和手指，还会出现头痛和视物模糊。必须及时医治，否则可能会造成新妈妈死亡。

5. 怎样预防产褥热

产褥热，医学上称为“产褥感染”，是一种较为严重的疾病。产褥感染应以积极预防为主，具体措施如下：

(1)做好产前检查，及时补充营养，防治贫血。积极治疗各种妊娠合并症。积极防治各种生殖道炎症，如滴虫性或真菌性阴道炎。妊娠最后一个月不要同房，也不要洗盆浴。

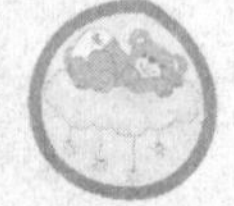

(2)要保证充足的休息，如果身体吃不消，就把照顾宝宝的任务交给

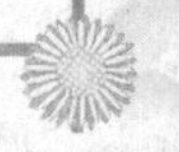

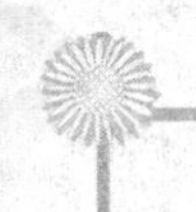

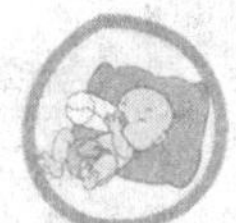

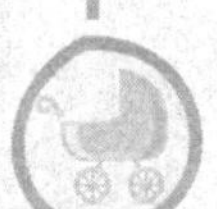

家人，这样才能早日恢复体力。尽量早期起床，让恶露尽早排出。

(3)多喝水，最好每天摄入2 000毫升左右的水，饮食要给予流食或半流食。

(4)产后恶露会持续一段时间，要保持外阴清洁，勤换卫生护垫和内裤，尤其会阴有伤口的新妈妈，如厕后最好能用温水冲洗会阴部，以减少感染发生。保持伤口清洁干燥，剖宫产的新妈妈要等到产后7～10天再洗澡，以减少伤口发炎的可能。

(5)加强营养，增强抵抗力。

(6)产后性生活容易对新妈妈的身体造成损害，一般在产后复诊以后，如果医生确认身体已经复原，才可以恢复性生活。

6. 如何预防产后盆腔静脉曲张

(1)产后注意卧床休息，避免长时间的下蹲、站立、坐的姿势。

(2)保持大便通畅、多吃新鲜蔬菜和水果。

(3)确诊为盆腔淤血者，可按摩下腹部，用手掌在下腹部做正反方向环形按摩，并同时在尾骶部上下来回按摩，每日2次，每次10～15遍。

(4)做缩肛运动，每天做5～6次，每次收缩10～20次。

(5)可采用膝胸卧位锻炼，即胸部紧贴床面，臀部抬高，大腿与小腿呈直角，每天2次，每次15分钟左右。

(6)卧床休息时，最好多采取侧卧位。在有可能的情况下，卧床可采取头低脚高位。

7. 怎样预防产后腰痛

(1)产后保持充足睡眠，经常变换卧床姿势，避免提过重的物体或将物体举得过高，不要过早跑步、走远路。下床时间勿超过1小时。

(2)经常活动腰部，使腰肌得以舒展。如果感到腰部不适，可按摩、热敷疼痛处或洗热水澡，促进血液循环，改善腰部不适感。

(3)平时注意腰部保暖，特别是随着天气的变化及时加减衣物，尤其要避免受冷风吹袭，受凉会更加重疼痛。

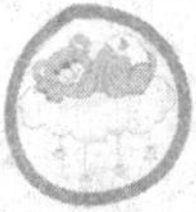

(4)注意劳逸结合，无法避免久站时，可交替性地让一条腿的膝盖略微弯曲，让腰部得到休息。坐位时可将枕头、坐垫一类的柔软物垫在腿

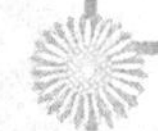
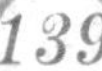

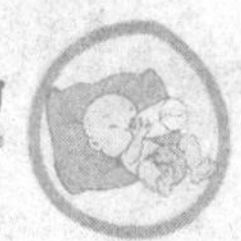
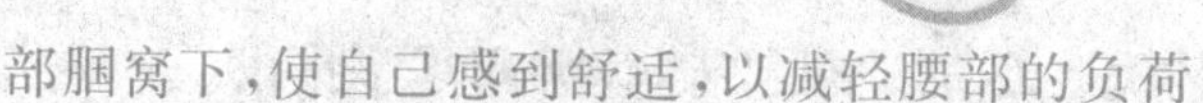

部腘窝下，使自己感到舒适，以减轻腰部的负荷。

(5)应注意控制体重，以免增加腰部负担，损伤腰肌。

8. 怎样预防“月子病”

要想不得“月子病”，新妈妈要做到以下6点。

(1)室内温度要适宜(一般18℃～20℃)：窗户要常开，以使室内空气新鲜。但避免直接吹风。新妈妈的衣物、被褥等要适当，切勿过厚过薄，以新妈妈觉得舒适为度。夏天不要捂得太严，有的人认为新妈妈不能见风，在夏天也穿得厚厚的，这样新妈妈体内的热能排泄不出，易导致中暑。

(2)注意饮食的调理：产后最初几天应吃易消化，富含营养而不油腻的食物为宜，如粥、面汤之类。以后根据新妈妈的食欲逐渐加饭量。为了母亲和孩子的健康，要吃高热能、高蛋白质、高维生素的食物，如蛋、肉、鸡、豆类、牛奶、新鲜蔬菜和水果等。饮食营养要搭配得当，多样化，荤素菜都吃。不要忌口，并要多喝汤水，以保证乳汁的分泌。

(3)活动：正常分娩后24小时内卧床休息，24小时后可起床活动，在第三天或分娩伤口拆线后可做产后保健操，目的是促进排尿排便，恢复体力，减少静脉血栓。产褥6周内应避免重体力劳动，以防子宫脱垂。

(4)产后应注意清洁卫生：保持外阴清洁，每天用温开水或1∶1 000高锰酸钾溶液清洗外阴，如果会阴有水肿或肿胀疼痛时，可用50%硫酸镁或75%酒精纱布外敷。大小便后要避免污染伤口。若伤口感染化脓时，要及时找医生诊治。产后代谢旺盛，多汗是正常现象，衣服要及时更换。如果是夏天等到新妈妈身体能支持，就可以洗淋浴，但绝对不能洗盆浴，以防污水流入阴道引起感染。天气冷时，则每隔2～3天用热水擦身就可以了。

(5)乳房护理：新妈妈分娩后，让婴儿吮吸乳头以促进乳汁的分泌。一般情况下，初产妇产后3天开始分泌乳汁。最初仅分泌少量黄色稀薄的乳汁，称为初乳。以后乳房发胀，乳量开始增多，乳汁为乳白色。新妈妈每天要用肥皂和温水擦洗乳房及乳头，喂奶前要洗手，要养成定时喂乳的习惯，每3～4小时1次，每次哺乳不超过20分钟。要两侧乳房交替哺喂。

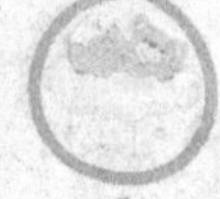
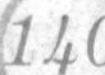

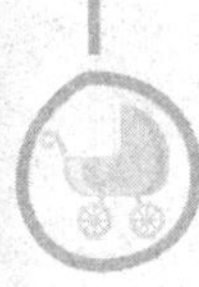

(6)产后6～8周,应带着婴儿一起到附近医院进行健康检查,检查新妈妈的子宫收缩情况和子宫位置,以及全身器官和组织的恢复情况。同时要检查婴儿的发育和喂养情况,以便发现异常及时治疗。

9. 如何预防感冒

新妈妈气血两虚,抵抗力下降,加上出汗较多,全身毛孔经常张开着,又长时间在温室里,所以一旦身体突然经受急剧的温差变化,便会很容易患上感冒。预防措施如下。

(1)经常搓手:人的手上有很多经络和穴位,经常搓手能促进手部的血液循环,从而疏通经络,增强免疫力,提高对抗感冒病毒的能力。

(2)足部保暖:如果脚部受凉,会反射性地引起鼻黏膜血管收缩,使人容易受到感冒病毒侵扰。新妈妈要注意足部的保暖,最好能时刻穿着袜子。

(3)保湿、通风:新妈妈的卧室温度最好保持在20℃～24℃,但在注意保温的同时也要注意通风,每天应开窗通风2～3次,每次20～30分钟。空气干燥的时候,可以在房间里用一个加湿器或者放盆水,同样能起到预防感冒的作用。

(4)皮肤清洁:新妈妈出汗比较多,衣裤、被褥常被汗水浸湿,容易使病菌繁殖生长。因此,新妈妈的衣裤和被褥必须勤换勤晒,这样不仅能保持清洁,而且还能借助阳光中的紫外线杀死病菌。

(5)隔离消毒:如果家中有人患了感冒,应立即采取隔离措施,房间里还应及时用食醋熏蒸法进行空气消毒,以每立方米食醋5～10毫升的比例,加水将食醋稀释2～3倍,关紧门窗,让加热的食醋在空气中逐渐蒸发掉,有消毒防病的作用。

新妈妈感冒后,必须补充大量水分,可以多喝白开水、姜糖水、冰糖梨水及各种新鲜果汁等;饮食要清淡、易消化,不吃辛辣刺激、油腻食物;必要时,可在医生的指导下口服一些中成药;发热的新妈妈必须卧床休息,及时进行物理降温;如果出现高热不退、咳嗽加重、呼吸困难等症状,应尽早去医院治疗。

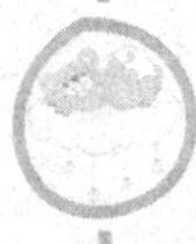
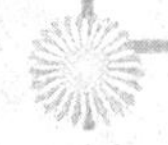
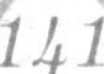

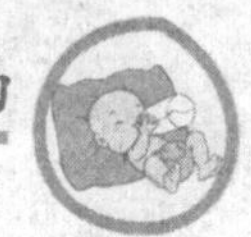

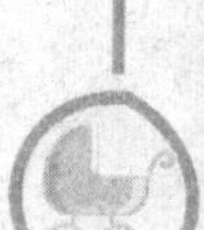

10. 如何预防乳腺炎

(1)经常清洁乳头:每次喂奶前后,要用温开水洗净乳头、乳晕,保持皮肤干爽、干净。当乳头有汗水浸渍或脏东西时,要及时洗掉。

(2)乳房保持干净:哺乳前后对乳头、乳晕的清洁是必须的,但乳房整体的清洁也很重要,也应用干净的热毛巾擦拭。

(3)喂奶时间要有规律:一般3~4小时喂一次(夜晚减少一次),应双侧乳房轮流哺喂,喂空一侧,再喂另一侧。

(4)注意排空乳房:每次喂奶尽量让宝贝吸空乳汁。如果未吸完,应轻轻按摩挤出,可防止局部乳汁淤滞而引发炎症。

(5)喂奶姿势要正确:给宝贝喂奶的姿势,宜采取坐式或半坐式。

(6)不让宝贝含乳头睡觉:让宝贝含乳头睡觉,容易造成切咬乳头和用力吸吮,使乳头受伤而诱发感染。

(7)伤口做恰当护理:当乳头有伤口时,可涂硼酸软膏保护。皲裂很深、疼痛厉害,或一直不见好转时,应停止直接哺乳,改用吸奶器吸出乳汁喂给宝贝。这期间要抓紧时间治疗,症状较轻时,最好戴乳头保护罩喂奶。喂奶结束后,用硼酸棉消毒乳头,再用消毒的纱布盖好。

(8)不戴有钢托的胸罩:新妈咪的乳汁会时常不经意地流出,加上因乳房有乳汁充盈造成乳房下垂,这时候新妈咪不要戴有钢托的胸罩,最好戴专门的哺乳胸罩,以防带有钢托的胸罩挤压乳腺管造成局部乳汁淤积,引起急性乳腺炎。

(9)保证宝贝的吸吮方式正确:不要让宝贝只含到乳头而造成乳头皲裂,应将乳晕也一同含住。

(10)从孕期开始护理乳头:应在怀孕4~5个月后,常用温肥皂水和干而软的毛巾擦洗乳头,以增强表皮的坚韧性,可防哺乳时破裂。

(11)有问题及时就医:一旦发生乳汁淤积,应及时排空乳房,通过局部理疗进行疏通,再辅以手法挤奶,可迅速缓解乳胀,促使乳管通畅。自己挤奶有困难的新妈咪,应及早来医院就诊。

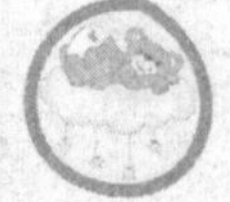

11. 如何预防产后便秘

产褥期妇女最易出现便秘,尤其在产后2~5天。主要原因如下:产

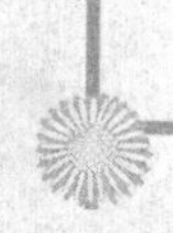
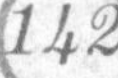

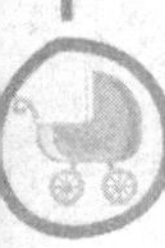

后因腹肌和盆底肌肉松弛，收缩无力，腹压减弱，加之新妈妈体质虚弱，解大便时用力不足，又不能依靠腹压来协助排便；新妈妈在产后多卧床休息，活动减少，使肠蠕动减弱，影响排便；由于会阴伤口或痔疮的疼痛而不敢使劲排便；在产后的前几天内新妈妈的饮食较单调，往往缺乏纤维素食物，尤其缺少粗纤维的含量。这就减少了对消化道的刺激作用，也使肠蠕动减弱，影响排便。另外，新妈妈在分娩前一般都经过灌肠，所以产后2日内多无大便。

产后便秘的防治措施如下：

(1)适量活动：分娩后，新妈妈要尽早下床，要适当活动，不能长时间卧床。

(2)保持良好情绪：新妈妈平时要保持精神愉快、心情舒畅，避免不良的精神刺激，因为不良情绪可使胃酸分泌量下降，胃肠蠕动减慢。

(3)合理饮食：新妈妈要多吃水果、蔬菜，切忌辛辣食物，注意荤素搭配。每日进餐要适当搭配一定比例的杂粮，做到粗细粮搭配，力求主食多样化，还要多吃一些含纤维素多的新鲜蔬菜、水果及蜂蜜等，以增强润肠通便。蔬菜如菠菜、芹菜、洋葱、苦瓜、空心菜、韭菜等，水果如香蕉、苹果、梨、杏等。

(4)药物治疗：以柔和缓泻的中药及中成药为好，禁用猛药，以免损伤正气。

(5)产后体操：新妈妈应在床上做产后体操，进行肛门收缩运动，锻炼骨盆底部肌肉，促使肛门部血液回流。具体方法是，新妈妈可做忍大便的动作，将肛门向上提，然后放松。早晚各1次，每次做10～30下。

12. 如何预防晚期产后出血

(1)产褥期要保持阴部清洁，禁止性生活，以避免感染。

(2)在产程中，注意检查胎盘、胎膜是否完整，如发现不全时要及时清理宫腔。

(3)晚期产后出血属妇科急危重症，急救是关键。所以西医的治疗和手术都要及时采用，在出血得到有效控制后，可配合中药治疗，达到治其根本，巩固疗效的作用。

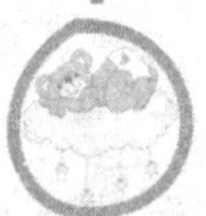

13. 怎样预防产后抑郁症

目前,产后抑郁症之所以有上升的趋势,一是因为当前社会竞争激烈,工作和生育的冲突导致产后抑郁症高发。二是大多数家庭是独生子女,当妈妈的对孩子的期望值自然很高,抚养压力增大。因此,产后抑郁症也逐渐成为产后疾病的一种。一般产后抑郁症容易发生在具有性格不成熟、内向、固执保守、敏感、情绪不稳定、社交能力不强、与人相处不融洽等个性特点的女性身上。一些孕妈妈对妊娠及分娩缺少必要的心理准备,或者本身患有躯体的疾病,或有精神疾病的家族史,或者在孕期或分娩期恰好遭遇工作或生活的打击,还有缺乏家庭、社会,尤其是丈夫的关心和帮助,都是发生产后抑郁症的诱因。那么,怎样才能预防产后抑郁症呢?

(1)产前充分做好身体、心理、物质等方面的准备。

①身体上。准妈妈要注意孕期的体育锻炼,以提高身体素质,特别是许多常坐办公室的女性,要每天参加一些适宜的有氧运动,使心肺功能得到锻炼,使机体能够在产后尽早恢复健康,适应繁忙的母亲角色。

②心理上。生前对育儿知识要有一定的了解,在孩子出生后不至于手忙脚乱,如可以在产前通过读书、听讲座、观摩等学习喂奶的方法,为婴儿洗澡的方法,正确抱孩子的姿势等。同时,还要了解一些儿童常见病的防治方法。对一些意外情况要有思想准备。

③物质上。要为小宝宝的降生准备好所需的费用和衣服、被褥、纸尿裤等,并要为母子准备好房间。

(2)产后营造和谐氛围

①房间条件。房间要有充足的阳光,但不宜直射婴儿及母亲,可用窗纱遮挡。每天要开窗通风,保持室内空气新鲜。即使是冬天也应如此,如果怕产妇受风着凉,可在通风时让母婴俩在其他房间待一会儿。

②家庭气氛。家人不能对生儿生女抱怨、指责,无论是生男生女都是自己的骨肉,要愉快地接受孩子和新妈妈,给新妈妈创造一个良好和谐的家庭环境。

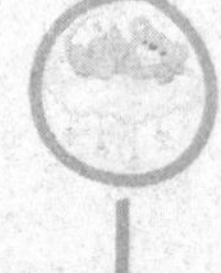

③丈夫的配合。生后一个月内,丈夫最好能陪伴在新妈妈身边,协助新妈妈护理婴儿,如帮助新妈妈给婴儿洗澡、换尿布等。有些丈夫怕

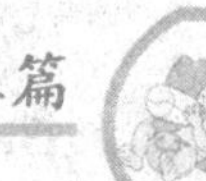
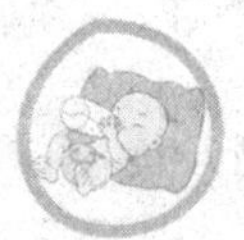
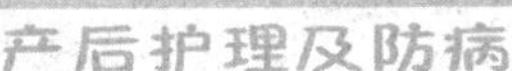

孩子哭影响自己的睡眠，夜里就独自到其他房间睡，这样会使新妈妈觉得委屈，抑郁症状加重。丈夫要多陪伴新妈妈并谅解妻子产褥期的情绪异常，避免争吵。如果出差在外地，一定要想办法尽快赶回来照顾妻儿。

④新妈妈的自我调节。新妈妈要认识到产后心理的特点，尽量避免悲观情绪的产生。平时注意要有充足的睡眠时间，不要过度疲劳。闲暇时可听一些轻柔、舒缓的音乐，或看一些图文并茂的杂志，或读一些幽默故事来调节身心。

14. 如何减轻产后抑郁症

产后抑郁症一般在生完小孩后的几周内发生，一般持续一周或更短的时间。产后抑郁症可能与产后激素水平的变化有关。此外，过度紧张，身体疲惫，睡眠不足，身体不适，以及对自己现状不满，缺少他人关怀和支持，对作为母亲这个新角色既新鲜又恐惧等心理问题，也是导致产后抑郁的重要原因。

减轻产后抑郁症的有效方法如下：

(1)寻求帮助：可让朋友帮助做饭或打扫卫生。如果觉得情绪不稳或对孩子有暴力倾向，或者认为自己不能胜任照看新生儿，请立即寻找专业医生的帮助，如寻找专业的精神分析师，或接受适当的抗抑郁药物治疗。

(2)倾诉自己：俗话说，同病相怜，试着去找寻自己的朋友和同学，或左邻右舍的年轻母亲，彼此倾诉关于初为人母的酸甜苦辣。或者干脆自己去提供帮助的机构和团体并加入其中，会发现还有很多人也正在寻找同样的倾诉伙伴。

(3)学会发泄：许多研究都表明，如果妈妈比较平静的话，新生婴儿会生长得比较好。新妈妈如果每天能够花 15 分钟来放松，无论是通过深呼吸、冥想还是泡澡等方法，都有助于妈妈缓解压力，同时也能有助于成为一个脾气更好的妈妈，增进亲子关系。

(4)争取睡眠：许多人都会听过在宝宝睡觉的时候妈妈也要争取睡眠的建议，但实际上很多妈妈都没有采纳这条建议，因为他们可能会利用宝宝小睡这段时间去做其他的事情。而事实上如果妈妈能够补充失去的睡眠的话，她们感到抑郁的机会则会减低。

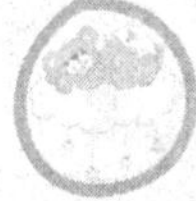

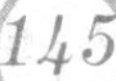

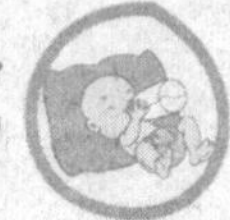
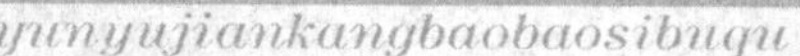
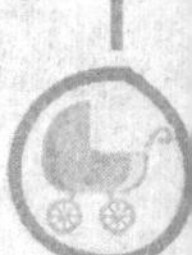

(5)多外出走走:饭后散散步,呼吸新鲜的空气同时还能够让你精神更充足。可以把孩子放在轻便的可折叠的婴儿车里,绕着住处散散步,或约个朋友在附近的咖啡馆里吃顿晚餐。

(6)打扮好自己:趁有人照看孩子之际,自己放松地洗一个热水澡,梳洗打扮一下。尽管孕妈妈装还能穿,但坚决地不穿它。只为自己去逛街,给产后的衣柜添些衣服。在一个心情特别不好的日子,穿上自己最喜欢的衣服,化化淡妆,打扮得漂漂亮亮,给自己打打气!

(7)善待自己:要保证满足自己的基本需要,吃好睡好。不要期望成为一个完美的妈妈,许多妈妈会因为没有做好所有的事情而感到十分沮丧,觉得自己没有别的妈妈做得好,从而强迫给自己一些不实际的期待。对患有产后抑郁症不要有任何负疚感,这并不代表你是一个不称职的母亲,或不爱你的孩子。正确态度不是去成为一个完美的妈妈,而是做一个快乐的妈妈。

15. 如何预防产后新爸爸抑郁症

大家知道产后很多新妈妈会有产后抑郁的症状,但是产后忧郁症不只是新妈妈会发生,新爸爸也会患产后抑郁症。导致新爸爸患产后抑郁症的原因很多,除了缺乏抚养经验、担心宝宝的未来、经济压力等外,还有个很重要的原因就是女性产前与产后恢复期间的变化。一些女性产后会把很大一部分的精力花在孩子身上,精神依托也会由丈夫转移到孩子,从而减少了对丈夫的关注,这对男性心理是一种打击。宝宝出生后,很多新爸爸都会感觉自己没有精力去做别的事情,经常感觉到情绪压抑、精神紧张,还会感觉到疲惫不堪,并且做什么事情都没有精神。新爸爸还特别害怕听到孩子的哭闹声,甚至会讨厌自己的宝宝。新爸爸还有可能经常与新妈妈发生争吵的情况。

面对这种,新爸爸可以采取下面的方法来赶走抑郁。

(1)学会释放:释放情绪的方法有很多种,新爸爸可以选择自己喜欢的方法来做。可以跟自己的好朋友谈心,如果喜欢运动,可以用跑步、打篮球等方式释放情绪;也可以去健身房做做运动,让自己的坏情绪随着运动而释放出来。总之,不要把自己压抑的情绪累计在心里、最后发泄在妻子或宝宝身上。

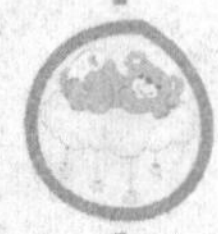
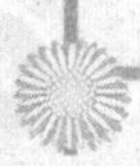

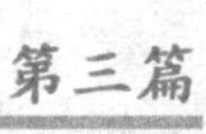
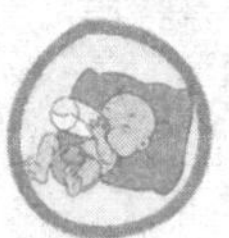
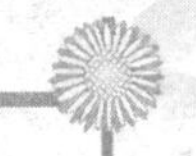

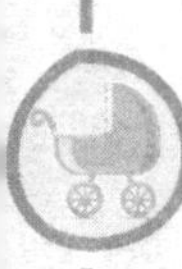

(2)注意休息：生完宝宝之后，新妈妈在坐月子期间会得到很好的休息，这个时候新爸爸也应该注意休息。每天晚上宝宝哭醒，不仅会打扰新妈妈的休息，爸爸也会受到很大的影响，所以在白天的时候爸爸也要注重休息、补充体力。

(3)降低要求：有了宝宝之后的一段时间，新爸爸的工作和其他方面的要求都会有所降低，所以这个时候不要有太高的期望，毕竟自己的精力有限。一个人不可能同时做很多事情，只要新爸爸有一个平和的心态，就能很快地赶走抑郁情绪。

16. 产后手腕疾病怎样预防

很多新妈咪可能都会有手腕疼痛的状况发生，“妈妈腕”是新妈咪容易患上的手痛疾病，虽然不是严重的疾患，但也给新妈咪的日常生活和育儿计划带来烦恼。

(1)“妈妈腕”发生的原因：女性在妊娠期间体内分泌的雌激素，可使女性体内发生水钠潴留，关节及韧带变得松弛，以适应妊娠期体重的增加。但有些女性会发生手腕部内侧的腕管水肿压迫手指的神经，引起手部的麻木甚至疼痛。由于腕管的水肿有时会使手部的神经粘连，导致这种压迫症状可以延续到产后。有些顺产的女性由于产时双手用力不当也会发生产后腕管的损伤，从而引发新妈咪手腕疼痛症状。上述这些腕管的病变在临床上又被称为“手腕狭窄性肌腱滑囊炎”，发生疼痛的位置是在大拇指近手腕的部位。这就是我们俗称的“妈妈腕”。

(2)“妈妈腕”症状：通常是慢慢加重，而不是突然发生，严重时不但会妨碍手腕的运动，也会影响睡眠，患者会觉得关节僵硬，甚至像神经痛一样，会往上痛至手臂，往下痛至大拇指的末端。在做手掌抓握、大拇指跷起、手腕往小指侧弯曲时，疼痛常常会加剧，并可见在手腕桡骨末端茎突处有一点点水肿，按压时疼痛。

(3)“妈妈腕”的预防：怀孕的妈咪如在分娩前感到手部不适应戴护腕，护腕可以起到保护妈咪手腕的作用，有效预防因为外来刺激对手腕的影响。

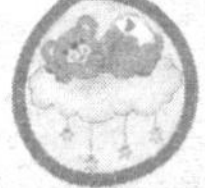

适当做手腕部的旋转运动是有必要的，特别是在易发生关节疼痛的

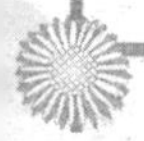

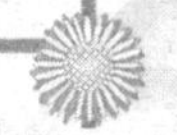

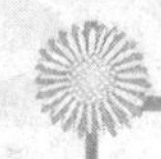

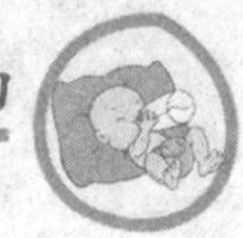

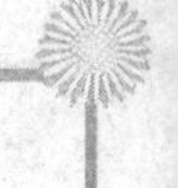

冬春季节,妈咪们一定要做好预防。

妈咪若是手腕感觉不适应减少拿重物,避免单手提拿1千克以上的重物,因为单手提拿重物会加重手腕和手臂的负担,一旦对手腕造成损伤恢复起来是很缓慢的。避免重复性地进行手腕下弯的动作,让手腕多休息。做家务时减少长时间过度使用手部的动作,要适当地休息,避免大拇指、手腕过度劳累。

在分娩后有手部不适的新妈妈要减少每天抱孩子的次数及时间,或轮流变换抱孩子的姿势,尽量不要单手抱,不要过分依赖手腕的力量。应将小孩靠近自己的身体,以获得较好的支撑力,减轻压在手腕的重量。

(4)"妈妈腕"的治疗

①热敷。出现了"妈妈腕"症状的妈咪,可以自行用热敷方法缓解症状。用湿毛巾热敷腕部,以增加局部血液循环,促进炎症吸收。热敷可以每天2～3次,每次20～30分钟。

②按摩。用一只手轻柔地按摩另侧腕关节2～3分钟;用拇指点按另侧腕关节痛点,同时另侧腕关节做旋转运动1～2分钟;双手十指相互交叉做摇腕运动约2分钟;用一只手拇指按压另一只手侧腕关节四周,按压2～3次后,再做另一侧腕关节按压。

17. 如何预防子宫脱垂

子宫能保持在膀胱和直肠之间的正常位置,有赖于骨盆底部肌肉、筋膜的支持和附着在子宫上韧带的悬吊。如果这些支持组织受到损伤,子宫就会沿着阴道向下脱出,称之为子宫脱垂。

子宫脱垂绝大多数是分娩创伤带来的结果,比如分娩时间过长、难产,容易损伤盆底肌肉和韧带。另外,月子里过早下床做家务,或者过早负重劳动也是原因之一。

由于子宫脱垂绝大多数是分娩创伤的结果,因此是一种可以预防的疾病。产后若盆底肌或产道受损伤,必须及时修复。产后注意休息,避免久站、久坐和久蹲,更忌做挑重担,肩背、手提重物等活动。但也应适当下床活动,不宜久卧(主要指仰卧)于床,否则也易使尚在恢复中的子宫韧带变得松弛。

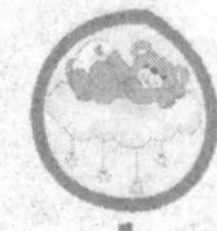
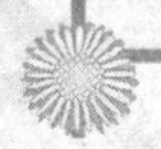
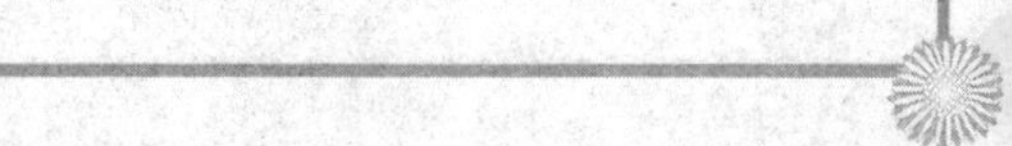

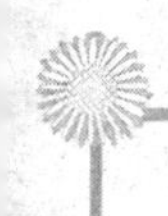
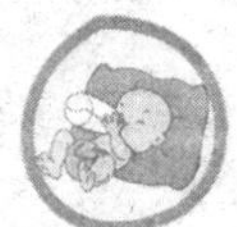
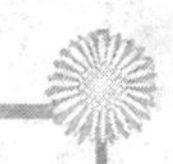

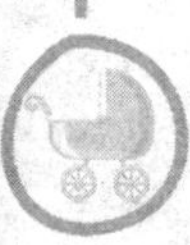

常做产后体操来锻炼腹肌，并进行肛提肌收缩锻炼，即用力收缩、放松肛门，就像排便结束时的动作一样，每次连续进行10分钟左右，每日数次。

18. 如何预防产后关节痛

(1)颈部疼痛：因长时间低头照料宝宝所致。平时可在椅子上坐稳，上半身固定，以360度轻柔、缓慢地活动头、颈部。避免长时间低头。避免半倚在床沿和沙发扶手上。枕头宜低且柔软。避免颈部吹风、受凉。

配合穴位治疗：用两手中指同时点揉两侧风池穴，用中指点揉风府穴。以感觉酸胀为度，可缓解疼痛。

(2)背腰部疼痛：因抱孩子受力或弯腰劳累(如为宝宝洗澡、换尿布)或受凉所致。平时可做扩胸运动缓解背部疼痛；做弯腰、晃腰运动缓解腰部疼痛。睡觉时使用硬板床，并注意腰部保暖。做适当运动。

配合穴位治疗：取整个背腰部或阿是穴。请家人用手掌在脊柱上自上而下进行掌揉，至皮肤温热。用两手拇指在肩胛骨中点凹陷处(相当于天宗穴部位)指揉，以酸胀为度；或用手掌掌揉，以局部温热为宜。双手掌心贴于两侧腰肌上，掌擦腰肌，感觉微烫即可。此法亦可自己操作，操作时可用少许粉或油涂在皮肤上，不要擦破皮肤。

(3)臂部疼痛：因抱孩子喂奶或抱孩子睡觉时肘部受力所致。平时不要过于劳累，并注意保暖。配合做肘部外展、外旋锻炼。可用另一只手拇指指腹揉曲池穴。若疼痛范围比较大，可以用手掌进行掌揉，3～5分钟。

(4)肩部疼痛：因抱孩子劳累或喂奶时受凉所致。可以用热毛巾或布包热水袋做局部热敷治疗，温度不宜过高以防烫伤皮肤。还可适当做摇肩锻炼。

配合穴位治疗：在肩关节周围疼痛部位，用手指指端揉痛点或手掌掌揉疼痛区域进行治疗，以局部酸胀或温热为度。

(5)手部疼痛：因为抱孩子过度活动和劳累所致；受凉，尤其是劳作后立即接触凉水。平时可以适当活动手指和手腕部。热水泡浴后用指揉痛点，1～3分钟。

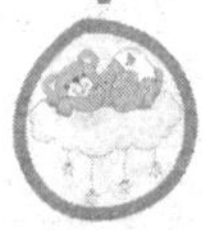
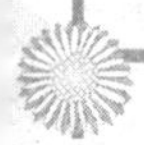
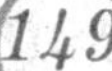

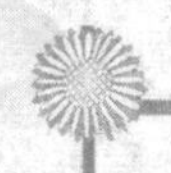
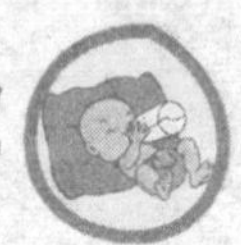
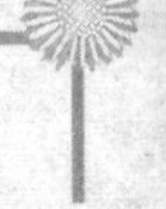

19. 如何预防产后贫血

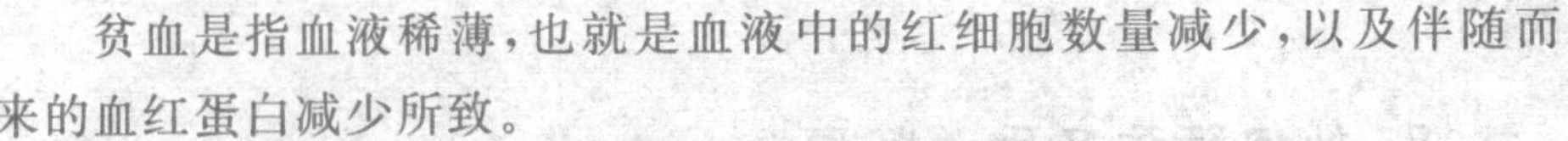

贫血是指血液稀薄，也就是血液中的红细胞数量减少，以及伴随而来的血红蛋白减少所致。

女性自怀孕到分娩均需要足够的营养，才能有足够的乳汁与精力来哺喂新生儿，同时使身体尽快恢复。而产后妇女贫血问题，主要是分娩时的失血、产后恶露，以及哺乳时供应新生儿养分所需引起的，因此比一般人贫血来得明显而重要。只有尽快纠正产后贫血，才能使新妈妈能够适当运动，让体力逐渐恢复，做事才能集中精神、有耐心，才能够更好地哺育婴儿。

(1)产前预防：新妈妈要避免贫血，最好从孕期开始就注意饮食调养，保证在孕期不发生贫血。如果新妈妈在怀孕时就检查出贫血，应该及时找医生咨询治疗。准妈妈在孕期如果发生贫血，可以适当服用红枣，有助于准妈妈在孕期能量的摄取和铁的补充。为预防或减轻贫血，在早孕阶段，就应该多吃些流质或半流质食物，如猪肝汤、豆腐、水蒸蛋、蔬菜汤等，少食多餐，多吃营养丰富的食品，千万不能偏食、挑食。如果准妈妈的贫血特别严重的话，应该及时去医院就诊，防止并发症的发生。

(2)饮食调理：新妈妈在生完宝宝后失血量多，很容易发生贫血，严重贫血时会影响新妈妈的身体恢复及小宝宝的营养健康。有时药补不如食补，因长期服用药物会引起不良反应，也会发生消化障碍，长久服用还会使人不耐烦，唯有食物，不但津津有味，还能有多种变化来引起食欲。

如果是轻度贫血，一般通过食疗就可以了，与贫血有关的营养素，包括蛋白质、铁、维生素 B_{12}、叶酸、维生素 C、维生素 B_6 等。可以多吃点动物肝脏、排骨之类食品；许多食物铁质含量很丰富，如黑木耳、紫菜、发菜、荠菜、黑芝麻、藕粉等。如果血红蛋白在 70 克/升以下，则需要考虑输血治疗，如果低于 90 克/升，需要进一步检查贫血原因并进行治疗。

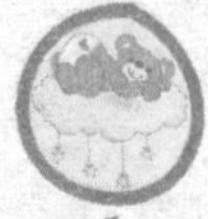

(3)药物调理：对于产后中度以上的贫血，新妈妈可以吃些补血的铁剂。因为较严重的贫血若单纯靠食补，效果非常慢，会影响新妈妈产后的恢复。因为铁剂在偏酸性的环境下更容易吸收，所以同时加服维生素

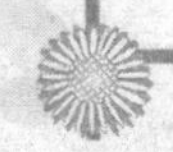
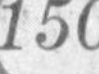

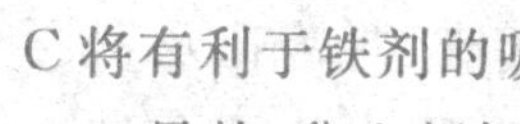

C将有利于铁剂的吸收。

另外,贫血新妈妈最好不要喝茶,多喝茶只会使贫血症状加重。因为食物中的铁,是以三价胶状氢氧化铁形式进入消化道的。经胃液的作用,高价铁转变为低价铁,才能被吸收。而茶中含有的鞣酸在饭后易形成不溶性鞣酸铁,会阻碍铁的吸收。其次,牛奶及一些中和胃酸的药物也会阻碍铁质的吸收,所以尽量不要和含铁的食物一起食用。

20. 如何预防产后消化不良

一般情况下,新妈妈卧床时间较长,运动少,容易产生消化不良的现象。

为防止出现消化不良,新妈妈要注意饮食结构的平衡,荤素搭配合理,少食油腻食品,因为过分油腻不仅给消化系统增加负担,同时也会影响新妈妈的食欲。饮食要做到少食多餐,饭菜要细软,以利于新妈妈的消化吸收。

蔬菜、水果中富含纤维素和果胶,可以帮助肠道蠕动,要适量食用。必要时,还可服用助消化的药物,如多酶片、乳酶生等。不能食用辛辣刺激性食品,以免对胃肠造成损害,阻碍消化吸收功能。每天饮用500毫升左右的牛奶,对新妈妈的消化吸收功能有一定的帮助。新妈妈在身体条件允许的情况下,应适当下床活动,以帮助食物的消化吸收。

21. 如何预防产后骨质疏松

新妈妈之所以容易得骨质疏松,是因为哺乳期的女性每天都要从自己储存的钙中大约转移200毫克到母乳中,而钙的损耗会造成骨密度的损失。

新妈妈要注意补钙,月子里的妈妈一定要补钙,妈妈缺钙的直接结果是奶水缺钙,进一步导致处于哺乳期的新生儿先天性缺钙,为母子将来高发的骨质疏松埋下隐患。

根据我国饮食的习惯,建议产后的妈妈每天喝奶至少250毫升,以补充乳汁中所需的300毫克的优质钙,妈妈们还可以适量饮用酸奶,提高妈妈的食欲。另外,月子里的妈妈每天还要多吃些豆类或豆制品,一般来讲,吃100克左右豆制品,就可摄取到100毫克的钙。同时,妈妈

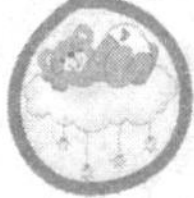

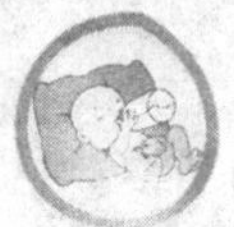
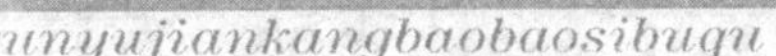
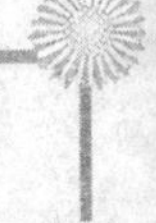
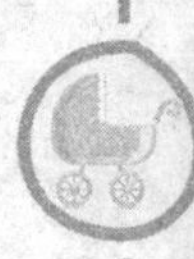

也可以根据自己的口味吃些乳酪、海米、芝麻或芝麻酱、西蓝花及羽衣甘蓝等，保证钙的摄取量至少达到800毫克。由于食物中的钙含量不好确定，所以最好在医生指导下补充钙剂。这样，便可清楚自己是否补足了钙。

运动对于减少哺乳期的钙损失会有一定帮助：相对于不运动的哺乳妈妈损失7%的骨密度，保持运动的只损失4.8%。产后女性除了营养合理外，适当运动也非常重要，如可通过跳绳、快走、慢跑、跳舞等运动，对骨骼产生压力，增强骨密度和质量。一般情况下，每周最好运动3～5次，每次30分钟。

另外，妈妈应多去户外晒晒太阳，这样也会促进骨密度恢复，增加骨硬度，全面预防骨质疏松。

22. 坐月子期间如何避免发胖

产后发胖是大多数女士的“伤心事”。一旦造成产后肥胖，再想恢复以前的苗条可得费一番工夫。为了保持“苗条女儿身”，“坐月子”的女士应尽量做到以下五点。

(1)保持好心情：不良情绪会使新妈妈内分泌功能失调，影响其新陈代谢，造成肥胖等问题。产后要保持乐观的情绪，避免烦躁、忧愁、愤怒等不良情绪的刺激。

(2)适度饮食：妇女孕期和产后需要的营养比平常多，但要注意饮食有节，一日多餐，按时进行，形成习惯。食物构成应以高蛋白、高维生素、低糖、低脂肪为好。合理饮食，荤素搭配、细粮与粗粮搭配并适当多吃水果。

(3)勤于活动：顺产后应尽早下地做些轻微的活动，如洗手、洗脸、倒水等。满月后，随着身体的恢复，应坚持每天做体操或健美操等，以减少皮下脂肪堆积。

(4)科学睡眠：产后夜晚睡8小时，午睡1小时，一天的睡眠时间即可保证。睡眠时间过多，人体新陈代谢降低，碳水化合物等营养物质就会以脂肪形式在体内堆积造成肥胖。

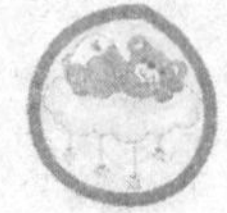

(5)母乳喂养：坚持母乳喂养，不但有利于婴儿生长发育，也可预防产后肥胖。母乳喂养可促进乳汁分泌，加强母体新陈代谢，将体内多余

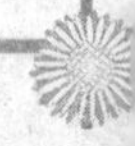

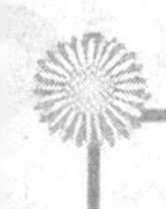

的营养成分输送出来。

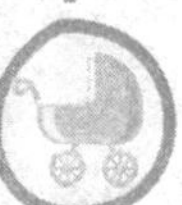

23. 如何预防产后失眠

产后失眠是很多初为人母的女性常患的一种疾病，不仅影响新妈妈自身的健康，白天做事力不从心，同时也会影响宝宝的身体健康。因此，积极采取预防措施是必要的，应该做好下面几点。

(1)自疗失眠不能依赖药物，应该注意消除引起失眠的原因，力求心理平衡，结合体疗改善体质，效果将会更好。

(2)生活有规律，劳逸适度，定时上床，改变不良生活习惯。戒烟酒、忌辛辣刺激食品，如咖啡、浓茶等。晚餐不要过饱。

(3)睡前半小时不再用脑，在安静的环境中听听柔和优美的音乐。难以入睡者还可以做一些外出散步之类的轻松活动。或在床头柜上放上一个剥开皮或切开的柑橘，让失眠的新妈妈吸闻其芳香气味，可以镇静中枢神经，帮助入睡。

(4)以清淡而富含蛋白质、维生素的饮食为宜。经常失眠的新妈妈，用莲子、桂圆、百合配粟米熬粥，有助眠疗效。

(5)清早迎着太阳活动，锻炼半小时左右，有助于体内生物钟的调整。

24. 如何预防产后皮肤松弛

产后往往会出现皮肤松弛的现象，这是因为孕期腹部皮肤长时间紧绷，产后一时失去弹性所致；另外，产后妊娠水肿消去也会显得皮肤松弛，如果产后缺乏运动，皮肤松弛就会更明显，新妈妈应及早改善。可以通过按摩、蒸气、适当喝水、补充维生素及蛋白质食物，增加碱性食物摄入等方法来改善。

(1)学会自我按摩：从产后第二周开始，新妈妈可以对自己的腿部、手部、脸部等进行轻柔的按摩，以打圈形式由下至上轻轻按摩约 15 分钟，产后月子期间最好不要对腹部和腰部进行按摩，可以有意识地深呼吸，收紧腹部。

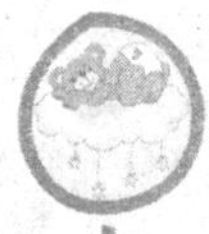

产后不宜立即束腹，否则会增加腹压，造成产后盆底支持组织的支撑力下降，妈妈可以将蒸气口对着腹部，5～10 分钟后再用冰毛巾冷敷，

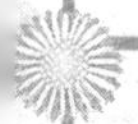

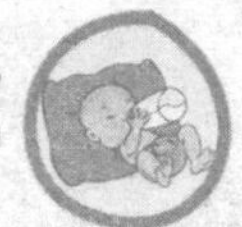
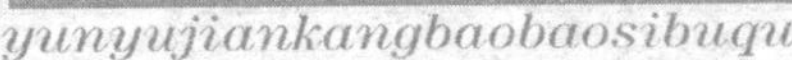

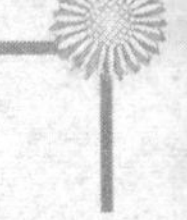

而后涂上紧致按摩油轻轻抹匀。新妈妈还可到美容院做腹部紧致专业护理,大约每2周一次。

(2)饮食调养

①适当喝水。缺水会使皮肤失去弹性,甚至出现皱纹,妈妈每日饮水量应为1 200毫升左右,产后第一周时可不必勉强。早上起床后喝一大杯温矿泉水,可以刺激肠胃蠕动,使内脏进入工作状态;如果新妈妈常被便秘所困,不妨在水中加些盐。

②常吃富含维生素的食物。维生素对于防止皮肤衰老,保持皮肤细腻滋润起着重要作用,处在哺乳期的新妈妈以食补为佳,以免影响乳汁的质量,富含维生素的食物主要是蔬菜和水果。

③增加富含蛋白食物的摄入量。皮肤主要由胶原蛋白和弹性蛋白构成,适当补充胶原蛋白能使细胞变得丰满,从而使肌肤充盈,皱纹减少,而弹性蛋白可使皮肤弹性增强。富含胶原蛋白和弹性蛋白多的食物有猪蹄、动物筋腱和猪皮等。

④多吃碱性食物。日常生活中所吃的鱼、肉、禽、蛋、粮谷等均为酸性食物,大量酸性食物会侵蚀敏感的表皮细胞,使皮肤失去细腻和弹性,故应吃些生理碱性食物,如苹果、梨、柑橘和蔬菜等以保持平衡。

(3)紧致皮肤的食谱:胡萝卜拌西蓝花。胡萝卜、西蓝花富含维生素和胡萝卜素,能刺激新陈代谢,起到改善皮肤松弛的作用。

25. 如何避免哺乳期受孕

在产后哺乳期间泌乳素水平明显增高。正是这种升高抑制了促性腺激素的分泌,此时卵巢对促性腺激素反应也差,所以在哺乳期常常是持续性闭经,大多数女性没有排卵期,因而也不会怀孕。但是,也有没有恢复月经就出现再次怀孕的情况。现在,由于人们的生活水平提高了,产妇产后的营养补充及时而丰富,使产妇体内的分泌变化很快恢复,因此哺乳期仍按月行经的产妇大有人在,按月行经就可能有排卵,有排卵就有再次怀孕的危险。而新妈妈产后还处于身体恢复期,抵抗力弱,千万别忘了科学避孕,以免人工流产造成多种并发症及慢性妇科病,甚至影响到一生的健康。

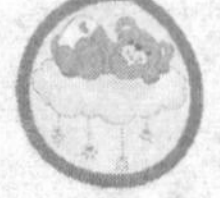

哺乳期的新妈妈不宜采用口服避孕药的方法避孕,因药物内含有性

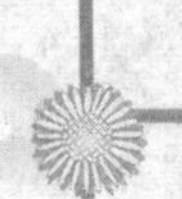
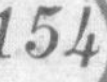

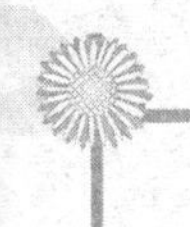

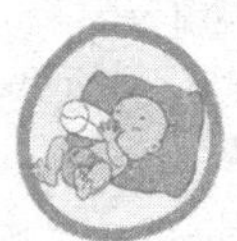

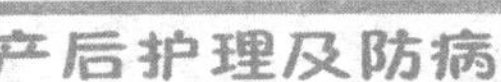

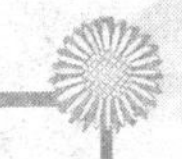

激素，能抑制乳汁的分泌，使服药者的乳汁分泌减少并可通过乳汁影响婴儿。

完全哺乳避孕。一般来说，来月经的时间与产后是否哺乳、哺乳时间的长短、新妈妈的年龄及卵巢功能的恢复有一定的关系。完全哺乳可安全避孕。所谓完全哺乳，是指婴儿的营养主要来自妈妈的乳汁。即新生儿从一出生就开始吸吮妈妈的乳头，每次将乳房的奶汁吸干，并定时交替地吸吮双乳，以吸净乳汁为止，其中包括夜间全部由母乳喂养。即使婴儿需要添加其他食品，仍需以吸吮母乳为主，而且仍然要做到充分吸吮，吸净乳汁为原则。只有这种完全、彻底、强烈地吸吮刺激，才能反射性抑制新妈妈排卵中枢各个环节的分泌功能，达到抑制排卵的目的，同时也就起到了避孕的效果。哺乳期避孕只适用于产后6个月以内的妇女，此时乳汁量充分，可不添加任何辅食，达到完全哺乳，使妇女完全闭经，即可有较满意的避孕效果。产后6个月后，月经已恢复或婴儿已添加辅食，不能再保持完全哺乳，妊娠的危险性就会明显增加，应该及时采用其他方法避孕。否则即使延长哺乳期，但不采用其他避孕方法，仍然会出现哺乳期内怀孕，甚至怀孕后自己还不知道，以致当发现时妊娠月份已大了，给终止妊娠带来困难，使自己身体健康受到较大的损失。

使用避孕套比较理想。产后6个月以后还在哺乳的新妈妈，可以考虑放置宫内节育环。因特殊情况不能哺乳的新妈妈，可服用长效避孕药或使用长效避孕器具。

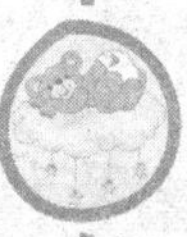

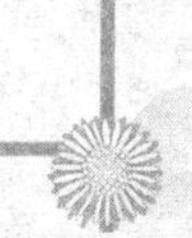

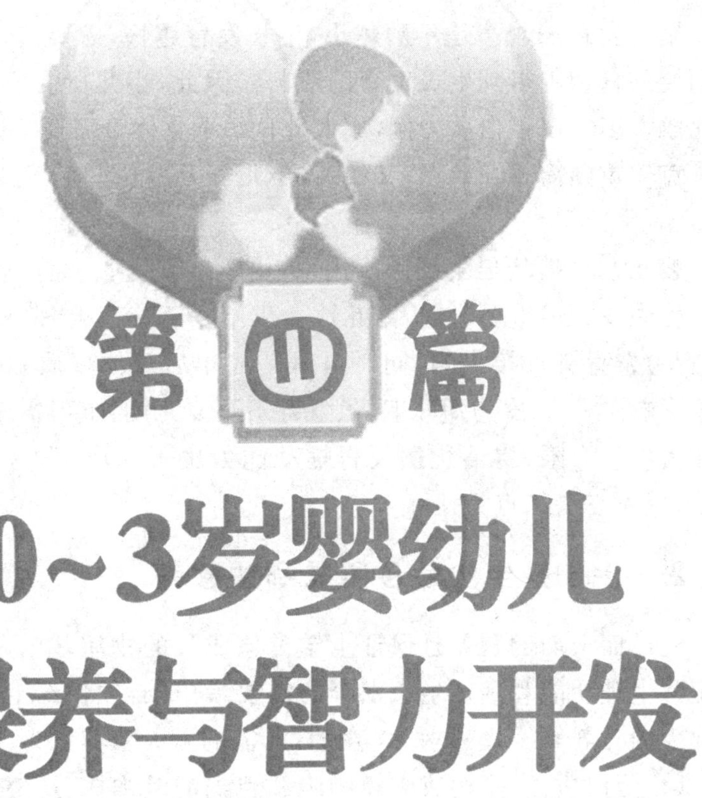

第四篇

0~3岁婴幼儿喂养与智力开发

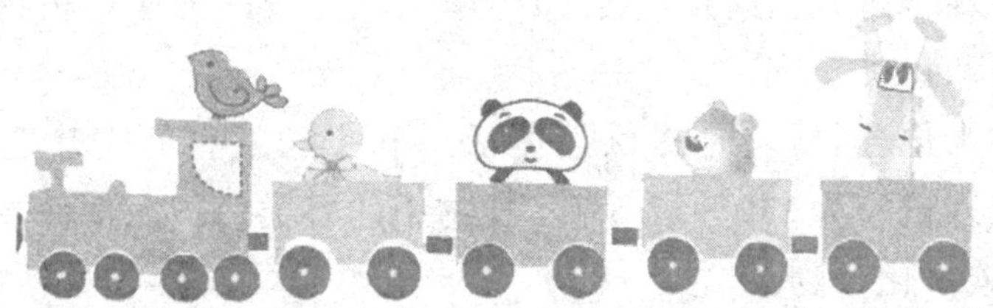

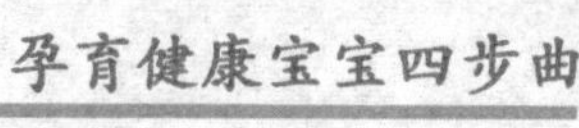

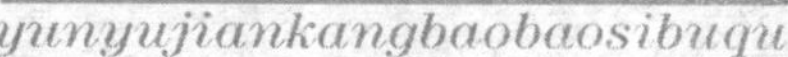

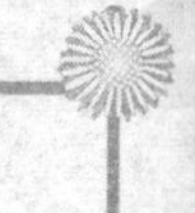
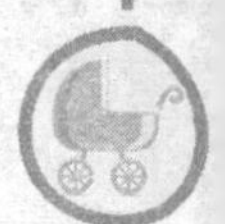

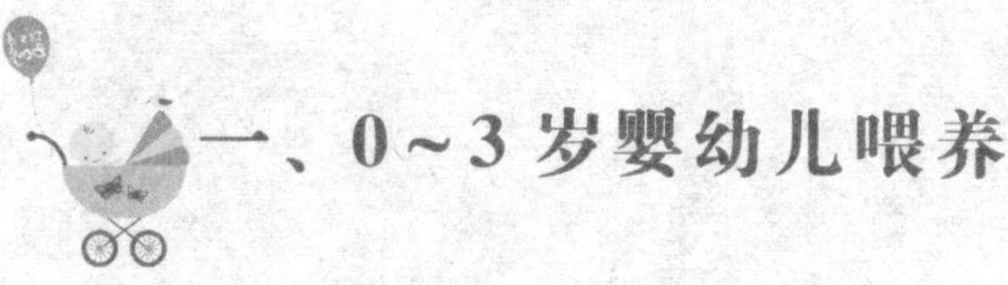

一、0~3岁婴幼儿喂养

1. 婴幼儿期营养需求有何特点

生长发育的规律是年龄越小,生长发育越快,需要的营养物质越多。他们要从食物中得到生长发育的原料。因此,小儿所需要的营养量相对要比成人多。以蛋白质为例,成人每日每千克体重需要1克,而小儿每日每千克体重则需要2.5克;又如钙,小儿每天需要1克,而成人只需要0.8克。

婴儿期是指从出生到满1周岁,由于宝宝生长发育迅速,代谢旺盛,是一生中发育最重要时期,因此饮食供给是否充足合理不仅对童年期体力、智力发育有直接影响,同时也对其成年后身体素质和疾病发生都有重要影响。1～3岁为幼儿期,虽发育不及婴儿期快,但需求仍比成人多。其牙齿数量有限,胃消化酶及胃蠕动能力也不如成年人,故应注意烹调方法,每天三餐二点为佳。

2. 1~3岁宝宝每日所需哪些营养

充足而全面的营养是保证宝宝健康成长的物质基础,为了维持宝宝的正常生理功能和满足生长发育的需要,每日必须供给宝宝6种人体不可缺少的营养素。1～3岁宝宝每日所需的六大营养素为:

(1)蛋白质:它是构成人体细胞和组织的基本成分,每日供给量应为35～40克。主要来源为肉、蛋、鱼、豆类及各种谷物类。

(2)脂肪:它的作用是提供热能,调节体温,保护神经及体内器官,促进维生素吸收,每日供给量应为30～40克。主要来源于动植物油、乳类、蛋黄、肉类和鱼类。

(3)碳水化合物:它是提供人体活动和生长发育所需热能的主要来源,每日摄入量应为140～170克。食物中的谷类、豆类、食糖、蔬菜、水果都可提供碳水化合物。

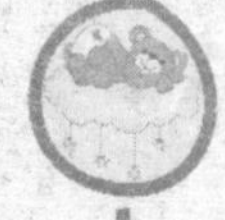
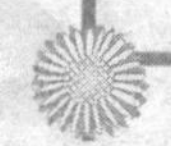

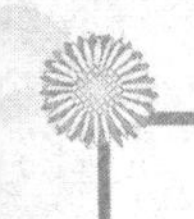

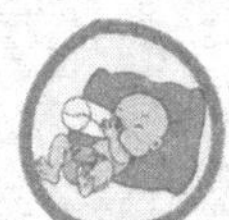
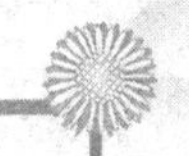
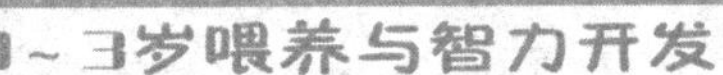

(4)矿物质:其中钙是宝宝骨骼和牙齿生长的主要原料,每日应保证供给 600 毫克;钙质在奶类、蛋类、鱼类、豆类及蔬菜中含量较高。铁是人体造血的主要原料,每日应保证供给 10 毫克左右;主要应从动物肝脏、蛋黄、瘦肉、绿叶菜及豆类中摄取。锌可以增进食欲,促进宝宝生长发育,在动物内脏、花生、香蕉及豆类中含量较高,每日应摄取 10 毫克。碘也是宝宝生长发育必需的一种非常重要的营养素,它与宝宝智能发展和体格发育密切相关,每日应保证摄取 70 微克;碘在各类海产品中含量极为丰富,食用碘盐也是补碘的好办法。

(5)维生素:作用是维持正常的生理功能和生长发育。其中最为重要的是维生素 A、维生素 B_1、维生素 B_2、维生素 C、维生素 D,主要来源是蔬菜、水果、肉、蛋、豆、奶及粗粮。1～3 岁宝宝维生素 D 的每日摄取量应为 400 国际单位。

(6)水:是人体最主要的成分之一,维持体内新陈代谢和体温调节等,这一阶段的宝宝每日每千克体重应补充水分 125～150 毫升。

3. 什么是 1～3 岁宝宝喂养指南

1～3 岁的宝宝正处在快速生长发育时期,对各种营养素的需求相对较高,同时宝宝机体各项生理功能也在逐步发育完善,但是对外界不良刺激的防御性能仍然较差,因此对于宝宝膳食安排不能完全与成人相同,需要特别关照。

(1)由母乳或其他乳制品喂养逐步过渡到食物多样化:可继续给予母乳喂养直至 2 岁(24 月龄),或每日给予不少于相当于 350 毫升液体奶的宝宝配方奶粉,但是不宜直接用普通液态奶、成人奶粉或大豆蛋白粉等。建议首选适当的宝宝配方奶粉,或给予强化了铁、维生素 A 等多种微量营养素的食品。因条件所限,不能采用宝宝配方奶粉者,可将液态奶稀释,或与淀粉、蔗糖类食物调制,喂给宝宝。如果不能摄入适量的奶制品时,需要通过其他途径补充优质蛋白质和钙质。可用 100 克左右的鸡蛋(约 2 个)经适当加工来代替,如蒸蛋羹等。当宝宝满 2 岁时,可逐渐停止母乳喂养,但是每天应继续提供宝宝配方奶粉或其他的乳制品。同时,应根据宝宝的牙齿发育情况,适时增加细、软、烂的膳食,种类不断丰富,数量不断增加,逐渐向食物多样化过渡。

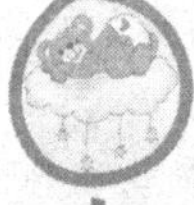
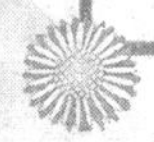

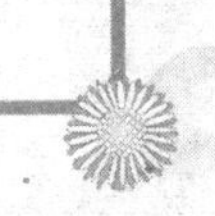

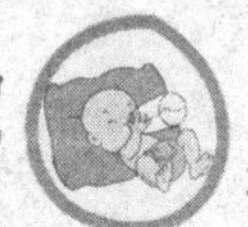
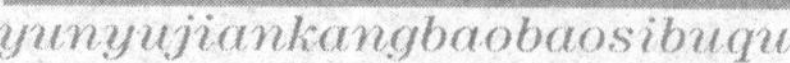

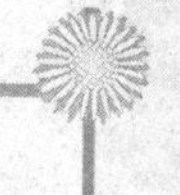

(2)选择营养丰富、易消化的食物：宝宝食物的选择应根据营养全面丰富、易于消化的原则，应充分考虑满足能量需要，增加优质蛋白质的摄入，以保证宝宝生长发育的需要；增加铁质的供应，以避免铁缺乏和缺铁性贫血的发生。鱼类脂肪有利于儿童神经系统发育，可适当选用鱼虾类食物，尤其是海鱼类。对于1～3岁宝宝，应每月选用猪肝75克(一两半)，鸡肝50克(一两)，羊肝25克，做成肝泥，分次食用，以增加维生素A的摄入量。不宜直接给宝宝食用坚硬的食物、易误吸入气管的硬壳果类(如花生)、腌制食品和油炸类食品。

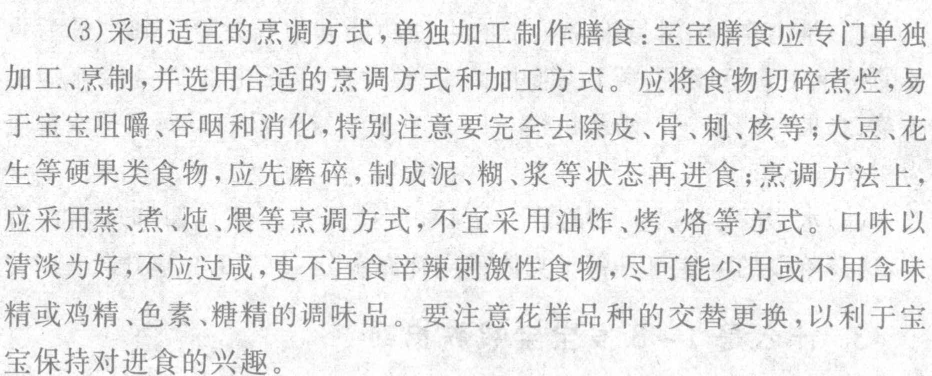

(3)采用适宜的烹调方式，单独加工制作膳食：宝宝膳食应专门单独加工、烹制，并选用合适的烹调方式和加工方式。应将食物切碎煮烂，易于宝宝咀嚼、吞咽和消化，特别注意要完全去除皮、骨、刺、核等；大豆、花生等硬果类食物，应先磨碎，制成泥、糊、浆等状态再进食；烹调方法上，应采用蒸、煮、炖、煨等烹调方式，不宜采用油炸、烤、烙等方式。口味以清淡为好，不应过咸，更不宜食辛辣刺激性食物，尽可能少用或不用含味精或鸡精、色素、糖精的调味品。要注意花样品种的交替更换，以利于宝宝保持对进食的兴趣。

(4)在良好环境下规律进餐，重视良好饮食习惯的培养：宝宝饮食要一日5～6餐，即一天进主食3次，上下午两主餐之间各安排以奶类、水果和其他细软面食为内容的加餐，晚饭后也可加餐或零食，但睡前应忌食甜食，以预防龋齿。

要重视宝宝饮食习惯的培养，饮食安排上要逐渐做到定时、适量、有规律地进餐，不随意改变宝宝的进餐时间和进餐量；鼓励和安排较大宝宝与家人一同进餐，以利于宝宝日后能更好地接受家庭膳食；培养宝宝集中精力进食，停止其他活动；家长应以身作则，用良好的饮食习惯影响宝宝，使宝宝避免出现偏食、挑食的不良习惯。

要创造良好的进餐环境，进餐场所要安静愉悦，餐桌椅、餐具可适当儿童化，鼓励、引导和教育儿童使用匙、筷等自主进餐。

(5)多活动，体重合理：鼓励宝宝多做户外游戏与活动，合理安排零食，避免过瘦与肥胖。由于奶类和普通食物中维生素D含量十分有限，宝宝单纯依靠普通膳食难以满足维生素D需要量。适宜的日光照射可促进儿童皮肤中维生素D的形成，对儿童钙质吸收和骨骼发育具有重要

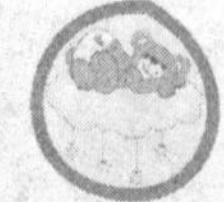

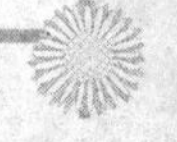

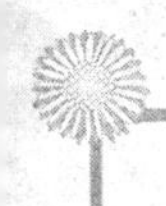
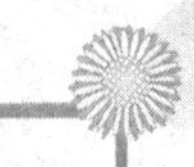
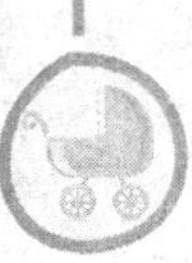

意义。每日安排宝宝1～2小时的户外游戏与活动，既可接受日光照射，促进皮肤中维生素D的形成和钙质吸收，又可以通过体力活动实现对宝宝体能、智能的锻炼培养和维持能量平衡。

正确选择零食品种，合理安排零食时机，使之既增加儿童对饮食的兴趣，以利于能量补充，又可避免影响主餐食欲和进食量。应以水果、乳制品等营养丰富的食物为主，给予零食的数量和时机以不影响宝宝主餐食欲为宜。应控制纯能量类零食的食用量，如糖果、甜饮料等含糖高的食物。鼓励儿童参加适度的活动和游戏，有利于维持儿童能量平衡，使儿童保持合理体重增长，避免儿童瘦弱、超重和肥胖。

(6)每天足量饮水，少喝含糖高的饮料：水是人体必需的营养素，是人体结构、代谢和功能的必要条件。小儿新陈代谢相对高于成年人，对能量和各种营养素的需要量也相对更多，对水的需要量也更高。1～3岁宝宝每日每千克体重约需水125毫升，全日总需水量为1 250～2 000毫升。宝宝需要的水除了来自营养素在体内代谢生成的水和膳食食物所含的水分(特别是奶类、汤汁类食物含水较多)外，大约有一半的水(600～1 000毫升)需要通过直接饮水来满足。宝宝的最好饮料是白开水。目前市场上许多含糖饮料和碳酸饮料含有葡萄糖、碳酸、磷酸等物质，过多地饮用这些饮料，不仅会影响宝宝的食欲，使儿童容易发生龋齿，而且还会造成过多能量摄入，从而导致肥胖或营养不良等问题，不利于儿童的生长发育，应该严格控制摄入。

(7)定期监测生长发育状况：身长和体重等生长发育指标反映宝宝的营养状况，父母可以在家里对宝宝进行定期的测量，1～3岁宝宝应每2～3个月测量1次。

(8)确保饮食卫生，严格餐具消毒：选择清洁不变质的食物原料，不食隔夜饭菜和不洁变质的食物，在选用半成品或者熟食时，应彻底加热后方可食用。宝宝餐具应彻底清洗和加热消毒。养护人注意个人卫生。培养宝宝养成饭前便后洗手等良好的卫生习惯，以减少肠道细菌、病毒及寄生虫感染的机会。

4. 什么是0～6月龄宝宝喂养指南

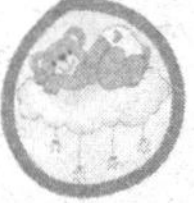

正常足月产宝宝的出生体重和身长分别平均约为3.3千克和50厘

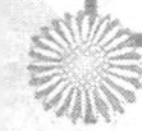

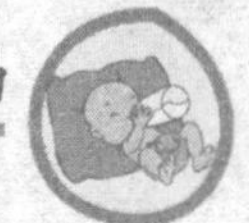

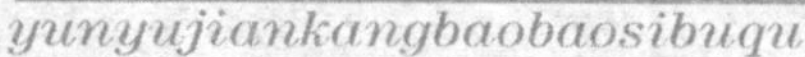

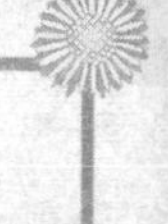

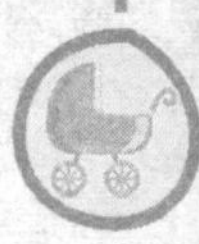

米。宝宝出生后，其体格即开始高速地生长；到6个月末，宝宝的平均体重和身长分别增加到约7千克和68厘米。然而，此时宝宝的消化系统远未发育成熟，严重制约了6月龄以下宝宝对膳食的选择。母乳是这个时期宝宝最佳的膳食营养来源。因为母乳具有很多优点，完全符合0～6月龄宝宝对营养的需求及消化吸收特点。

(1)纯母乳喂养：母乳是6月龄之内宝宝最理想的天然食品。母乳所含的营养物质齐全，各种营养素的比例合理，含有多种免疫活性物质，非常适合于身体快速生长发育、生理功能尚未完全发育成熟的宝宝。母乳喂养也有利于增进母子感情，使母亲能细心护理宝宝，并可促进母体的复原。同时母乳喂养经济、安全又方便，不易发生过敏反应。因此，应首选母乳喂养宝宝。纯母乳喂养能满足6月龄以内宝宝所需要的全部液体、能量和营养素。

应该按需喂奶，每天可以喂奶6～8次以上。至少坚持完全纯母乳喂养6个月，从6个月开始添加辅食的同时，应继续给予母乳喂养，最好能到2岁。在4～6月龄，如果宝宝体重不能达到标准体重时，需要增加母乳喂养次数。全社会应该鼓励母乳喂养，支持母乳喂养，保护母乳喂养。

(2)产后尽早开奶，初乳营养最好：新生儿的第一口食物应该是母乳。在分娩7天内，乳母分泌的乳汁呈淡黄色，质地黏稠，称之为初乳。之后第8～14天的乳汁称之为过渡乳，4周后称之为成熟乳。初乳对宝宝十分珍贵，其特点是蛋白质含量高，含有丰富的免疫活性物质，对宝宝防御感染及初级免疫系统的建立十分重要。初乳中微量元素、长链多不饱和脂肪酸等营养素比成熟乳要高得多。初乳也有通便的作用，可以清理初生儿的肠道和胎便。因此应尽早开奶，产后30分钟即可开奶。尽早开奶可减轻宝宝生理性黄疸、生理性体重下降和低血糖的发生。

(3)尽早抱宝宝到户外活动或适当补充维生素D：母乳中维生素D含量较低，加之宝宝的户外活动时间少，单纯靠母乳喂养不能满足宝宝对维生素D的需要，容易发生维生素D缺乏。家长应尽早抱宝宝到户外活动，适宜的阳光会促进皮肤维生素D的合成，也可适当补充富含维生素D的制剂。

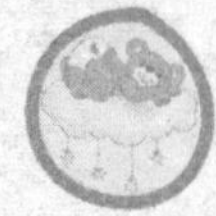

(4)及时补充适量维生素K：由于母乳中维生素K含量低，为了预防

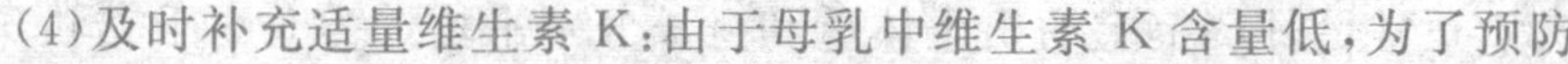

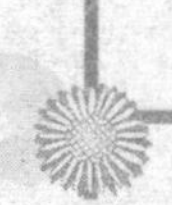

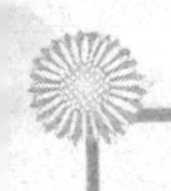
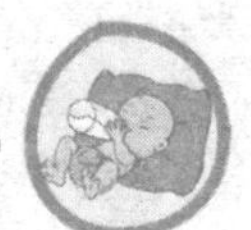
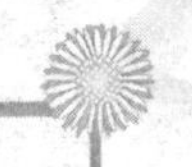

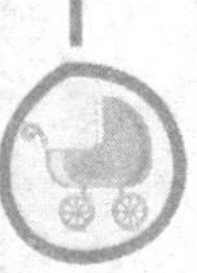

新生儿和1～6个月的宝宝维生素K缺乏相关的出血性疾病，应在医生的指导下注意及时给新生儿和1～6月龄宝宝补充维生素K。乳母适当多食用富含维生素K的食物（如绿叶蔬菜），有助于宝宝从母乳中获得更多的维生素K。

(5)不能用纯母乳喂养时，宜首选宝宝配方奶粉喂养：由于种种原因不能用纯母乳喂养宝宝时，如乳母患有传染性疾病、神经障碍、乳汁分泌不足或无乳汁分泌等，建议首选适合于0～6月龄宝宝的配方奶粉喂养，由于普通鲜奶、豆奶粉、蛋白粉等的蛋白质和矿物质的含量远高于母乳，会增加宝宝的肾脏负担，因此不宜直接用上述奶品喂养宝宝。选用配方奶粉喂养时，一定要认真阅读奶粉冲调说明，严格按照说明书上注明的水与奶粉比例、冲调程序等进行冲调。

(6)定期监测生长发育状况：身长和体重等生长发育指标反映了宝宝的营养状况，宝宝的生长有其个体特点，生长速度有快有慢，只要宝宝的生长发育在正常范围内就不必担心。宝宝的年龄越小，测量的间隔时间应越短，出生后前6个月每半月一次。

5. 什么是6～12月龄宝宝喂养指南

6～12月龄宝宝的生长发育仍然处于快速发展时期，此时宝宝的消化系统较0～6月龄宝宝有了较大改善，可以对泥糊状食物和较为细软的食物进行初步咀嚼。但此时仍然未完全发育成熟，对成人膳食中的蛋白质、脂肪、碳水化合物及膳食纤维等营养物质的消化吸收尚不完全，需要逐步适应，因此影响了6～12月龄宝宝对膳食的选择；同时经过生后6个月的生长发育，宝宝在出生时从母体所获得的各种营养储备尤其是铁储备已基本耗竭，需要经食物及时补充其生长发育和维持生命活动所需要的营养物质。

(1)奶类优先，继续母乳喂养：奶类应是6～12月龄营养需要的主要来源，建议每天应首先保证600～800毫升的奶量，以保证宝宝正常体格和智力发育。母乳仍是宝宝的首选食品，建议6～12月龄的宝宝继续母乳喂养，母乳如不能满足宝宝需要时，可使用较大宝宝配方奶予以补充。对于不能用母乳喂养的6～12月龄宝宝，也建议选择较大宝宝配方奶。

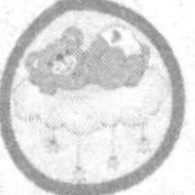

(2)及时合理添加辅食：从6月龄开始，需要逐渐给宝宝补充一些非

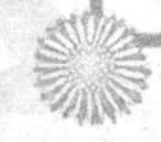

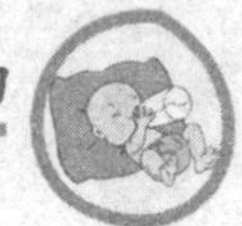
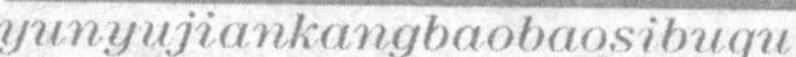

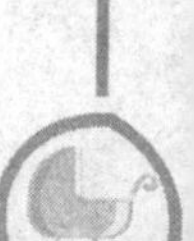

乳类食品，包括果汁、菜汁等液体食物，米粉、果泥、菜泥等泥糊状食物，以及软饭、烂面、切成小块的水果、蔬菜等固体食物。宝宝的生长发育，以及对食物的适应性和喜好都存在一定的个体差异，辅食添加的时间、数量及速度等需要根据宝宝的实际情况灵活掌握，遵照循序渐进的原则，从一种到多种；从少量到多量；从稀到稠、从细到粗。同时，注意观察宝宝的消化能力和过敏反应，不要强迫进食。

(3)尝试多种多样的食物，膳食少糖、无盐、不加调味品：宝宝6月龄时，每餐的安排可逐渐开始尝试搭配谷类、蔬菜、动物性食物，每天应安排有水果。应让宝宝逐渐开始尝试和熟悉多种多样的食物，特别是蔬菜类，可逐渐过渡到除奶类外由其他食物组成的单独餐。随着月龄的增加，也应根据宝宝需要，增加食物品种和数量，调整进餐次数，可逐渐增加到每天三餐(不包括奶类进餐次数)。限制果汁的摄入量或避免提供低营养价值的饮料，以免影响进食量。制作辅食时应尽可能少糖、不放盐、不加调味品，可添加少量食用油。

(4)逐渐让宝宝自己进食，培养良好的进食行为：建议用小勺给宝宝喂食物，对于7～8月龄的宝宝应允许其自己用手握或抓食物吃，到10～12月龄时鼓励宝宝自己用勺进食，这样可以锻炼宝宝手眼协调功能，促进精细动作的发育。

(5)注意饮食卫生：膳食制作和进餐环境要卫生，餐具要彻底清洗消毒，食物应合理储存以防腐败变质，严把“病从口入”关，预防食物中毒。给宝宝的辅食应现做现食，剩下的食物不宜存放，要弃掉。

6. 母乳喂养有哪些好处

对母亲来说，母乳喂养有利于培养良好的亲子关系。母亲享受到为人母的满足，孩子感受到母亲的关心，有安全感，利于母婴间感情交流。可以促进子宫的收缩，帮助子宫收缩到以前大小，减少阴道出血，预防贫血，可以减少患卵巢癌、乳腺癌的危险，保护母亲健康。

对宝宝来说，母乳含有婴儿所需的全部营养，非常容易消化、吸收，可被婴儿机体有效利用，有助于婴儿发育；由于婴儿的肠胃消化及肾脏排泄功能还没发育完全，无法承受过量的蛋白质与矿物质。母乳中的蛋白质与矿物质含量虽不如牛乳，却能调和成利于吸收的比例，不会增加

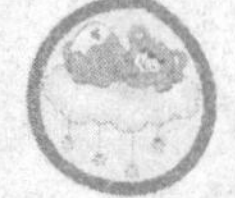

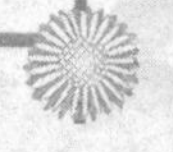

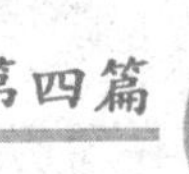
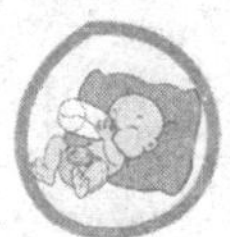
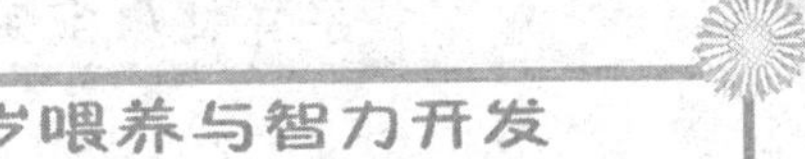

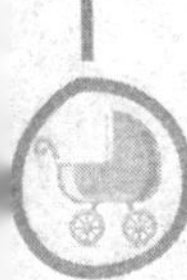

消化及排泄的负担。母乳中也有良好的脂肪酸比例，不但容易吸收，也含有足够的必需脂肪酸供给婴儿正常的发育；母乳有足够的氨基酸与乳糖等物质，对婴儿脑发育有促进作用；母乳可以提高婴儿的免疫能力，保护婴儿免于感染，预防腹泻、呼吸道感染，还能降低婴儿的过敏体质；另外哺喂母乳对于婴儿的人格发展与亲子关系的培养有着积极的意义，这些是配方乳很难提供的。

母乳喂养还具有经济、方便、卫生的好处，发达国家的母乳喂养率都很高，应该大力提倡母乳喂养。

7. 如何进行母乳喂养

妈妈们在要给自己的宝宝哺乳前，要先用热毛巾擦拭或热敷一下乳头和乳晕，可以使乳头软化，乳房膨胀，有利于刺激排乳，可以避免宝宝过长时间的吸吮；哺乳前不能用肥皂、酒精等刺激性强的东西擦乳头，以免乳头被损伤。喂奶前应先检查宝宝尿布是否潮湿，必要时更换，这样可以使小宝宝能够舒适的吃奶。可以采取坐位、卧位或环抱式姿势喂奶，无论何种方式都要使母子身体紧密接触。喂奶的时候，应以稳定的姿势斜抱婴儿，将乳头和乳晕全部放入宝宝口中，新生儿期应采取按需喂养的方式。若婴儿吃奶中睡着，应轻拍唤醒，尽可能使其吃饱。吃饱后婴儿嘴离开母亲乳头，母亲可用清洁纱巾擦拭婴儿嘴角。吃完奶后应将婴儿竖抱起来，轻轻拍背使其充分咽下奶液，防止吐奶，一般听到打嗝声即可，但容易吐奶的婴儿应延长时间，甚至可达20分钟。如果乳房中还有残奶，应当及时挤出至乳房无积块为止，这样可以减少其对乳汁分泌的影响。

8. 配方乳喂养时应注意什么

首先要为宝宝选择合适的奶瓶(含奶嘴)。奶瓶及奶嘴的清洗、消毒一定要彻底，并使用清洁饮用水调制宝宝配方食品，否则极易引起宝宝腹泻。配方乳喂养还有以下注意事项。

(1)水必须完全煮沸，不要使用电热水瓶热水，因其未达沸点或煮沸时间不够。

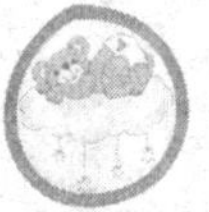

(2)不要用纯净水或矿泉水冲奶粉。纯净水失去了普通自来水的矿

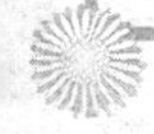
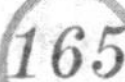

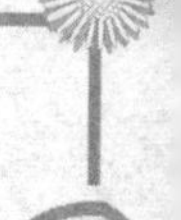
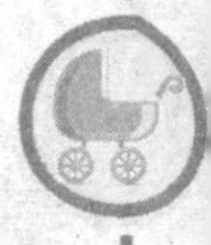

物元素，而矿泉水的矿物质含量多且复杂。目前家庭用自来水都经过了科学的处理，质量符合标准，自来水煮沸后，放凉至40℃左右，再用来冲奶粉就可以了。可将水滴至手腕内侧或手背，以不很热(略烫手)为合适。因为水温过高，会使奶粉中的乳清蛋白产生凝块，影响消化吸收。另一方面，某些对热不稳定的维生素将被破坏，特别是有的奶粉中添加的免疫活性物质会被全部破坏。

(3)冲调的奶粉量及水量必须按罐上指示冲泡，奶水浓度过浓或过稀，皆会影响宝宝的健康。奶粉浓度不能过高，因其中含有钠离子，需要加足水量稀释。否则宝宝饮用后，会使血管壁压力增加，胃肠消化能力难以负担，肾脏的排泄能力也难以承受，甚至发生肾衰竭。但是，奶粉冲得太稀也不行，会导致蛋白质含量不足，同样也会引起营养不良。

(4)每次喂奶时间为15～20分钟，不宜超过30分钟。喂奶时应把奶瓶垂直于嘴，若奶嘴有两孔时，两孔对着两侧嘴角，使奶嘴处充满奶液，以免宝宝吸入很多空气而引起腹胀、溢奶。每次喂奶结束时，奶瓶中应有剩余奶，以便母亲观察食入奶量并确认宝宝是否喝足。宝宝喝完奶后，需要轻拍宝宝背部排气。两次喂哺间隔一般在3～4小时，每次喂奶不必强求宝宝把奶瓶内的奶喝完。剩余的奶汁应立即处理掉，不能再吃，并及时清洗奶瓶，避免细菌生长。

(5)泡好的奶粉在未吃过的情况下，常温存放不能超过2小时。冲调好的奶粉不能再煮沸，否则会使蛋白质、维生素等营养物质的结构发生变化，从而失去原有的营养价值。宝宝喝这样的奶水，营养的获得也要大打折扣。

9. 为什么要给宝宝添加辅食

辅食添加的意义不但可以满足宝宝对营养物质的需要，而且是宝宝学习进食、逐步适应母乳以外的食物、为最后完全停止母乳喂养做准备的过程。通过接触不同性状的食物，可逐步训练宝宝的吞咽和咀嚼功能；可调整宝宝消化系统状态，使之逐步适应食物改变和调整宝宝对新食物的适应能力；还可以训练儿童的动作协调性，锻炼咀嚼、吞咽所涉及的肌肉和神经反射的协调性，有利于牙齿的萌出等，有助于儿童早期形成良好的饮食习惯。

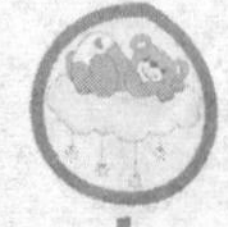
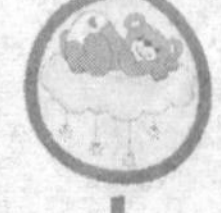

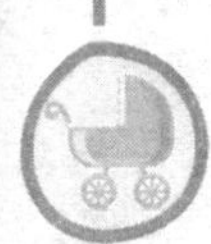

10. 如何合理给宝宝添加辅食

提供宝宝营养的辅助食品形式有3种:液体食物、半固体食物、固体食物。液体食物如菜汁、水果汁(如新鲜的橘子汁);半固体食物如稀粥、米糊、蔬菜泥(深色蔬菜叶、胡萝卜、番茄、土豆等)、水果泥(苹果、香蕉、柑橘、橙子、草莓、猕猴桃、葡萄、桃子等)、蛋黄泥、鱼肉泥、蒸蛋羹、肝泥、豆腐、烂豆泥;固体食物如软饭、烂面、馒头片、菜末、碎菜、水果片/块、肉末、碎肉(如肉丸子)。

(1)添加的品种从一种到多种:宝宝开始添加辅食应遵循从一种到多种的原则,每添加一种新食物,应试用几天,当宝宝适应了这种食物后再开始添加另一种新食物,要逐一添加,如果几种食物宝宝都适应了,可考虑选择其中两三种食物混合喂宝宝。例如,添加米糊,就不能同时添加蛋黄,要等宝宝适应米糊后才能开始添加蛋黄,等宝宝适应了米糊和鸡蛋黄后,再添加胡萝卜泥。

(2)添加的量从少量到多量:添加的辅食量要根据宝宝的营养需要和消化道的成熟程度,开始添加的食物可先从少量开始,每天1次,以后逐渐增加次数和量,并逐步减少母乳喂哺1～3次,为1岁后停止母乳喂养做好准备。例如,从每次1小勺米糊、一天1次开始,让宝宝尝试,并注意观察宝宝大便的变化,如果大便没有异常,慢慢增加到每次1勺、2勺,每天尝试2次、3次……直至可以成为单独的1餐。

(3)添加的浓度从稀到稠、从细到粗:所添加辅食的质地应从稀到稠,逐渐增加食物的黏稠度,如从米汤、烂粥、稀粥,最后到软饭。辅食的性状应从细到粗,如从喂菜汤、鲜榨果汁开始,逐渐试喂细菜泥、粗菜泥或水果泥、碎菜和煮软的蔬菜。添加固体食品时,大人可先将食物捣烂,做成稀泥状;待宝宝长大一些,习惯一些,可做成碎末状或糜状,以后再做成块状的食物。

(4)注意观察宝宝的消化能力和过敏反应:当添加一种新食物时,如有呕吐、腹泻、出疹子等消化不良反应或过敏症状时,可暂缓添加,但不能轻易认为是孩子不适应此种食物而不再添加了。待症状消失后再从小量开始试着添加,如果仍然出现不适反应,应暂停食用并尽快咨询医生。宝宝生病、天气炎热时,最好不添加新的辅食。

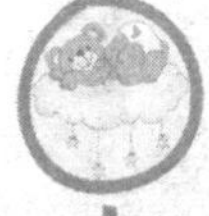

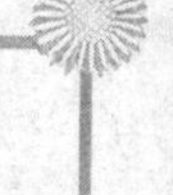
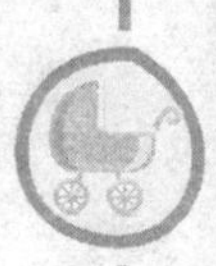

(5)不要强迫进食:当宝宝不愿意吃某种新食物时,切勿强迫,可尝试改变一下给予方式,常常会收到良好的效果。例如,可在宝宝口渴时给予少量菜汁或鲜榨果汁,在宝宝饥饿时给予新的食物等。

(6)辅食单独制作:宝宝的辅食要单独制作,应不加盐和调味品。食物原料应新鲜,制作过程要卫生,防止宝宝摄入不干净的食物而导致疾病。喂给宝宝的食物最好现做,不要喂存留的食物。

11. 给宝宝添加辅食要注意哪些问题

(1)要注意观察,每次喂食一种新食物后,必须密切观察宝宝皮肤、大便、体重等情况。添加辅食后要注意观察宝宝的皮肤,看有无过敏反应,如皮肤红肿,有湿疹,应停止添加这种辅食。注意观察宝宝的大便,如果宝宝在添加辅食后大便稀、发绿,可能是辅食添加得有点过急、过多,超出了胃肠的消化能力所引起;宝宝添加辅食后如有食物原样排出,应暂停加辅食,过一两天后,宝宝状况较好才可进行。宝宝不吃不要强迫,下次再喂也没问题。每个月给宝宝称一次体重,如果体重没增加,奶量就不能减少。体重正常增加,可以继续喂辅食,并减少母乳或牛奶的摄入量。

(2)健康时添加,当宝宝生病或对某种食品不消化时不能添加,以后再试试。

(3)第一次喂新的食品或固体食物时,宝宝可能会将食物吐出来,这是因为他还不会吞咽或不熟悉新食物的味道,并不表示他不喜欢,要有足够的耐心多尝试几次。

(4)创造愉悦的进餐氛围,最好在宝宝心情舒畅的时候,给宝宝添加新的食物。

(5)添加辅食最好安排在宝宝喝奶之前,这样不会因为饱了而无兴趣尝试辅食。

(6)添加辅食的初期,原则上不放糖、盐等调味品。

(7)一定要选用新鲜的天然的原料,最好现做现吃,制作好的食品放置时间超过2小时,就不要再给宝宝了。

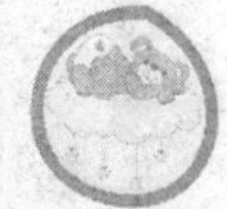

(8)出现拉肚子现象,需要停喂所有辅食,等到腹泻好了以后再按照循序渐进的原则重新开始。

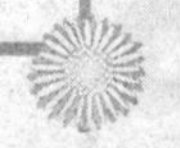

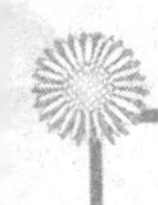
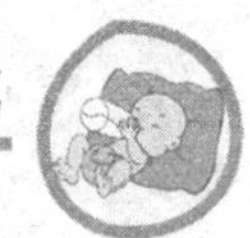
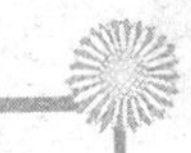

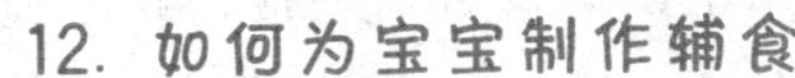

12. 如何为宝宝制作辅食

(1)菜水(汁)的制作:新鲜蔬菜,如青菜、菠菜、油菜、胡萝卜、白菜等均可。取以上一种新鲜蔬菜,洗净,切碎;水煮沸后,放入碎菜,煮5分钟,待温度适宜时用消毒纱布或清洁双层纱布挤压出菜汁,装入奶瓶或杯中,即可饮用。菜水(汁)要随煮随用,因为菜水(汁)放置后其中的维生素C会逐渐丢失。

(2)果汁的制作:新鲜的水果(橘子、橙子、柚子、西瓜等)洗净去皮,挤、榨出果汁即可食用。

(3)菜泥的制作:胡萝卜、土豆、南瓜、红薯、青菜叶等。取新鲜胡萝卜或土豆、南瓜、红薯等,洗净,去皮,放入锅中蒸熟或加水煮熟,取出放在碗中用勺压碎。也可用青菜叶,用沸水煮5分钟,将煮烂的菜叶放在清洁不锈钢筛过筛,筛下的泥状物即菜泥。为增加口感,可加7～8滴食用油(如熟植物油、香油等)。

(4)果泥的制作:新鲜的水果(苹果、梨、桃、草莓、香蕉、猕猴桃等)洗净,削皮,用勺子将果肉刮成泥状,即果泥。

(5)鱼泥、肝泥的制作:新鲜鱼类(如鲫鱼、带鱼等)、新鲜动物肝脏(如鸭肝、鸡肝等)。取新鲜的鱼去鱼皮、鱼头,洗净,放入锅中蒸熟或加水煮熟,取出放在盘中反复清除鱼刺,即可食用或添加到粥、软面条中食用。肝泥的制作方法与鱼泥类似,将新鲜的动物肝脏洗净,去筋切碎,放入碗中,加适量水蒸熟即可。

(6)水果与果汁的使用方法:果汁是由水果经压榨去掉残渣而制成。但这些加工过程都会使水果中的营养成分如维生素C、膳食纤维等发生一定量的损失。所以,当婴儿能够进食半固体和固体食物时,应尽量选择新鲜水果用勺刮成泥状或切碎喂给婴儿。

13. 如何为宝宝添加调味品

(1)6个月后可吃植物油:根据世界卫生组织、中国营养学会有关婴儿膳食营养的要求,半岁以内的宝宝最好的食物是母乳,宝宝通过纯母乳或配方奶粉摄取的脂肪足够用,半岁以内的宝宝就不用额外加“油”了。

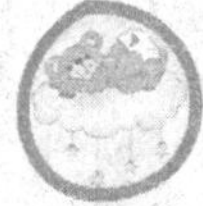

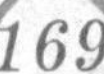

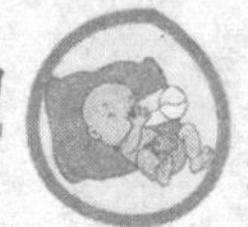

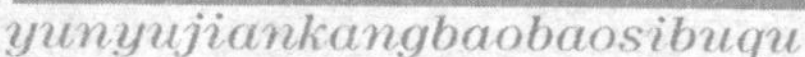

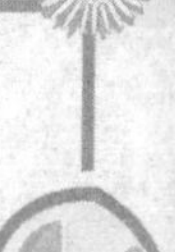

6个月之后，宝宝开始添加辅食，这个时候可以适当加“油”。但是，最好选择香油、橄榄油等植物油，不要给宝宝食用动物油，因其不利于宝宝消化，还可能引起消化性腹泻。

(2)1岁后可少量吃盐：当宝宝长到1岁左右，随着宝宝肾脏功能和消化系统功能的逐渐发育，烂面条、烂饭、软饭变成主食后，可以适当地添盐了。但添加的总量还不能和成人相比，需要严格控制，一般控制在每天1克左右，最多不能超过2克。随着宝宝不断生长，使用量可以逐渐增加。高盐饮食会加重宝宝肾脏代谢的负担，对宝宝的肾功能产生不好的影响，所以“源头”控制很重要，爸爸妈妈别急着给宝宝吃盐。

(3)酱油和醋要晚吃、少吃：有些爸爸妈妈以自己的口味来衡量宝宝，认为加些酱油、醋，食物会更有味儿，其实这样做，会使宝宝对食物本身的感知发生偏差，也在无形中让宝宝适应了较厚重的口味，将来的饮食偏向于对作料、添加剂的口味依赖，易出现偏食、挑食现象。

宝宝1岁以后，可在食物中适量加一些酱油和醋，改善食物的色、香、味，对宝宝的饮食起到积极的调剂作用。但要注意控制量，少许即可。

(4)辛、麻、辣等味道要杜绝：辛、麻、辣等刺激性强的食物，对于宝宝的娇嫩胃肠道和口腔、食管黏膜来说是一种损伤性刺激，这些部位的黏膜受到不良刺激后，会发生水肿、充血，甚至糜烂、出血，个别导致溃疡。反复经常刺激后可形成慢性炎症，使消化吸收能力降低、食欲不良。

爸爸妈妈应该为宝宝做不加辛、辣、麻刺激性调味品的食物，保护宝宝胃肠道少受侵害。更不能从小培养宝宝对辛辣食品的偏爱，或以宝宝能吃辣为荣，要知道宝宝吃辣是以牺牲胃肠道的健康为代价的。

14. 宝宝的膳食有哪些特殊要求

(1)宝宝的胃容量小，1岁半以前，以每日3餐加2次点心为宜。点心时间可安排在下午和夜间；1岁半以后，每日3餐加1次点心，点心时间安排在下午。点心不要吃得过多，距午餐时间不要太近，更不能随便给宝宝吃点心或零食，否则影响宝宝对正餐的食欲和进食量，久而久之，会造成营养失调或营养不良。

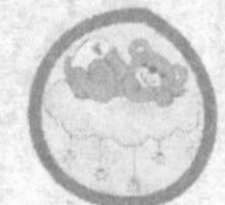

(2)除主食外，牛奶或豆浆仍为宝宝最基本的食物，每日要至少保证

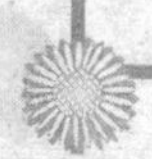

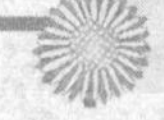

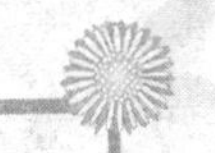

250～500毫升。豆浆营养价值与牛奶相近，且价格便宜，可与牛奶轮换食用。

(3)粮食不要过精，宜粗细搭配，经常给宝宝吃点粗粮，以免出现维生素 B_1 缺乏症，最好每餐多种谷类混合吃，可提高营养价值。

(4)水果和蔬菜能给宝宝提供大量的维生素C和矿物质，是宝宝不可缺少的食物。宝宝每日蔬菜用量的一半应为橙绿色蔬菜，常见的橙绿色蔬菜有胡萝卜、柿子椒、油菜、芹菜、菠菜、青叶小白菜等。

(5)肉类、豆类和谷类主要供给宝宝蛋白质。优质蛋白(肉和豆类)要占总蛋白的1/3～1/2，豆类蛋白质占优质蛋白的1/3～1/2。

(6)宝宝对食物的适应力较差，因此不要给宝宝吃有刺激性的、过硬的、过油腻、油炸、黏性的、过甜的食物，少吃凉拌菜和咸菜。不要突然变换食物种类，否则易引起呕吐、消化不良、腹泻等胃肠疾病。

(7)食物仍要软、碎，烹调上讲究色、香、味、形，以适应宝宝的消化能力。烹调时可采用不同颜色的食物搭配或同一种食物采用不同的烹调方法，避免食物的单一化，促进宝宝的食欲。例如，土豆丝＋青椒丝＋胡萝卜丝；鸡蛋＋黄瓜丁；豆腐＋西红柿；虾仁＋黄瓜丁＋胡萝卜丁等搭配。鱼可制成氽鱼丸、红烧鱼、清蒸鱼、炖鱼汤；鸡蛋可采用炒蛋、蒸蛋糕、荷包蛋、蛋汤等不同的烹调方法。

15. 怎样防止宝宝挑食偏食

(1)引起兴趣：宝宝一般习惯于吃熟悉的食物，因此对宝宝开始出现偏食现象时不必急躁、紧张和责骂。应采用多种方法引起宝宝对各种食物的兴趣。

(2)以身作则：宝宝的饮食习惯受父母的影响非常大，所以父母要为宝宝作出榜样，不要在宝宝面前议论哪种菜好吃，哪种菜不好吃；不要说自己爱吃什么，不爱吃什么；更不能因自己不喜欢吃某种食物，就不让宝宝吃，或不买、少买。为了宝宝的健康，父母应改变和调整自己的饮食习惯，努力让宝宝吃到各种各样的食品，以保证宝宝生长发育所需的营养素。

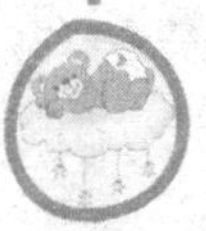

(3)食物品种、烹调方法多样化：每餐菜种类不一定多，2～3种即可，但要尽量使宝宝吃到各种各样的食物；对宝宝不喜欢的食物，可在烹调

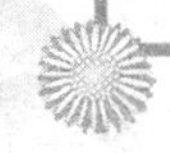

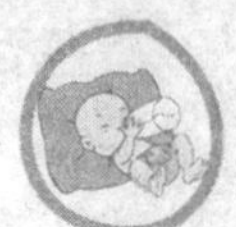
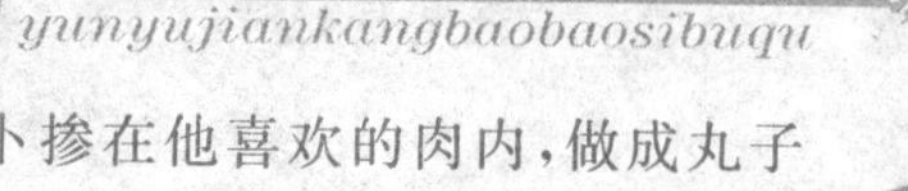

上下工夫，如宝宝不吃胡萝卜，可把胡萝卜掺在他喜欢的肉内，做成丸子或做成饺子馅，逐渐让宝宝适应。

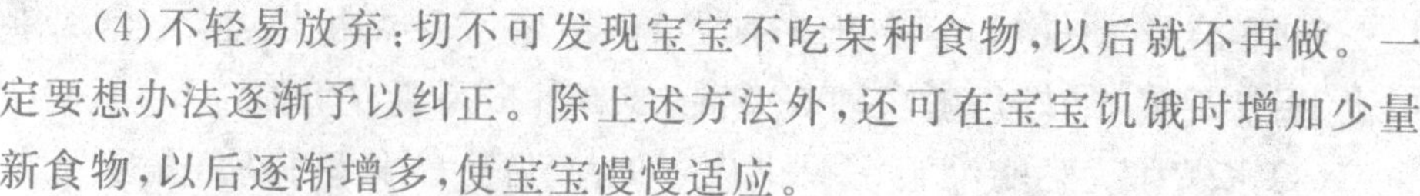

(4)不轻易放弃：切不可发现宝宝不吃某种食物，以后就不再做。一定要想办法逐渐予以纠正。除上述方法外，还可在宝宝饥饿时增加少量新食物，以后逐渐增多，使宝宝慢慢适应。

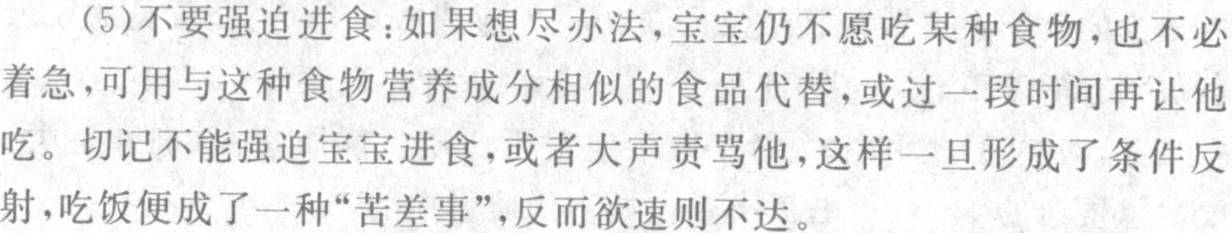

(5)不要强迫进食：如果想尽办法，宝宝仍不愿吃某种食物，也不必着急，可用与这种食物营养成分相似的食品代替，或过一段时间再让他吃。切记不能强迫宝宝进食，或者大声责骂他，这样一旦形成了条件反射，吃饭便成了一种“苦差事”，反而欲速则不达。

16. 怎样增强宝宝的食欲

宝宝的胃口不好，父母首先应找出原因，然后采取如下合理措施，逐渐增强宝宝的食欲。

(1)宝宝要有充足的睡眠，使大脑得到休息。宝宝的大脑发育还不完善，活动之余特别需要保护。凡是睡眠好的胃口就好，睡眠不足胃口就不好。

(2)宝宝要有适当的活动，有的宝宝整天被抱在怀里，整天坐着没有活动的机会，也是食欲不振的原因之一。在新鲜空气中进行户外活动，促进血液循环、新陈代谢，有助于食物的消化吸收。宝宝有适当的活动，就会有好的胃口，当然也不要使他过于兴奋。

(3)宝宝饮食要有一定的时间，宝宝到2个月以后，喂哺可以定时。2次喂哺的间隔时间要有3～4小时，这样可以使食物得到完全消化。体弱或生病的宝宝消化能力差，可少吃多餐，间隔时间也可以短一些。宝宝饮食能定时，到时候就会有饥饿感，胃口就不成问题。从小养成定时喂哺的习惯，可以避免今后进食的困难。喜欢吃零食的宝宝，总是处于不饥不饱的状态，不可能有好的食欲。饭后吃一颗糖、一块巧克力，是无害的；在吃饭前给宝宝吃零食，哪怕一小块饼干，也会影响宝宝胃口。

(4)提高宝宝的饮食兴趣，家长要做一些对宝宝有吸引力的食物，如面包、馒头、小馄饨等都是宝宝爱吃的食物；如将馒头捏成动物形状，更能引起宝宝的兴趣。给宝宝一套餐具，如红色塑料小碗、小匙，帮助他自己舀，也会增加他的饮食兴趣。

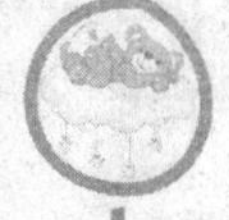

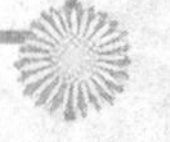

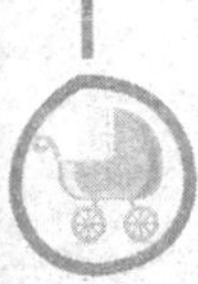

(5)不要强迫宝宝一定要吃多少，有些胃口小的宝宝，一听父母说一定要吃多少，立刻感到恶心，没有食欲。对宝宝吃饭，家长要保持平静坦然的态度，不加议论。家长过分担心，会造成宝宝饮食上的困难。每次给宝宝的食物不要多，可以分几次给。

(6)宝宝不肯吃饭时不要勉强，对大些的宝宝可以告诉他，"现在吃不下，等一会儿你想吃的时候对妈妈讲"，但讲话时不要带责备口气，宝宝一顿饭不吃或吃得很少，并不会影响健康，主要是找到原因，对症下药。有的宝宝以不吃饭为手段，引起大人对他的注意和迁就。大人要掌握宝宝的心理，让他懂得，只有好好吃饭，大人才能满足他的合理要求。如宝宝有过分行为时(打人、扔东西、在桌子上捣乱等)，可以让他暂时离开，不要在吃饭时责备他。

17. 如何教小宝宝用餐

一些小宝宝在用餐时喜欢玩，不专心用餐，往往吃得又脏又乱，对此要忍耐。为了使宝宝用餐时愉快，应按照如下提示做。

(1)在高椅下垫上一块塑料桌布，这样你便容易清理撒下的饭菜。或者在高椅周围铺上报纸，用餐后可收起来。

(2)在高椅的托盘上画一个圈，告诉小宝宝这是放杯子的位置。让小宝宝把按照圈放好杯子看作是一种游戏。

(3)绝大部分的小宝宝是不喜欢用毛巾擦脸的。为此，你可以把手浸入水后然后用手擦小宝宝的脸。这样做小宝宝欢迎，而且也可把小宝宝的脸洗干净。

(4)如果宝宝用餐时很没有条理，弄得又脏又乱，就把他带到洗手盆前洗干净。在洗手时可让他玩玩水。

(5)如果小宝宝不肯坐在高椅上时，就把他的小手放在一个盛清水的碗里洗洗，然后用毛巾擦干净。

18. 如何培养宝宝良好的饮食习惯

好的习惯必须从小抓起，饮食习惯的好坏，直接影响幼儿身体健康。合理的饮食结构和良好的饮食习惯是婴幼儿健康成长的保证。要为宝宝创造良好的进餐环境，避免宝宝分心，多与宝宝进行眼神、语言交流，

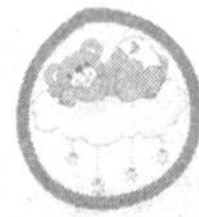

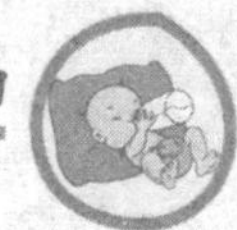

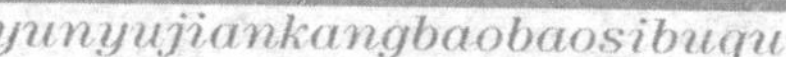

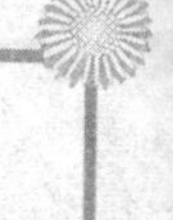

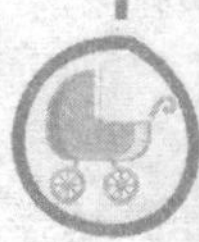

帮其养成专心进食的好习惯。当宝宝出现拒食时，应耐心地鼓励宝宝进食，不要强迫，尝试调整食物的种类、搭配、性状、花色、口味，以提高宝宝的进食兴趣。

(1)饮食要定时定量：固定吃饭时间和固定喂食者，最好在同一地点，用相同的餐具，使宝宝形成必要的条件反射。饭前半小时要让宝宝保持安静而愉快的情绪，不能过度兴奋或疲劳，不要责骂宝宝，以免影响食欲。如果宝宝正玩得高兴，不宜立刻打断他，而应提前几分钟告诉他："快要吃饭了。"如果到时他仍然迷恋手中的玩具，可让宝宝协助成人摆放碗筷，这会转移他的注意力，增加对进食的兴趣，做到按时进餐。给宝宝准备漂亮的饭碗，碗里的食物不要盛放太多。宝宝吃完饭以后，要给予适当的表扬，使宝宝感觉到鼓励和快乐，对吃饭产生兴趣并有新奇的感觉。

(2)营造安静舒适的进餐环境：不要让宝宝边吃边玩玩具，也不要边看电视或者边讲故事边喂饭；更不要追着宝宝喂饭，应该让宝宝全身心的投入到进食过程中。吃饭时不说笑，保持环境安静，培养宝宝专心进食的习惯；要根据宝宝一日营养的需求安排饮食量，使宝宝养成定量饮食的习惯。宝宝某餐进食量较少时不要强迫进食，以免造成宝宝厌食。进餐时不能催促宝宝，而要让宝宝细嚼慢咽；应为宝宝准备一条干净的餐巾，让他随时擦嘴，保持进餐卫生；要让宝宝咽下最后一口才能离开饭桌；注意饭后擦嘴和保持桌面干净。

(3)合理安排食谱：应按食谱安排宝宝每日的饮食，尽可能根据当地的情况和季节选用多种食物，培养宝宝爱吃各种食物，不挑食、不偏食。尽可能让宝宝品尝和体验各种味道，培养对食物的喜好。餐桌上特别可口的食物应根据进餐人数适当分配，培养宝宝关心他人，不独自享用的好习惯。

(4)培养宝宝独立吃饭的能力：要耐心培养宝宝正确使用餐具和独立吃饭的能力。父母可在碗中装小半碗饭菜，要求宝宝一手扶碗，一手拿勺吃饭。要教宝宝每次用勺装饭不宜太多，以减少掉在桌上的饭菜；当宝宝吃得差不多时，父母再给予帮助把饭喂完，保证宝宝吃饱。在宝宝进餐的技能尚未完全掌握时，要耐心指导，切忌粗暴处理或包办代替，养成宝宝的依赖性。要鼓励宝宝自己吃完碗里的食物，对宝宝的进步要

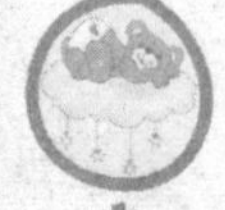

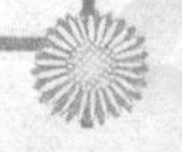

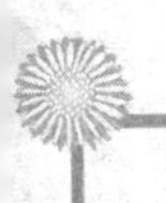
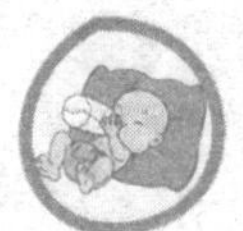

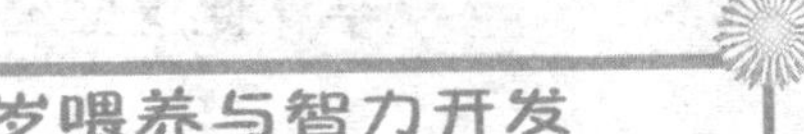

及时表扬，以增强宝宝学习的积极性和自信心。1岁半左右可开始培养宝宝学习使用筷子，自己用餐巾擦嘴、擦手。

(5)愉快地进食：不要在进餐时训斥宝宝，应让宝宝心情愉快地进食，更不要强迫宝宝进食。在照顾宝宝饮食时，要细心讲解或提问各种食物的名称、颜色、烹调方法，使宝宝既获得知识，又提高言语表达能力。

(6)讲究餐前卫生：教育宝宝饭前洗手，人们常强调"病从口入"。手接触外界物品最多，最容易受到污染，洗手时用流动水，打上肥皂，边洗边搓，边洗边冲，时间不少于15秒。

19. 宝宝怎样饮水最健康

一般来说，出生后1个月内喂母奶的次数多，若母亲奶水充足，一天喂1～2次水也就足够了。以后随着月龄或年龄的增长，喂水次数和每次喂水量都要增加。但在生活中喝多少水，可根据实际情况，如果宝宝没有上文提到的不良状况，每日也补充了部分水分，就不用强求宝宝多喝水。

正常情况下，3岁内的宝宝每次饮水不应超过100毫升，3岁以上可增至150毫升。只要宝宝小便正常，喂水的次数可根据实际情况而定。夏天天气热，出汗多或经常待在空调房，可以适当给宝宝增加饮水的次数；冬天则相反。

(1)少"饮"多餐：当宝宝出现口渴甚至尿黄、唇干等缺水信号时，应先喝少量的水，待身体状况逐渐稳定后再喝。如果宝宝短时间内摄取过多的水分，血液浓度会急剧改变，从而增加心脏的工作负担，甚至可能会出现心慌、气短、出虚汗等现象。

(2)尽早鼓励宝宝用水杯喝水：在1岁左右戒掉奶瓶喂养习惯，因为奶嘴会延缓新牙萌出，影响牙齿生长方向，造成龋齿。

(3)认清果汁的弊端：有些宝宝习惯喝各种果汁，但果汁含有大量的糖分和较多的电解质，不能像白开水那样很快离开胃部，而会长时间滞留其中，对胃部产生不良刺激。同时，果汁中过量的色素进入宝宝体内，易沉积在不成熟的消化道黏膜上，引起食欲下降和消化不良。因此，父母要把握好以下几点：①新鲜的水果汁里含有原糖，适宜用凉开水予以

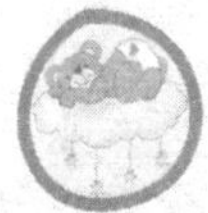
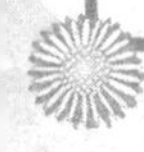

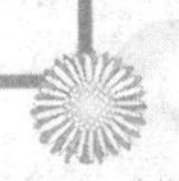

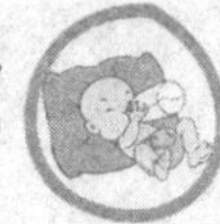

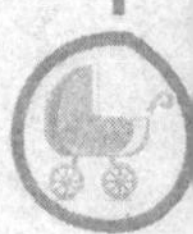

适当稀释。②限制饮用量,2 岁以下的宝宝每天果汁的摄入量不要超过 100 毫升。③不给宝宝吃含有人工添加剂,比如糖精、色素果汁和的水果泥。

(4)正确对待饮料:饮料不能当水喝,尤其不要喝含有咖啡因的饮料。因为咖啡因会对宝宝造成危害,如烦躁不安、食欲下降、失眠、记忆力降低等,并能影响体内维生素 B_1 的吸收,诱发维生素 B_1 缺乏症。

(5)把握好补水的时间段:①两顿奶之间适当喂一点水,尤其在干燥的季节,起到清洁宝宝口腔的作用。②玩耍以后要补水,特别是月龄大的宝宝运动量比较大,流失的水分也就更多,需要及时补充。③外出过程中,宝宝容易流汗,妈妈应该随身准备一些水,在宝宝口渴的时候及时喂。④哭泣也是一种运动,宝宝经历了长时间的激烈哭泣以后,不仅会流很多眼泪,还会出很多汗,所以需要补水。⑤宝宝洗完澡以后,补水也是必要的。

但是,饭前和睡前不要让宝宝喝水。饭前补水会使胃液稀释,不利于食物消化,影响宝宝食欲。另外,小宝宝在深睡后还不能完全自控排尿,如果睡前喝水多了,很容易尿床,即使不尿床,也可能干扰睡眠,最好不要补水。

20. 如何培养宝宝的饮水习惯

宝宝的新陈代谢比较旺盛,体质较弱、免疫力差,因此对饮用水的要求标准也比成人高。白开水有利于新陈代谢,帮助散热,保持免疫功能,提高抗病能力。纯净的白开水最容易解渴,它进入体内后可以立即进行新陈代谢、调节体温、输送养分及清洁身体内部的功能,特别是煮沸后自然冷却的凉开水最容易透过细胞膜促进新陈代谢,增加血液中血红蛋白含量,增强机体免疫功能,提高宝宝抗病能力。喝凉开水还会减少肌肉内乳酸的堆积,可缓解疲劳。因此,白开水是宝宝的最佳选择。很多宝宝不喜欢喝白开水,怎样让宝宝爱喝水呢?

(1)开始喂调稀的果汁,每次都比上一次稀一点,让宝宝慢慢适应淡淡的味道。

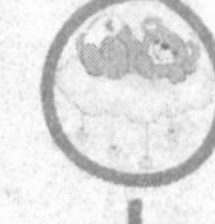

(2)在宝宝玩得开心的时候就喂一两口,如果不拒绝就再喂,哭了就不喂了,一般在心情舒畅的时候宝宝是不会拒绝的。

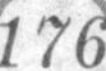

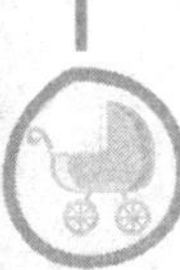

(3)用游戏方式哄宝宝喝水,先喂小熊(平时宝宝比较喜欢的公仔),妈妈又喝一口,装作好喝的样子,再给宝宝喝,那时候宝宝都会很乖地喝水,宝宝喝了就跟他说"真乖",他会很开心的。

(4)宝宝都喜欢喝大人杯里的东西,如果他不喜欢用自己的杯喝,可以用大人的杯给他喝水。

(5)宝宝喜欢自己动手倒水喝,就准备一些温白开水,让他一点点地倒入杯子里,自己拿着喝。不要忘了要夸一下宝宝,适当的鼓励会让他更乐意自己喝水。

(6)一个杯子用久了,宝宝会没有新鲜感,换其他的器皿给他,宝宝都会很喜欢的。

21. 如何控制宝宝吃零食

吃零食是孩子的一大乐趣。因此要尽量给孩子一些小食品吃。2～3岁的孩子这跑跑那跳跳的,一活动就要消耗能量,而补充能量当然是糖最合适了,所以喜欢吃甜食也是孩子的自身需要。但糖类摄取过多,就会转化成脂肪使孩子胖起来。有些宝宝一吃起零食来就没完没了,总也没个够,零食吃多了,他就不好好吃正餐了。因此,应控制宝宝过多吃零食。

(1)饭菜的外观要吸引宝宝:零食通常在色、香、味、形上迎合了宝宝的好奇心,因此非常吸引宝宝。如果妈妈做的饭菜外观不漂亮、口感不舒服,宝宝就很容易依赖零食。所以,妈妈在为宝宝做正餐时要在色、香、味、形上多下些工夫,吸引宝宝的注意力。宝宝正餐吃好了,对零食的兴趣自然也就降低了。

(2)不要用零食来宠宝宝:有的妈妈对宝宝的要求百依百顺,如宝宝觉得零食好吃,便允许他没完没了地吃,一味地迁就。这不是宝宝的问题,而是妈妈本身的问题。其实,妈妈稍微动点心思,宝宝就不会为了要吃零食而闹腾了。比如,在给宝宝拿零食时,最好不要让他看见装满零食的盒子。因为,宝宝一旦看见盒子里还有,吃完马上还会再要,孩子小是不可能克制自己的欲望的。妈妈可事先把要给宝宝吃的零食拿出一点,放在一个器皿里,宝宝以为就这么多,吃完了自然也就罢休了。

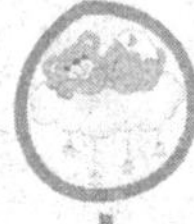

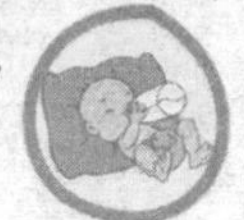
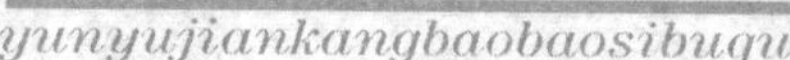

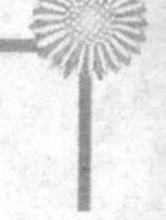
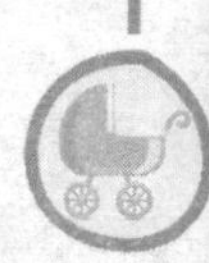

(3)不要采取吊胃口的做法:不能为了引诱宝宝做某些事,就用他们喜爱的零食来吊胃口。这样,会使宝宝养成消极、被动做事情的不良习惯。

(4)少带孩子去逛食品超市:尽量不要养成领孩子去逛超市,在琳琅满目的食品面前让孩子自己选的习惯,任性的孩子会坐在小食品柜前不走。不仅如此,孩子一抱着小食品袋子回到家中,就认为这个袋子全都是自己的了,那母亲无法控制孩子的零食量了。

22. 宝宝便秘能吃蜂蜜吗

蜂蜜营养丰富,含有丰富的维生素、葡萄糖、果糖、多种有机酸和有益人体健康的微量元素,是一种营养丰富的滋补品,而且味道甜美可口,因此,不少家长喜欢把蜂蜜加在温开水中给宝宝饮用,要知道,蜂蜜中可能存在着肉毒杆菌芽孢,宝宝食用后易引起食物中毒。所以,大人在给宝宝食用蜂蜜时,一定不能忽视这一点。

饮用蜂蜜中毒的宝宝可出现迟缓性瘫痪、哭声微弱、吸奶无力、呼吸困难。因此为了宝宝的健康,不要用蜂蜜来喂1岁以内的宝宝,以免引起不良反应。

23. 含铁制剂能用牛奶冲服吗

为了预防宝宝缺铁,而导致贫血,我们提倡给宝宝多服用一些含铁丰富的食物。可是有些家长会给宝宝服食含铁制剂,用来治疗宝宝贫血。常用的含铁制剂有硫酸亚铁、富马酸亚铁、琥珀酸亚铁等。有些宝宝不愿意吃这些药,或家长嫌麻烦,就在给宝宝服铁剂时用牛奶冲服,这是不科学的,因为牛奶中含有大量的磷酸盐,它可以使铁发生沉淀,妨碍铁的吸收。另外,酸性环境才利于铁剂的吸收,所以服铁剂时常与维生素C同服。由于牛奶可使胃液的酸度大大降低,不利于铁剂的吸收,所以含铁剂不要用牛奶冲服。

24. 1~3岁宝宝制订食谱的原则是什么

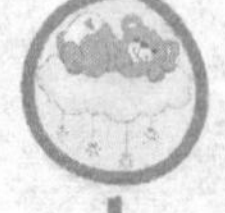

(1)食谱中不可缺少的奶类食品:1岁以后的宝宝刚刚断奶甚或没完全断奶,他们吃的食物可能已经和大人一样了,但因为他们牙齿尚未发

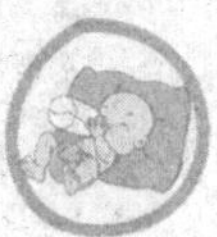

育完全，咀嚼固体食物（特别是肉类）的能力有限，就会限制蛋白质的摄入。因此，1岁以上的宝宝不一定能从固体食物中摄取到足够的蛋白质，饮食上还应该注意摄取奶类，奶类食品仍是他们重要的营养来源之一。美国权威儿科组织建议，奶类与固体食物的比例应为40∶60。按照这个比例计算，每天大约需要给宝宝提供奶类500毫升。

（2）食物品种应多样化：1岁后，宝宝身体生长发育仍然需要多种营养素，要保证足够营养素的摄取，必须给宝宝提供多种多样的食物。因此，给宝宝的食物搭配要合适，要有干有稀，有荤有素，饭菜要多样化，每天都不重复。

比如，主食要轮换吃软饭、面条、馒头、包子、饺子、馄饨、发糕、麻酱花卷、菜卷等，给宝宝准备饮食时要注意利用蛋白质的互补作用，用肉、豆制品、蛋、蔬菜等混合做菜，一个炒菜里可同时放两三种蔬菜，也可用几种菜混合作馅，还可在午饭或早点时吃些蒸胡萝卜、豆制品等，以刺激宝宝的食欲。

（3）各餐营养比例合理：按照早餐要吃好，午餐要吃饱，晚餐要吃少的营养比例，把食物合理安排到各餐中去。各餐占总热能的比例一般为早餐占25%～30%，午餐占40%，午点占10%～15%，晚餐占20%～30%。为了满足宝宝上午活动所需热能及营养，早餐除主食外，还要加些乳类、蛋类和豆制品、青菜、肉类等食物。午餐进食量应高于其他各餐。因为，宝宝已活动了一个上午，下午还有更长时间的活动。另外，宝宝身体对蛋白质的需求量也很大，需要多补充些蛋白质。

（4）食物制作特点：随着年龄的增长，宝宝的牙齿逐渐出齐了，但他们肠胃消化能力还相对较弱，因此食物制作上一定要注意软、烂、碎，以适应宝宝的消化能力。

（5）每天少量多餐：宝宝的胃比成年人小，不能像大人那样一餐进食很多。但是宝宝对营养的需求量却比大人多，因此每天进餐次数不能像大人那样以一日三餐为标准，进餐次数应该多一些。1～1岁半的宝宝，每天进餐5～6次，即早、中、晚三餐加上午、下午点心各1次比较适宜。在临睡前增加1次点心，但3次加餐的点心不宜太多，以免影响正餐。

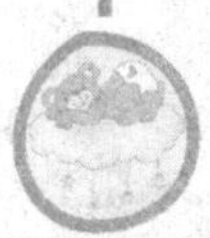

（6）口味应清淡：给宝宝准备食物不能根据大人口味的喜好来做，而

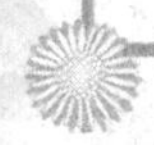
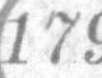

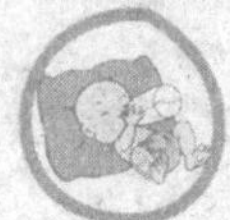

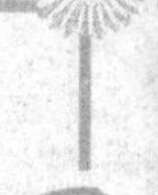

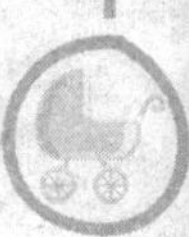

要以天然、清淡为原则。添加过多的盐和糖会增加宝宝肾脏的负担，损害其功能，并养成日后嗜盐或嗜糖的不良习惯；添加调味品、味素及人工色素等尤为不宜，这样会影响宝宝的健康。

25. 1～2岁宝宝一日食谱建议是什么

食谱举例1

8:00　母乳或幼儿配方奶200毫升，肉松粥1小碗。

10:00　饼干3～4片，酸奶50克。

12:00　软饭1小碗，蒸蛋羹或碎菜炒豆腐末，蔬菜汤半碗。

15:00　香蕉1根，蛋糕1块。

18:00　虾皮碎菜包2个，白米粥1小碗。

21:00　母乳或幼儿配方奶250毫升。

食谱举例2

8:00　母乳或幼儿配方奶150毫升，瘦肉青菜面条1碗。

10:00　酸奶50毫升，小点心1块。

12:00　软饭1碗，黑木耳炒黄花菜70克，虾皮紫菜汤1小碗。

15:00　香蕉或苹果100克，饼干2块，母乳或幼儿配方奶150毫升。

18:00　二米粥(小米、大米)1碗，黄瓜沙拉50克。

21:00　母乳或幼儿配方奶200毫升。

食谱举例3

8:00　大米豆粥70克，小花卷1个(约25克)，干酪少许，母乳或幼儿配方奶100～150毫升。

10:00　酸奶100毫升，小点心1块。

12:00　软饭1碗，清蒸鳕鱼50克，菠菜汤1小碗。

15:00　香蕉或苹果100克，幼儿配方奶120毫升。

18:00　高汤水饺100～120克。

21:00　母乳或幼儿配方奶200毫升。

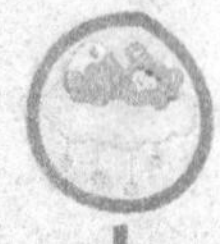

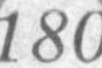

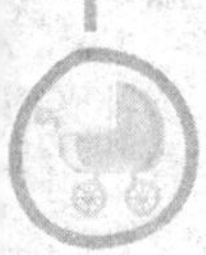
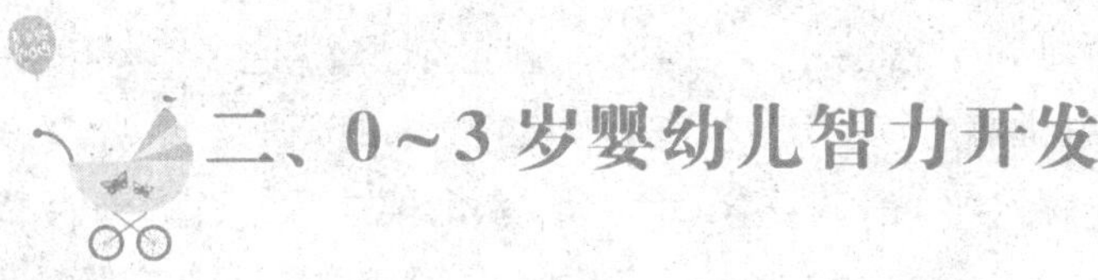

二、0~3岁婴幼儿智力开发

1. 什么是智力开发

智力开发(早期教育)是由成人对婴幼儿实施的教育。包括对0~3岁婴幼儿及其爸爸妈妈或养育者之间开展的、有助于身体、情感、智力、人格、精神等多方面的协调发展与健康成长的互动式教育。

早期的潜能开发可以提高婴幼儿终身学习的能力。因为6岁以前,特别是0~3岁这一阶段,是儿童大脑发育最快的时期,如果这时能够丰富儿童的生活,针对儿童的年龄特点给予正确的教育,就能加速儿童智力的发展,为良好的行为习惯和个性品质的形成奠定基础。

2. 智力开发主要方法有哪些

对婴幼儿的教育要适应他们的心理过程,使他们有兴趣去学习,掌握知识,发展智力。

(1)做游戏:游戏是促进婴幼儿智力发展的一种最好的活动形式。婴幼儿大部分时间是在游戏中度过的。有些爸爸妈妈认为宝宝成天玩"没出息",常加以限制或者反对,这是非常错误的。游戏有助于发展婴幼儿的想象力和创造力。如搭积木游戏,不仅可以按图纸搭建筑物,而且还能在这些形状的基础上,发挥创造性再搭出新的建筑物来,从而发挥了想象力和创造力,游戏还有助于婴幼儿快速反应判断能力的形成。游戏中常需及时作出反应判断,这种反应判断方式十分生动活泼。婴幼儿在快乐中不知不觉养成敏捷的思考反应能力,对脑功能的发育极有帮助。游戏还有助于培养积极向上的自信心和努力达到目的的意志力,这是成才极其重要的心理品质。

(2)讲故事:故事形象生动,有内容,有情节,婴幼儿从中能获得知识,开阔眼界,学习语言词汇,对其连贯性语言的发展有很大启发作用。1~3岁是幼儿学习口语,掌握词汇,用连贯性的语言与别人交往的时期。

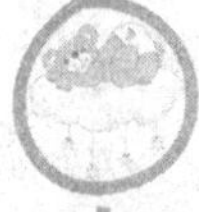

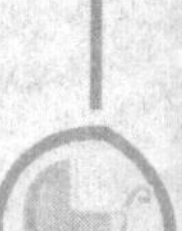

故事不但对婴幼儿连贯性的语言发展有很大的启发作用，而且还能使其从故事中学习到丰富的语言、词汇。词汇掌握得越多，越丰富，语言表达就越准确，思维就越发达。爸爸妈妈讲故事时，语言要明白、通俗，要符合宝宝的理解水平，语调要亲切生动，表情要丰富，如讲到百货商店商品多，“有衣服、鞋子、杯子、碗……”就可以说成“有身上穿的衣服，脚上穿的鞋子，喝水的杯子，吃饭的碗……”另外，故事内容要适应宝宝的知识和智力水平。要把新知识和宝宝已有的知识及他们的生活经验结合起来。在讲故事时要不断提出问题，启发宝宝多思多想，讲完后让宝宝再重复故事内容。这样，有助于提高记忆力，发展宝宝的语言表达能力。

(3)让宝宝多看、多听、多动手：这是宝宝认识事物，发展智力的重要途径和方法。宝宝在看、听，摸弄各种事物的过程中，从多方面感知事物特性——大与小、多与少、香与臭、甜与苦、硬与软、轻与重、湿与干、光滑与粗糙等。

有些爸爸妈妈怕宝宝衣服脏了不让摸这碰那，家中买了电动玩具，怕宝宝玩坏，便束之高阁。宝宝想拨弄一下玩具上的发条，爸爸妈妈就慌忙阻止等等。这样会抑制智力发展。

(4)想方设法满足宝宝的提问：宝宝好奇、好问，这是他们好奇心和求知欲望的表现。宝宝的求知欲是十分可贵的，它是智慧的火花，成人要珍惜它。这是启发宝宝智慧，增长知识，培养宝宝良好品德习惯的好机会，决不可泼冷水或置之不理。不然，他们的好奇心会逐渐淡漠下来，甚至变得畏缩、麻木，渴求知识的热情会受到挫伤，智力发展会受到遏制。

回答宝宝问题应该简单明了，通俗易懂，如果宝宝提出的问题你不能立即作出准确的回答，等把问题弄清楚后，再告诉宝宝正确答案。如果是复杂的问题，爸爸妈妈一时不好作答，那么应当或者转移宝宝兴趣，或者告诉宝宝“你长大后会明白的”，切不可训斥，也不可不懂装懂。爸爸妈妈不仅要回答宝宝提问，告诉他们是什么，而且要启发他们多问几个“为什么”和“怎么办”的问题，并要引导他们通过自己的观察和思考找出答案。

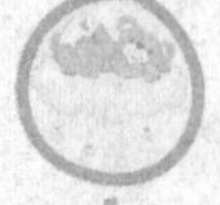

(5)广泛开展观察活动：这可以丰富知识，扩大眼界。要培养宝宝的观察力，首先要激起宝宝的积极观察愿望。这就要求观察对象要有吸引

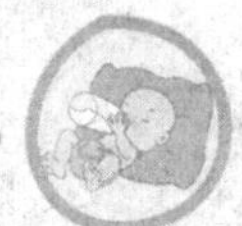

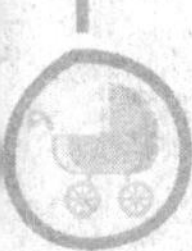
力，观察对象要有一定的新奇性、复杂性，观察对象不能过于简单、熟悉，这会使宝宝厌倦。但也不能太陌生、复杂，因为这样不能引起他们的兴趣。在观察的过程中要教给宝宝初步的观察方法。不仅要观察表面的、显眼的特征，还要注意隐蔽的、内部的特征，找出观察对象的各种特点，比较和对照不同的对象，以及它们不同的方面，考察它们彼此间的联系和相互作用。

(6)带宝宝去旅游、逛公园，让他们到大自然中去学习：大千世界气象万千，那里有宝宝们取之不尽的知识，把他们带进这千姿百态的世界之中，锻炼他们的感官，引导他们去观察、去思考、去探索，培养他们对事物的浓厚兴趣。可为他们今后的学习打下良好的基础。

(7)用艺术手段来陶冶宝宝的心灵，发展他们的智力：宝宝生来爱唱歌，爱画呀画，爸爸妈妈们要因势利导，培养他们某一方面的兴趣，宝宝在从事某项艺术活动中，身心得到了很好的锻炼。

(8)让宝宝在劳动中养成顽强的精神、坚强的意志，关心他人、乐于助人的品质：劳动中会遇到各种困难，自己会遇到，同伴会遇到，宝宝在克服自己所遇到的困难的同时，也培养了顽强的精神和坚强的意志；在帮助同伴克服困难的同时则养成了关心他人、乐于助人的优良品格。另外，劳动过程也是宝宝学会自己管理自己的过程。通过劳动使他们懂得劳动果实来之不易，从而培养他们艰苦朴素的精神风貌。当然，宝宝也在劳动中锻炼了强壮的体格。

3. 早期教育有哪三忌

(1)过分地强调知识灌输：有些爸爸妈妈把教育片面地理解为传授书本知识，他们不顾婴幼儿心理发展的特点，硬性地给宝宝规定学习任务，让婴幼儿像学生那样坐下来学习，剥夺了他们玩耍的时间，这对宝宝的身心健康很不利。要善于启发和诱导宝宝，比如讲故事，不一定要把故事讲完，可以有意识地留下一些情节，让宝宝自己去发挥想象力，只有这样才有助于开发宝宝的智力。

(2)用成人的标准去要求宝宝：宝宝毕竟是宝宝，具有宝宝的天性，办事不可能像爸爸妈妈那样考虑周全，犯错误时有发生。如用成人的标准要求宝宝，宝宝就会觉得事事办不好，事事都难办，从而失去信心，长

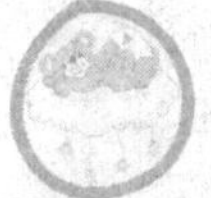

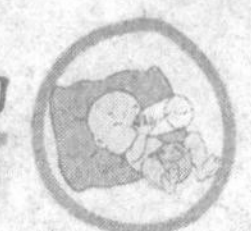

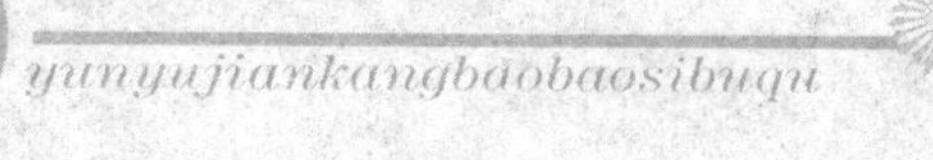

期这样也不利于宝宝的健康成长。

(3)过早地对宝宝进行专业训练：不少爸爸妈妈热衷于把宝宝送到各种各样的专业训练班里接受强化训练。高强度的训练挤去了宝宝应有的玩耍时间，使宝宝过早失去了宝宝的天性。如宝宝对训练内容不感兴趣，训练还会成为沉重的包袱，宝宝不仅学不到东西，而且心理、性格还受到扭曲，严重影响宝宝的健康成长。

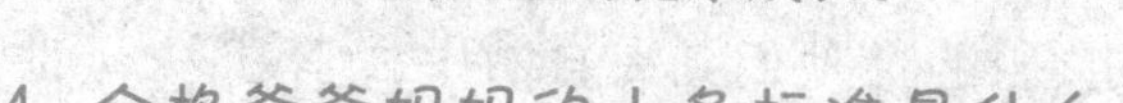

4. 合格爸爸妈妈的十条标准是什么

爸爸妈妈是宝宝的第一任老师，爸爸妈妈的一言一行将对宝宝的成长产生至关重要的作用。如果家庭教育仅限于如何培养宝宝，而忽略真正需要提高的是爸爸妈妈的素质，那么这样的家庭教育很难取得预期的效果。爸爸妈妈素质不高，怎能拥有一个良好的家庭教育氛围，又怎能培养出身心健康的下一代呢？所以要首先做合格的爸爸妈妈。

(1)宝宝在场，不要吵架。

(2)对每个宝宝都要给予同样的爱。

(3)任何时候都不要对宝宝说谎。

(4)爸爸妈妈之间要相互谦让，相互谅解。

(5)爸爸妈妈与宝宝之间要保持平等关系。

(6)宝宝的朋友来家做客时，要表示欢迎。

(7)对宝宝提出的问题，要尽量全面答复。

(8)在宝宝的朋友面前，不要讲宝宝的过错。

(9)注意观察和表扬宝宝的优点，不要过分强调宝宝的缺点。

(10)对宝宝的爱要稳定，不要动不动就发脾气。

5. 为什么说爸爸参与家庭教育很重要

虽然爸爸妈妈在家庭教育中的作用是同等重要、不可互相取代的，但爸爸妈妈教育的差异性会对宝宝产生潜移默化的影响。在交往的内容上，妈妈常花更多的时间照顾宝宝的生活或辅导宝宝学习；爸爸则花较多的时间与宝宝游戏或谈心。在交往的方式上，妈妈常更多地搂抱宝宝，与宝宝进行一些温和的活动；爸爸则更多地通过身体运动与宝宝玩耍，做一些较剧烈的、冒险性的活动等。

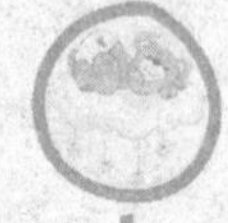

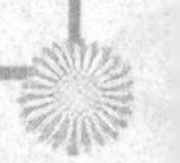

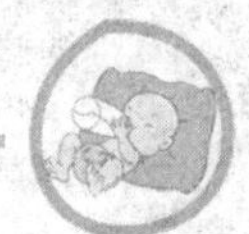

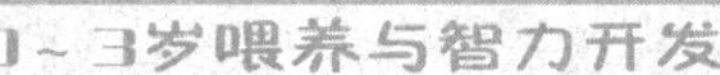

现代家庭教育在要求妈妈参与的同时，更重要的是呼唤爸爸投入更多的时间和精力。一方面，正是在爸爸妈妈教育差异性的衬托和对比之下，宝宝才会更好地对男性和女性的作用与特点有所理解，使宝宝性别角色健康、顺利地形成。通过对比，男孩会更好地从爸爸那里观察、模仿男性的语言和行为，逐步树立"男子汉、大丈夫"的气概；女孩则会更好地从妈妈那掌握女性的特征，也会受爸爸所表现的冒险、进取、独立性的影响。如果没有爸爸的参与，无论男孩还是女孩都会因没有鲜明的对比而在性别角色形成过程中产生混淆。另一方面，由于男性自身的特点，爸爸早期教育的参与能够更好地培养宝宝许多优秀的品质，使宝宝的个性更全面的发展。爸爸大多喜欢和宝宝一起玩运动性、技术性、智能性较强的游戏，并以其固有的男性特征，如坚毅、深沉、果断、独立性、进取性、合作性等影响儿童，这样会更好地促进宝宝身体、智能、性格的发展。当然，这并不是说妈妈不具备这些品质，而是说这些品质更多地见之于男性。一个好的爸爸会把妈妈生活领域之外的东西尽可能地展示在宝宝面前，并成为宝宝探索新领域的向导和力量的源泉。

6. 婴幼儿年龄如何分期

(1)新生儿期：从出生到28天日龄，这个时期的宝宝被称为新生儿。新生儿从母体温暖安静的小环境中突然进入到冷热不定且嘈杂的大环境中，由于内外环境的突然巨变，小宝宝机体内尚未建立完整和健全的调节能力，需要包括保持室温、精心喂养、防治感染等在内的精心呵护。

(2)婴儿期：是指从生后28天到1岁的时期，这个时期的宝宝称为婴儿。由于这个时期的宝宝主要以乳制品为主要食物，也有人称为乳儿期。此期宝宝的体格发育和智能发育的速度是最快的，也是大脑早期开发的最佳时期。

(3)幼儿期：是指从1～3周岁的时期，这个时期被称为宝宝的幼儿期(包括生后第一年在内统称婴幼儿期)。通过与外界的接触和交流，宝宝的认知能力、语言和思维能力、分析和判断能力明显增强，是开发宝宝智力的关键。

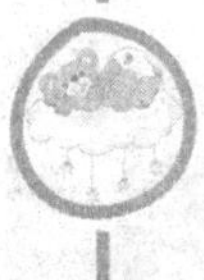
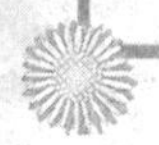

7. 婴儿的体格发育有哪些特点

从出生到12个月是宝宝体格发育速度最快的一段时间，为人生的第一个生长高峰期。

(1)身高和体重：宝宝的体重在4～5个月达到出生体重的2倍，在12个月时达到出生体重的3倍。可按下列公式计算：

1～6月龄宝宝体重：出生时体重(千克)+月龄×0.7(千克)

7～12月龄宝宝体重：6(千克)+月龄×0.25(千克)

身长在第一年增加了25厘米，达到出生身长的1.5倍(见下表)。

宝宝体重、身长增长速率表

月龄	男孩		女孩	
	体重(千克/月)	身长(厘米/月)	体重(千克/月)	身长(厘米/月)
0～3个月	1.1	3.4	1.0	3.2
4～6个月	0.6	2.3	0.6	2.2
7～9个月	0.3	1.3	0.3	1.3
10～12个月	0.2	1.2	0.2	1.2

(2)头围和胸围：头围的生长在婴儿期的宝宝也极快，尤其在前半年头围增长8厘米，后半年增加4厘米，在12个月时头围达到46厘米。胸围在出生时比头围小1～2厘米，在1岁时胸围和头围相等，此后胸围大于头围；如头、胸围交叉延迟，提示胸廓的发育落后或营养状况不良。

(3)骨骼生长：颅骨发育较面部早，宝宝的前囟在出生后头2～3个月可随头围的迅速增大略有增大，以后则逐渐骨化缩小，在9个月至1岁半之间闭合，后囟一般在6～8周关闭，骨缝在3～4个月闭合。

宝宝脊柱的增长快于四肢，在新生儿期脊柱仅呈轻微的后凸，3个月当宝宝会抬头时出现颈椎前凸。6个月左右能独坐时出现胸椎后凹。在1岁左右开始行走时出现腰椎前凸。因此在婴儿期末，宝宝的脊柱3个弯曲已形成。

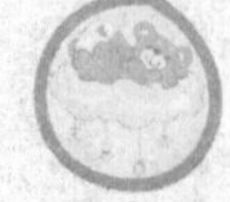

正常宝宝的骨化中心随年龄增长按一定时间和顺序先后出现。宝宝在生后4～6个月时出现头骨和钩骨两个骨化中心，桡骨远端的成骨中

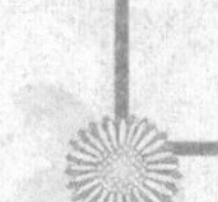

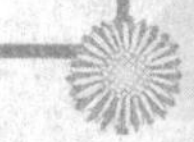

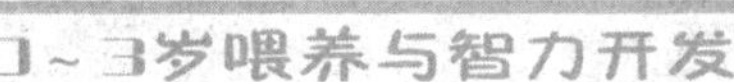
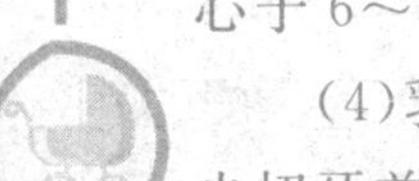

心于6～12个月出现。

(4)乳牙的萌出：乳牙一般在出生后4～10个月萌出，通常以下颌中央切牙首先萌出，但乳牙萌出的时间和次序受遗传的影响较大，个体差异明显。乳牙萌出的数目为月龄减4～6，10个月时，大多数宝宝已长齐2颗下中切牙和2颗上中切牙，共4颗牙。宝宝在1岁时可有乳牙6～8个。如果宝宝在13个月时乳牙还没有萌出，应考虑出牙延迟，要去看医生。

8. 幼儿的体格发育有哪些特点

1岁以后宝宝的生长速度会渐渐慢下来，体重在1～2岁期间增加3千克，到2岁时达到出生体重的4倍(12千克)。身高增长10厘米，达85厘米，约为成人身长的一半。2岁后宝宝的体重和身长的增长趋于稳定，直到青春前期的突发生长开始。此时的体重和身长可按以下公式计算：

2岁至青春期儿童体重(千克)＝年龄×2＋7或8(千克)。

2岁至青春期儿童身长(厘米)＝年龄×7＋70(厘米)。

乳牙共20颗，2岁～2岁半出齐。头围增加2厘米，为48厘米。头部的发育速度开始减慢，四肢和躯干长得更长，头和身体的比例更趋向成人。

9. 儿童智能发育过程中有哪些敏感期

(1)语言敏感期(0～6个月)：从宝宝开始注视爸爸妈妈说话的嘴形，并发出呀呀学语声时，就开始了他的语言敏感期。语言能力影响宝宝的表达能力，因此，父母应经常和宝宝说话、讲故事，或多用“反问”的方式，加强宝宝的表达能力，为日后的人际关系奠定良好基础。

(2)秩序敏感期(2～4岁)：宝宝需要一个有秩序的环境来帮助他认识事物、熟悉环境。一旦他所熟悉的环境消失，就会令他无所适从。幼儿的秩序敏感力常表现在对顺序性、生活习惯、所有物的要求上，如果成人没能提供一个有序的环境，宝宝便“没有一个基础以建立起对各种关系的知觉”。当宝宝从环境里逐步建立起内在秩序时，智能也因而逐步建构。

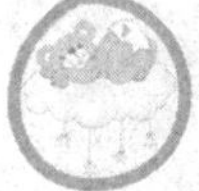

(3)感官敏感期(0～6岁)：宝宝从出生起，就会借着听觉、视觉、味

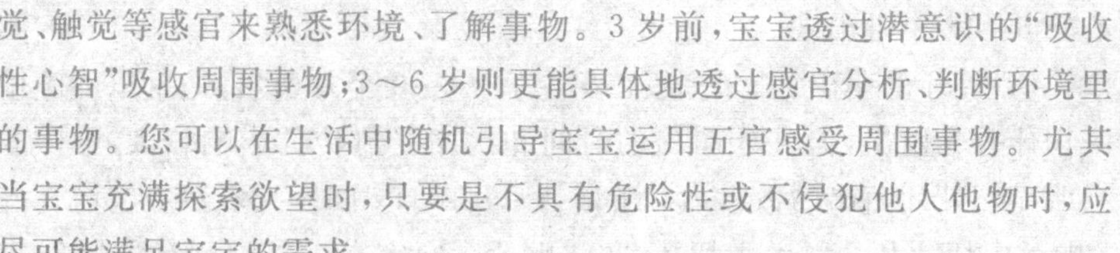
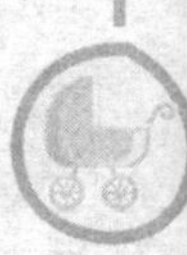

觉、触觉等感官来熟悉环境、了解事物。3岁前，宝宝透过潜意识的"吸收性心智"吸收周围事物；3～6岁则更能具体地透过感官分析、判断环境里的事物。您可以在生活中随机引导宝宝运用五官感受周围事物。尤其当宝宝充满探索欲望时，只要是不具有危险性或不侵犯他人他物时，应尽可能满足宝宝的需求。

(4)对细微事物感兴趣的敏感期(1.5～4岁)：忙碌的爸爸妈妈常会忽略周围环境中的微小事物，但是宝宝却常能捕捉到个中的奥秘。因此，如果宝宝对泥土里的小昆虫或衣服上的细小图案产生兴趣，正是培养宝宝具有巨细无遗、综理密微的习性的好时机。

(5)动作敏感期(0～6岁)：两岁的宝宝已经会走路，最是活泼好动的时期，父母应充分让宝宝运动，使其肢体动作正确、熟练，并帮助左、右脑均衡开发。除了大肌肉的训练外，小肌肉的练习，亦即手眼协调的细微动作的训练，不仅能养成良好的生活习惯，也能帮助智力的发展。

(6)社会规范敏感期(2.5～6岁)：两岁半的宝宝逐渐脱离以自我为中心，而对结交朋友、群体活动有兴趣。这时，父母应与宝宝建立明确的生活规范，日常礼仪，使其日后能遵守社会规范，拥有自律的生活。

10. 新生儿有哪些行为能力

(1)视觉：新生儿在觉醒状态时能够注视物体，并能追随物体移动眼睛和头，这是评价中枢神经系统功能完整性的一项重要启示。

(2)听觉：如在新生儿耳旁柔声呼唤或说话，觉醒状态的新生儿会慢慢把头转向发声的方向，有时甚至会用眼睛去寻找。

(3)嗅觉、味觉、触觉：在新生儿早期就已经出现，表现为能区分自己母亲乳垫和别人的差别，对不喜欢的味道会表现皱眉，对抚触表现安静。

(4)习惯形成：睡眠状态的新生儿均有对连续的光、声反复刺激反应减弱的能力，说明新生儿具备了对刺激有反应，短时记忆和区别两种不同刺激的功能。

(5)与成人的相互作用：90%以上新生儿能追随移动说话人的脸，通过哭吸引爸爸妈妈注意，并具备一些表情变化。

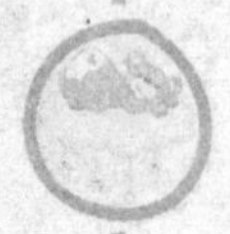

11. 1~3个月宝宝智能发育的特点是什么

(1)运动发育特点:1个月以后的宝宝手足的活动力增强,放入他手中的东西逐渐可以握留一段时间,到3个月时,宝宝可以拿着并看着手里的玩具。扶他坐时他的头从低垂进展到一摇一晃的竖直起来,到偶尔竖直,3个月俯卧位时,宝宝的头可以自由抬起,并能用手支起上半身,可由仰卧位转为侧卧位。

(2)语言及社交行为发育特点:1个月的宝宝还很少有表情,且注意力较不集中,对于进入视野的物品可能不会马上注意到。从2个月开始,宝宝的表情明显灵敏起来,放在视野中间的物品会马上注意到,并且会转头90度追逐物品,这时候的宝宝已经会对你笑了,当你对他说话的时候,他还会发出"a、o、u"等声音,似乎在与你一问一答。3个月的宝宝更会给你带来惊喜,因为他们已经可以笑出声音,并且能够转头180度去追寻物品了。当他好奇地吃自己的小手的时候,表明他开始去学习接触这个世界了。

12. 4~6个月宝宝智能发育的特点是什么

(1)大运动发育特点:4个月宝宝俯卧位前臂支撑可以稳稳地抬头90度,并保持很长时间;他已经学会在床上自己开始翻身,但还不能完全翻过来。5个月的宝宝在仰卧位时轻拉他的腕部,可使他的头和身体保持水平线坐起,坐的时候他的头是竖直且稳定的,俯卧的时候,他可以两臂伸直,双手支撑体重,全胸抬离床面;6个月的宝宝能从俯卧位翻到仰卧位,能独坐一会儿,握住成人双手从坐位站起来。爸爸妈妈扶着站立时,两腿会做跳的动作,并有爬的愿望。

(2)精细动作发育特点:4个月宝宝双手的活动增多,开始学会玩弄手指,并抓着衣服或毯子把它们盖在自己的脸上,同时出现吃手,会看自己的手或是手中的玩具,看到东西双手会挥舞起来,腿能抬高踢去衣被及踢吊起的玩具;5个月的宝宝已经会主动伸出手去抓视野内的玩具了;6个月的宝宝则学会了撕纸和伸手玩弄面前的小物件。

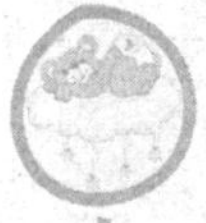

(3)语言发育特点:4个月时会出现非常兴奋的表情,兴奋时会呼吸加深,会大声的笑;5个月的宝宝开始出现喜欢尖叫的特点,6个月的宝

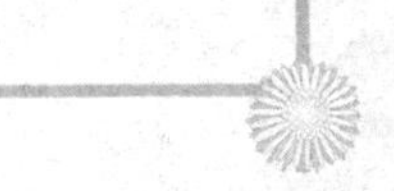

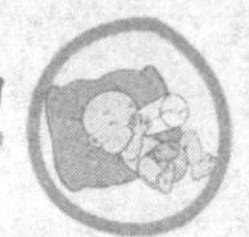
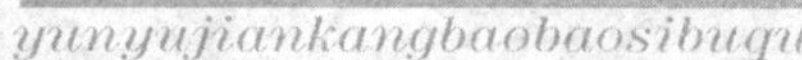

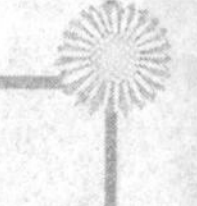

宝则会转头寻找声源，呼唤他时会转头找人。

(4)社交行为发育特点：4个月时触碰他身后时，会转头寻找，喜欢找人抱。跟妈妈在一起，高兴时会大声笑；6个月时照镜子会笑，用手摸镜中人；对周围环境的兴趣明显提高，能注视周围更多的人和物，会寻找当着他的面藏起来的东西，喜欢常接近的人，开始认生。会自己拿饼干吃，会咀嚼。能理解爸爸妈妈的态度，对亲切温和的语言表示微笑，若对他大声斥责能表现恐惧。把玩具藏起来知道找，抓抢书报，喜欢撕纸，感情开始丰富；坐着可玩30分钟左右。

13. 7～9个月宝宝智能发育的特点是什么

(1)运动发育特点：7个月左右，宝宝可以独自坐稳，甚至可以长时间坐着游戏，也会匍匐在地上，以单手支撑体重，另一只手拿玩具。手指的运动变得灵活。两只手都能抓握玩具，逐渐学会用拇指和其他四指对立抓起玩具，可以发现掉在地上的小东西，然后捡起。下肢支撑力量逐渐增强，扶着宝宝站立时，他会在桌面上或者成人的膝上不停跳跃。能自由自在地翻身，尚无法爬行，但是会用手腕支撑身体，慢慢移动。

8个月左右，宝宝的坐姿越来越灵巧，可以转身拿东西。翻身的技巧也更为灵活。如果让其仰卧，会立即翻身成匍匐的姿势。当宝宝仰卧在床上时甚至可抬起头或挪动身体。发育较快的宝宝已经可以爬行。最初只是以手拄地，脚弯曲，逐渐可以挪动手臂向两侧转身原地爬，然后渐渐地会往后爬行，更进一步的就是往前爬行。宝宝此时的下肢支撑力量逐渐加强，用双手抓住栏杆不用胸部支撑就可以站立。宝宝手指的运动比上个月更发达。可以用拇指、食指、中指灵巧地捏起小东西。

9个月左右，宝宝能从卧位自己坐起来，能较灵巧地自己拉着东西站起来，发育快的宝宝还能扶着栏杆在小床上或围栏里来回走。手的动作也更加自如了，能用拇指与食指指端去捏取小物品，知道寻找掉在地上的东西。

(2)语言认知发育特点：由于舌、唇、颊部肌肉组织的发育，宝宝的发音逐渐增多，7个月宝宝会发出多元音音节，如"ah－ah－ah，oh－oh－oh"等，8个月的宝宝则开始学会发单个辅音，如"da－ba－ka"等，9个月的宝宝会发da－da，ma－ma之类的声音，有些爸爸妈妈听到宝宝发这些

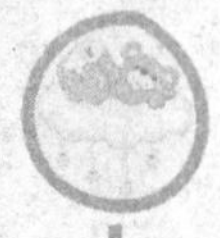
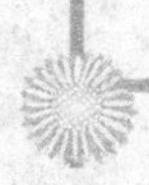

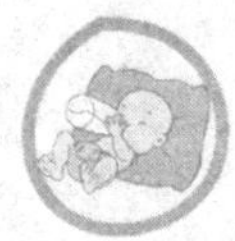

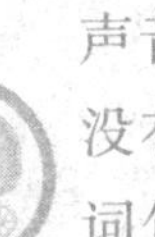

声音还以为他们会叫爸爸妈妈了，实际上宝宝发这些音是无意识的，并没有固定的指向。宝宝已经能够区分自己的名字，能听懂几个较复杂的词句，如“再见”等，听到禁止的声音便停止运动。

(3)社交行为发育特点：7～9个月的宝宝开始对周围环境产生好奇心，能注视周围更多的人和物体，随不同的事物表现出不同的表情。这时的宝宝虽然还不会说话，但已经能听懂一些爸爸妈妈简单语言的意思了，当爸爸妈妈用语言说到一个常见的物品时，宝宝会用眼睛看或用手指该物品。懂得成人的很多面部表情，赞扬他时会微笑，训斥他时会委屈。能更加敏锐地辨认陌生人、陌生的东西和环境，对爸爸妈妈的依恋开始产生，母亲在身边就会感到安全和快乐，陌生人靠近他或抱他，就会哇哇地哭。特别喜欢和爸爸妈妈玩躲猫猫的游戏。宝宝对周围环境的兴趣大为提高，喜欢到户外活动，不喜欢待在家里。宝宝对爸爸妈妈的语言指示能作出反应，如对他说再见时会摆手或点头示意，呼唤他的名字时会循声转头。喜欢重复的游戏，如“再见”、玩拍手游戏、躲猫猫。

14. 10～12个月宝宝智能发育的特点是什么

(1)运动发育特点

①10个月的宝宝。能够长时间的独坐，独自站立片刻；能迅速爬行，爸爸妈妈牵着手会走；这时是宝宝向直立过渡的时期，他不再老老实实地坐，而是想站起来了。他可以拉着栏杆从卧位或者坐位站起来，双手拉着妈妈或者扶着东西蹒跚挪步。10个月的宝宝精细动作发育成熟的标志是能伸出食指做戳拨等动作，反映出这时的动作已经变得更加精细。7个月的宝宝手指动作是粗糙的、笼统的，只会用手全把抓、捋，而10个月的宝宝则可以用拇指指腹与食指(或中指)指端捡起小丸，但这个时候手指的动作还是略显笨拙。

②11个月的宝宝。在这段时间已经学会应用一只手扶物蹲下捡东西。站在栏杆旁他会交替提起足来，为行走做准备，有的宝宝甚至能够独站很短的时间，在爸爸妈妈的牵引下他甚至可以走起来。宝宝的手指越发灵活，可以用拇、食指捏起小物件，可以打开包积木的纸。

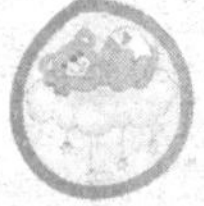

③12个月的宝宝。能够站起、坐下，可以扶着家具走。大部分宝宝能够独站，拉着一只手他就能够行走，一部分宝宝甚至不必扶，自己站稳

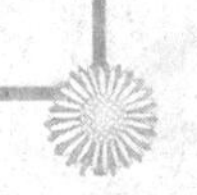

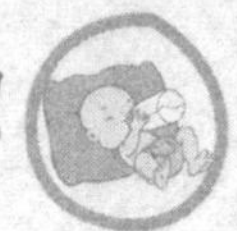
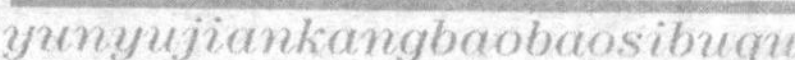

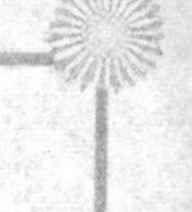

能独走几步。尽管还不太稳，但对走路的兴趣很浓。手指的动作更趋灵敏，他可以灵活的用拇、食指捡小丸，并自由的抬臂。

(2)语言认知发育特点

①10 个月宝宝。从 10 个月开始，宝宝的发音逐渐变得清晰有意义起来，绝大部分宝宝已经会叫妈妈、爸爸，在成人的语言和动作引导下，能够主动地用动作表示语言，如学会"拍手欢迎，摇手再见，摇头"等多种姿势语言。喜欢模仿别人的声音，并要求成人有应答。此时的宝宝能够认识常见的人和物。甚至他开始理解某些东西可以食用，而其他的东西则不能。遇到感兴趣的玩具，会反复把弄，试图拆开看里面的结构，体积较大的，知道要用两只手去拿，当双手都抓有玩具时，他会有对敲的动作，他能够很顺利地从杯子中取出积木，并能够在成人的引导下试着把积木放进杯子中，只是这个时候往往只有放的动作还不能很顺利地放入。当同时给他大的物件和小的物件（如小珠子）时，他已经开始先注意小物件，并主动去抓小物件。见到摇铃他已经知道要抓着柄拿起，并能够做出很协调的摇动动作。

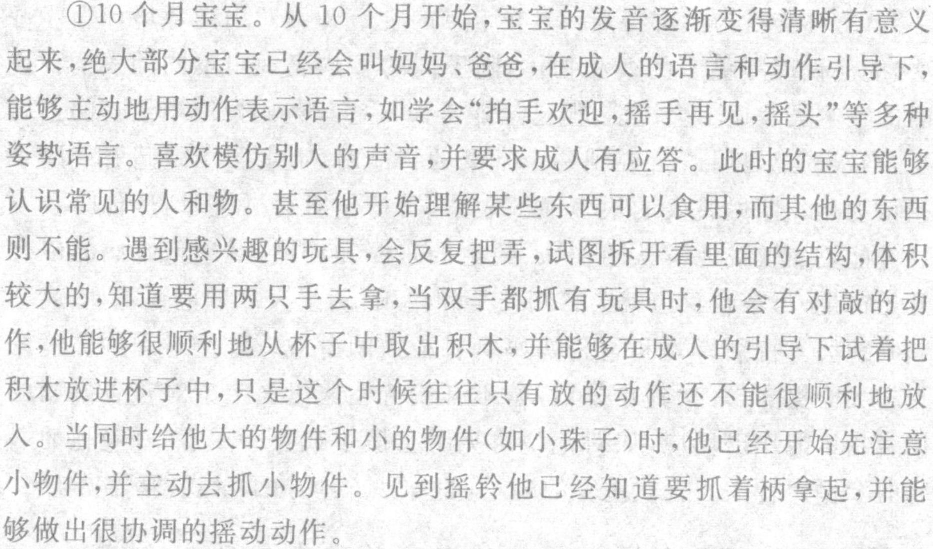

②11 个月的宝宝。11 个月的宝宝已经能指出身体的一些部位；喜欢摆弄玩具，对感兴趣的事物长时间地观察，知道常见物品的名称并会表示；能准确理解简单词语的意思，除了会叫爸爸、妈妈，一般还能够清晰地发出一个有意义的字符，如会叫奶奶、姑、姨等；身体语言进一步丰富，会一些表示词义的动作，如竖起手指表示自己 1 岁；能模仿爸爸妈妈的声音说话，说一些简单的词。可正确模仿音调的变化，并开始发出单词。可以用手指出物品表示想要或是回答提问。

③12 个月宝宝。12 个月宝宝逐渐知道所有的东西不仅有名字，而且也有不同的功用，如拿到一个玩具电话，他不再是咬、敲、摔，而是可以模仿你的动作打电话。他能完成爸爸妈妈提出的简单要求，建立简单的是非观念，理解"不"的意义，知道不去做成人不喜欢或禁止的事。隐约知道物品的位置，当物体不在原来的位置时，他会到处寻找。已经具备了看书的能力，在成人的指导和协助下，宝宝可以认识并指出图中所要找的动物、人物。宝宝逐渐能用更多的有意义的单词来表达自己的愿望和要求，并开始用语言与人交流。此阶段的语言往往是音节简单重叠，如"饭饭"可能是指"我要吃东西或吃饭"。

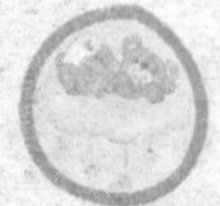

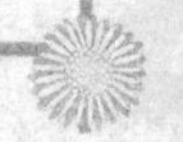

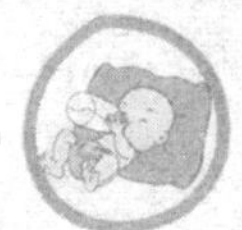
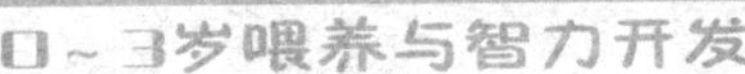

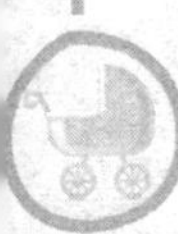

(3)社交行为发育特点:10~12个月的宝宝自我概念变得更加成熟,这时候的宝宝见到陌生人不再像以前那样恐惧,母亲不在身边他也可以安静地玩耍,他自己也将变得更加自信。喜欢被表扬,主动亲近小朋友。随着宝宝长大,他可能会表现出害怕某些现象,如害怕黑暗、打雷和吸尘器的声音。他们能执行爸爸妈妈提出的简单要求。会用面部表情、简单的语言和动作与成人交往。可以用招手表示"再见",用作揖表示"谢谢"。会摇头,但往往还不会点头。

15. 13~15个月宝宝智能发育的特点是什么

(1)运动发育特点:15个月的宝宝走路已经比较稳了,可以自由行走,但自己还不会注意脚下,如果路面不平,则容易被绊倒。宝宝可以自己爬上沙发或椅子并转身坐好,他喜欢能推拉会移动的玩具。现在的宝宝能自由的取放东西,并开始会自己搭积木,多数宝宝这时已经能够搭起3块积木。他会翻稍厚的小人书的书页,但往往一次翻过很多页,而不是一页一页地翻。他会喜欢看图画,会指着图画并拍打它们,也喜欢用蜡笔乱涂乱画,还喜欢把小玩意放入容器中再把它们倒出来。

(2)语言认知发育特点:此阶段宝宝的语言理解力飞速提升,宝宝已能听懂一些常见的最基本的日常用品名称。他能按要求从周围环境中或图画中认出物体;能够指出身体部位;他还能执行某些简单的命令,如"把球放在桌上,把鞋子给我"等。相比语言理解力,宝宝的语言表达能力还没有得到相应快速的发展,这时他还只能说出一个一个的单字,大概能说5~10个单字,他不会说句子,表达需求时往往用一个单字来表达多种意思,要想理解他究竟要表达什么,就必须要结合当时的情景和他的具体情况来分析,在以后的发展阶段,随着宝宝语言表达能力的发展,他的语言会逐渐丰富起来。

(3)社交行为发育特点:15个月的宝宝已明显表现出不同的气质类型,有的温和安静,有的活泼好动,一般他会喜欢到户外玩耍,做一些户外的游戏;喜欢在小朋友多的地方玩,但一般还是各自玩耍,互不交往;还喜欢做没做过的事,对物体进行深入"探究"。宝宝自我意识进一步增强。会表现出更多的自主性,进餐时宝宝往往不喜欢爸爸妈妈帮助,而是尝试自己用勺吃饭,但手部动作还不够协调,因此经常会把饭撒得到

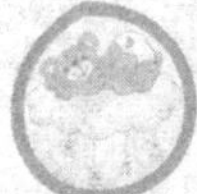

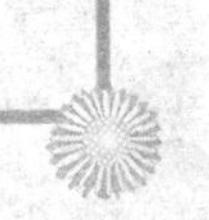

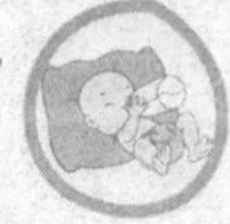

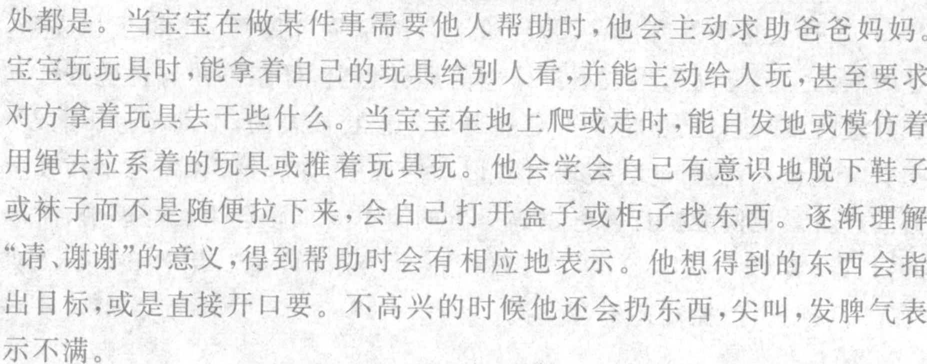

处都是。当宝宝在做某件事需要他人帮助时,他会主动求助爸爸妈妈。宝宝玩玩具时,能拿着自己的玩具给别人看,并能主动给人玩,甚至要求对方拿着玩具去干些什么。当宝宝在地上爬或走时,能自发地或模仿着用绳去拉系着的玩具或推着玩具玩。他会学会自己有意识地脱下鞋子或袜子而不是随便拉下来,会自己打开盒子或柜子找东西。逐渐理解“请、谢谢”的意义,得到帮助时会有相应地表示。他想得到的东西会指出目标,或是直接开口要。不高兴的时候他还会扔东西,尖叫,发脾气表示不满。

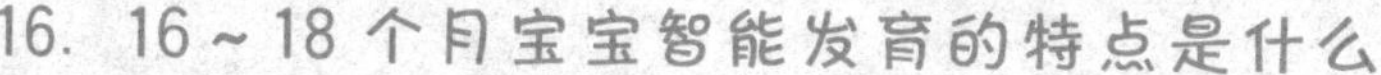

16. 16~18 个月宝宝智能发育的特点是什么

(1)运动发育特点:18 个月的宝宝已经自己能走得很稳,很少摔倒,但是仍不能熟练的跑步,跑的时候姿势比较僵硬。他能够自己转身坐在小凳子上,可以爬上成人坐的大椅子然后转身坐下。会把皮球抛开,可以尝试抬脚去踢球,但是往往动作很不协调,似乎是在撞球。

精细动作发育:会模仿画线条,会翻书看书,但是不能逐页翻起,每次可翻起 2~3 页,从小瓶中取物,将 4 块积木搭成木塔,然后推倒。

(2)语言认知发育特点:18 个月宝宝的语言多半处在含混不清,即将形成的阶段。宝宝已经能够认识自己在镜子里的样子,能听懂许多话,认识很多东西,但多数还不能准确地知道它的名称,概括性不强。例如,认识实物、图片、五官,懂得几个简单的指令,并能做出正确的反应;如让他将手中的球抛向哪里,他会按要求做出;能说出 10 个左右单独的词,包括表达出几种常见物品的名称。

(3)社交行为发育特点:开始对黑暗和动物产生恐惧,和妈妈分开时宝宝会产生分离焦虑,表现缺少安全感。渐渐喜欢和小朋友在一起玩,但还不会分享,常抢夺玩具和物品。喜欢观察并模仿成人或大宝宝的行为。能脱去简单衣物,包括帽子和袜子,白天已经能够控制大小便。开始学会玩玩具,如拉着玩具走,或怀抱着玩具娃娃玩弄。喜欢自己抓过勺子吃东西,吃完饭时知道把空碗递给妈妈。

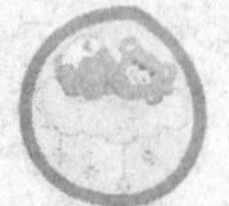

17. 19~21 个月宝宝智能发育的特点是什么

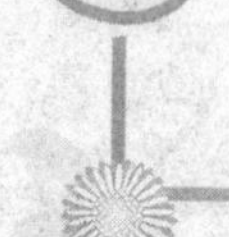

(1)运动发育特点:21 个月的宝宝动作的发展明显进步,已经走得比

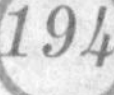

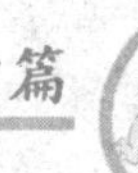
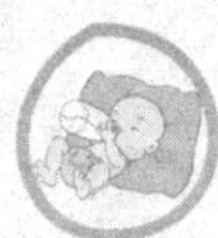

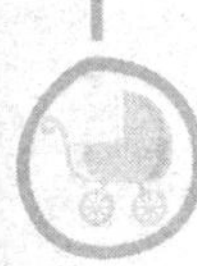

较稳，会跑且很少摔倒，游戏时能自己蹲下玩要一段时间，这表明宝宝已经能够控制姿势和维持平衡。他可以扶着扶梯用正确的姿势上下楼梯。踢球时，能够不扶任何物品用脚尖将球踢出。手指的动作越发灵巧，在成人的鼓励下叠起5～6块积木成高塔。

(2)语言认知发育特点：此阶段宝宝理解词义和表达能力迅速提高，语言发展迅速。能听懂的言语指令进一步增多，会按照爸爸妈妈的要求摆放玩具积木，或按照指令做出相应的动作，能认识更多的图片并指认身体的部位，能区分多、少，大、小之类概念的差别。词汇量增加，可以说20个以上的字，并且还可以自发地把2～3个字连起来，初步形成不完整的句子，如“妈妈吃”等；问简单的问题，宝宝可以做出回答。

(3)社交行为发育特点：这个阶段宝宝与人交往、合群和探索的愿望和能力增强。与人交往由被动向主动发展，由观看小伙伴游戏趋向参与；对环境探索的欲望、兴趣、能力有所提高。当他够不到放在箱底的玩具时，他可能会尝试把箱子翻倒再去取。已经能够熟练地自己拿起杯子喝水。

18. 22～24个月宝宝智能发育的特点是什么

(1)运动发育特点：这个阶段的宝宝能够跑得很好，不会跌倒，能够自己停步，跑步时屈膝，双臂交替运动动作很好。还掌握了几种新的动作：让宝宝双脚并跳时，他能双脚同时离地跳起。在没有依靠的情况下，鼓励他用一只脚站立，另一只脚离开地面片刻，两侧下肢虽姿势不同，但能保持平衡。宝宝可不扶栏杆或其他东西自己上下楼梯，但还不能双足交替上楼梯。能搭起6～7块积木成高塔，能够用拇指和其他指头用较成熟的姿势执笔，能够用笔画圈，或是模仿画竖线。他能够一页一页的翻开书，会用手去拧紧瓶盖。

(2)语言认知发育特点：此阶段宝宝的语言又有了不少新的发展，已经会说50多个字，发音已比较清楚，但尚不够准确。能说几句简单的儿歌。开始使用代词“你、他”等，但是还不一定讲得很准，容易混淆。能够说出3样以上图片的名字和几种常见日用品的用途。懂得几个方向，能够正确的匹配图形并认识2种颜色。

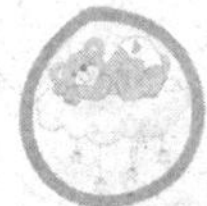

(3)社交行为发育特点：在喂养方面，他不需爸爸妈妈帮助能自己用

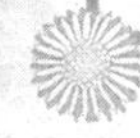

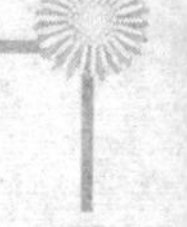

勺吃饭，只掉出少量米粒。夜间可以抱起小便而不会尿床。一般可以说出大小便，能及时要求大小便而极少尿在裤子上。能够拉上简单的外衣，会拉上袜子、裤子，脱下帽子、手套等。他会用自己的名字来表示自己。见到或做到的事情会用语言表述，边做边说，即能用语言表达自己的体验，如说"我在吃饭"等。手里拿一样东西时会伸另一只手再要。会模仿成人做简单家务，如扫地，擦桌子等，会假装给娃娃吃东西，拍娃娃睡觉。这个时候的宝宝还不会和别人分享，往往只顾自己玩。

19. 25～30个月宝宝智能发育的特点是什么

(1)运动发育特点：2～2岁半的宝宝已经能够独自上下楼梯，大部分宝宝已经不需要扶栏杆，上下楼梯的时候大多还是用直立姿势，双足不会交替。能够尝试独脚站立，并维持2秒钟，可以学习用足尖行走，可以并足从一点跳到另外一点，或是从台阶上跳下。部分宝宝会骑小三轮车，踢皮球，玩抛接球的游戏，喜欢荡秋千、滑滑梯。可以拿起稍重的物品，手指动作也更加灵巧，可以搭起8～10块的积木，能够用正确的方式执笔，并清晰的画出横竖线条。大部分宝宝能画一种线条，也有一部分宝宝能够画出十字形。可以连续串起5个以上的扣子。有的宝宝会在爸爸妈妈的看护下使用剪刀，会自己穿鞋，脱裤子、脱袜子。

(2)语言认知发育特点：2岁半的宝宝语言的理解和表达都已经有了明显的进步，词汇量已经达到了200～300个。宝宝能说出自己的姓名、年龄、性别，以及爸爸、妈妈的姓名，有时会说出自己的乳名；会看图片，并能说出5～7种以上图片中的内容，知道一些日常用品的名称及用途，如杯子是用来喝水的；会说4～5首完整的儿歌，并能背诵，还能在成人指导下模仿表演儿歌中的动作；宝宝在称呼自己的时候已经学会了用我，而不再是用自己的名字；能够听懂故事，理解故事中的简单词汇，会用部分礼貌用语。宝宝能够正确的指认五官和身体部位，并能够了解白天、黑夜的不同和天气的冷热变化。

(3)社交行为发育特点：这时候的宝宝开始学会自己处理问题，比如拿不到高处的东西时，会找小凳子站在上边去拿，会自己转动门把开门；提醒他危险的时候，或是当他拿着易碎的东西时，他会变得小心翼翼；会帮助爸爸妈妈安放好自己的物品；会自己用勺子吃饭。这个阶段的宝宝

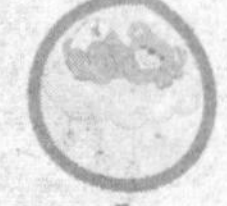

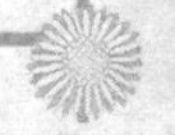

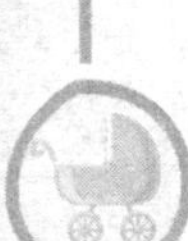

好奇心非常强，会不断的提问："这是什么？那是什么？"这是宝宝在努力学习和记忆新事物的名称；在人际关系发展中，开始渴望和陌生人或同龄的宝宝交朋友，但是还不能很好地和别人打成一片。

20. 31～36个月宝宝智能发育的特点是什么

(1)运动发育特点：3岁的宝宝动作和姿势的控制已经比较完善，他能跑得很好而不跌倒，并且能够学会减速、突然停步和急转弯等动作；能够独自双足交替上下楼梯，完全呈现成人的走路方式；能够独足站立2秒钟以上，能从楼梯末级很顺利的跳下，甚至部分宝宝能够双脚交替跳起，会骑三轮车，会玩多种球类游戏，如拍球、抛球、踢球、滚球等。手指的精细协调动作不断发育成熟，已经能够搭起10块方木块，能够用笔模仿画出十字和圆圈。能自己用水壶把水倒入一个杯子中，并很少洒出。能够自己完成穿简单外衣、穿鞋、解扣子等动作。

(2)语言认知发育特点：3岁宝宝的语言发展特别迅速，这时期是宝宝学习语言、发展语言、发展口语的关键时期。宝宝的理解力进一步得到飞速提高，能认识大多数的图片，理解多种概念，能够区分4种基本颜色和10种图形；能够进行数字的点数，能够回答问题，可以正确分辨前后左右。会说上几首儿歌、背诵唐诗、唱歌，甚至会讲简单的小故事。3岁左右，大多数的宝宝能运用语言来同他人进行一般的交往，而且会说10个左右字的复合句。很多宝宝还喜欢自言自语。

(3)社交行为发育特点：3岁的宝宝已经知道自己的性别差异。知道在一些场合下需要等待、轮流，但常常会表现得不耐心。喜欢同别人交换东西；会整理玩具，会自己上床睡觉；对陌生人的焦虑反应和害羞行为逐渐减少，逐渐习惯于和同龄伙伴或成人交往，交往中学习和别人玩要时互相配合，而不再是各自独立的玩。

(4)反抗期：2～3岁的宝宝常常反抗爸爸妈妈，这一时期常常被称作"反抗期"。产生这种情况是因为这一时期的宝宝只能整体性的将过去的事件记在脑海里，而不能进行分割式记忆，他会把彼此无关的几件事情串联起来整体记忆，比如穿着某件衣服在某个地方玩得很开心，他会把穿衣服和玩关联起来，这样他去玩时就必须要求穿那一件衣服，但是在爸爸妈妈的逻辑里，穿什么衣服玩都是可以的，所以爸爸妈妈可能会

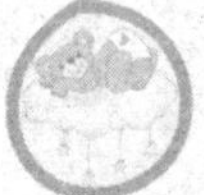

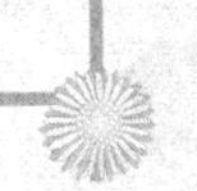

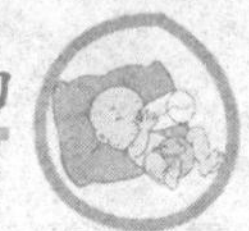
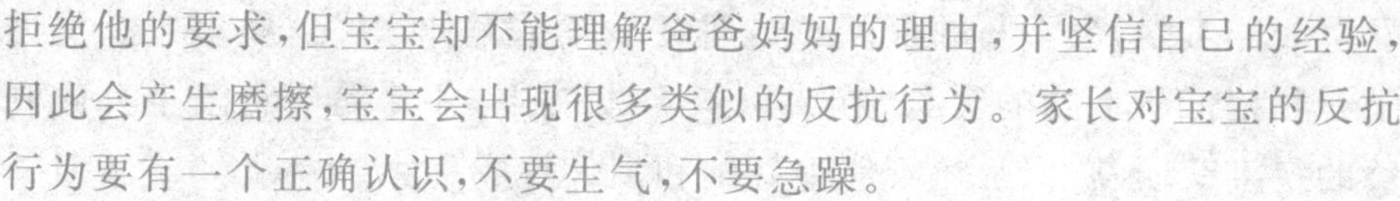

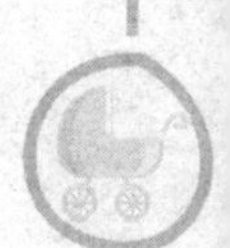

拒绝他的要求，但宝宝却不能理解爸爸妈妈的理由，并坚信自己的经验，因此会产生磨擦，宝宝会出现很多类似的反抗行为。家长对宝宝的反抗行为要有一个正确认识，不要生气，不要急躁。

21. 如何对新生儿进行早期教育

丰富的环境刺激，可以刺激大脑神经细胞的发育成熟，建立各种信号连接，帮助新生儿更好地认识外界。对于新生儿来说，早期教育就是要给予五官和皮肤感知觉方面的刺激。

(1)视觉：新生儿喜欢轮廓鲜明、颜色对比强烈的图形，如环形和有条纹的黑白图形；喜欢看复杂、有丰富内容的图形；喜欢看人的脸；对红颜色有偏爱。应该选择满足以上要求的玩具以刺激宝宝的视觉。一般最佳的视野在15～20厘米，太近太远都看不清楚。通过不断地变换新的东西，可以反复引起他的兴趣，使宝宝建立记忆。

(2)听觉：宝宝一出生就具有听觉，喜欢听母亲的声音，喜欢听柔和的声音，拒绝噪声。我们可以利用这段时间多和宝宝说话，让宝宝听听优美的音乐。

(3)触觉：宝宝的皮肤、嘴、手、脚都是触觉器官。新生儿可以对温度、湿度和疼痛都有感受能力，不要给宝宝戴手套或脚套，让宝宝的手、脚能自由活动，去感觉外界。可以用各种质地的玩具刺激宝宝的皮肤和手脚，如毛巾的、绒毛的玩具，木棒或金属棒。爱吃手是宝宝探索外界的一种形式，也是在寻求安慰，洗干净手就行，没有必要阻止宝宝吃手。

(4)味觉：新生儿有良好的味觉，喜欢甜味，对于咸味、苦味、酸味不喜欢。适当的时候可以给宝宝不同味道进行刺激，让宝宝的味道记忆仓库更加丰富。但是，注意不要给宝宝喂食过甜的食物，否则宝宝就不爱接受其他的味道了。

(5)嗅觉：刚出生的宝宝能分辨不同气味，经过几天的母乳喂养，宝宝就能够分辨自己母亲的气味，对沾有母乳气味的物件表现出很大的兴趣。经常让宝宝闻闻各种气味有助于提高宝宝对气味的分辨能力。

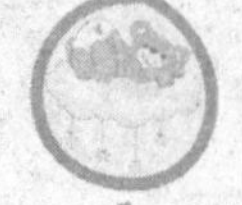

总之，要抓住这段时间给予宝宝感官最佳的刺激，促进宝宝感觉器官的发育。

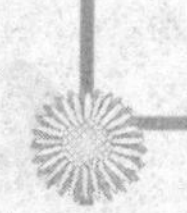
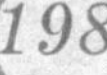

22. 如何对1～3个月的宝宝进行智力开发

1～3个月的宝宝已经开始积极的学习认识这个世界，所以作为爸爸妈妈的你有很多事情要做。

(1)听觉训练：3个月的宝宝已经开始能够分辨不同的声音了，可以从宝宝很小的时候就给他听不同的声音，如听悦耳的音乐，用舒缓温柔的语调跟他讲话，给宝宝唱歌，用不同声音的玩具去逗引他，同时还可注意玩具的移动，可以帮助宝宝学习发出不同声音的位置。这些努力可以为宝宝提供大量的声音素材，使宝宝的听觉更加灵敏。

(2)视觉训练：由于宝宝一生下来就存在视觉，所以我们可以给宝宝的小床上方悬挂一些色彩鲜艳的玩具或气球，吸引宝宝注视，可以在宝宝眼前轻轻挪动玩具，吸引宝宝的目光去追随，当然还可以给他翻看一些大的色彩对比度较强的图片，延长他的注意时间。

(3)运动能力训练：1个月以后的宝宝逐渐有了控制头部运动的能力，可以每天让他在床上做短时间的俯卧训练，每次时间不宜太长，从半分钟开始，根据宝宝的能力逐渐延长至2～3分钟，在他俯卧的时候，爸爸妈妈还可以用玩具在前面逗引他，诱导他抬起头。爸爸妈妈还可以自己半躺或躺在床上，把宝宝放在自己的胸前，扶着他的肩膀跟他说话，鼓励宝宝抬头。

(4)社交能力和语言训练：用轻柔的语调多和宝宝说话，促使宝宝产生良好的情绪，用不同的表情逗引他，引导宝宝发声、微笑。对宝宝发出的似是交流的“a,o”音给予温柔地回应，使宝宝建立安全感。

(5)记忆训练：2～3个月的宝宝会去寻找他视野中突然消失的东西，可以经常引导他做一些寻找的游戏，有助于宝宝记忆的发展。

(6)被动体操：2～6个月的宝宝在爸爸妈妈帮助下完成的体操，叫宝宝被动体操。做宝宝被动体操，一般在喂奶后1小时，根据室温的高低宝宝可裸体或穿少量轻便的衣服。爸爸妈妈帮助宝宝做操时，动作要轻柔而有节奏，不可强拉硬扭，以免损伤宝宝的关节和肌肉。

宝宝被动体操共有8节，包括扩胸运动、上肢运动、肘关节运动、肩部运动、膝关节运动、下肢运动、髋关节运动和屈趾运动。

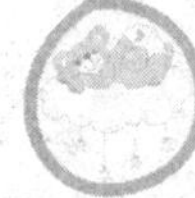

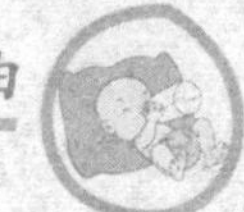

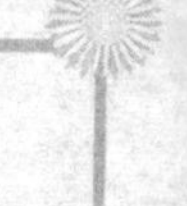

23. 如何对4～6个月的宝宝进行智力开发

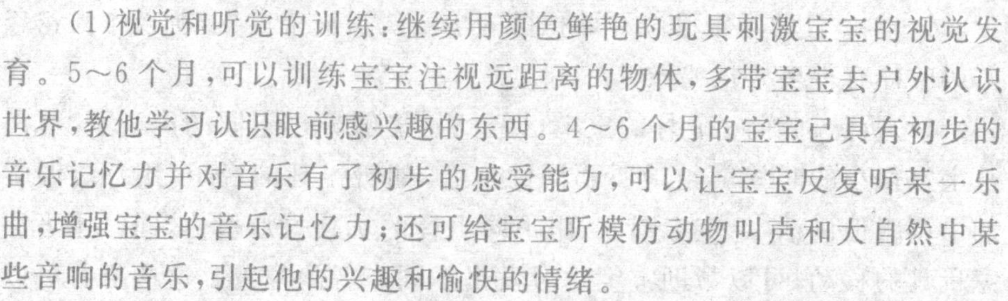

(1)视觉和听觉的训练:继续用颜色鲜艳的玩具刺激宝宝的视觉发育。5～6个月,可以训练宝宝注视远距离的物体,多带宝宝去户外认识世界,教他学习认识眼前感兴趣的东西。4～6个月的宝宝已具有初步的音乐记忆力并对音乐有了初步的感受能力,可以让宝宝反复听某一乐曲,增强宝宝的音乐记忆力;还可给宝宝听模仿动物叫声和大自然中某些音响的音乐,引起他的兴趣和愉快的情绪。

(2)运动能力训练:4个月的宝宝已经能够做出侧翻的努力了,爸爸妈妈可以拉着他的手或足帮助他练习翻身。他的头已经很稳定,每天的俯卧支撑训练可以适当的延长至2～3分钟,还可以慢慢拉着他的双手将他从仰卧位拉成坐位。用一些小玩具吸引宝宝,鼓励他学会伸出手主动抓握。继续训练宝宝转头追物听声音。5个月的宝宝可以训练他手臂伸直支撑,用双手支撑起胸部,这样可以加强手臂支撑力量。还可训练他坐的能力,开始时可以让宝宝靠着支撑物坐着,也可以在前面用玩具逗引宝宝直起身子,逐渐向独坐过渡,一般来说6个月的宝宝已经可以直腰坐了。

(3)语言能力训练:语言是人类特有的高级神经活动,语言的发展要经过发音、理解和表达3个阶段。婴儿期正是学习语言的发生期,爸爸妈妈要利用一切条件对宝宝进行语言训练,为日后的语言发展奠定基础。4～6个月的宝宝虽然还不会说话,但他会把听到的内容作为信息,存入记忆库中,为未来的语言交流打下基础。语言能力是从日常生活中学来的,在日常生活中多对宝宝说话,将说话与教宝宝认识环境的活动结合起来。反复教宝宝认识宝宝熟悉并喜爱的各种日常生活用品,如起床时教宝宝认识衣服和被子,开灯时教宝宝认识灯,坐小车时认识小车,戴帽子时认识帽子等。多带宝宝外出开阔眼界,认识大自然,如汽车、房子、大树、花草、小动物等。在与宝宝一起玩耍时,可利用宝宝喜爱的玩具和活动来教宝宝,如爸爸妈妈扮作小狗"汪汪"叫,玩娃娃时把娃娃藏起来让宝宝去找。在日常生活中爸爸妈妈要多叫宝宝的名字,逐渐让宝宝熟悉自己的名字,并教宝宝认识家庭成员,如妈妈、爸爸、奶奶等。

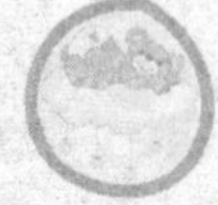

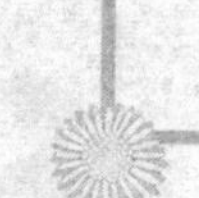

(4)游戏和社交行为的训练:要耐心教宝宝做游戏,提供适合宝宝

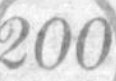

特点的玩具，如颜色鲜艳的铃铛、手铃、一握即响的小动物等。爸爸妈妈要用愉快、亲切的表情拿一个玩具给宝宝看，摇摇铃给宝宝听，同时给宝宝讲玩具的名称。反复几次后先由爸爸妈妈手把手教宝宝拿着摇，同时用赞赏鼓励的语气强化宝宝的动作。把玩具悬挂在小床上方，宝宝伸手能触到的高度，让宝宝看、碰触。经过多次训练，5～6个月的宝宝就会自己玩了。很多6个月的宝宝已经开始认生了，见到生人他们会用警惕的眼光看着，会拒绝陌生人的拥抱，胆小的宝宝甚至会哭起来，爸爸妈妈应该多带着宝宝到集体环境中去适应，参加一些亲子活动，使宝宝不再恐惧。

24. 如何对7～9个月的宝宝进行智力开发

(1)运动的训练：7～9个月期间，宝宝的任务主要是学会长时间的独坐，每天要有时间让宝宝坐在床上，训练他通过自己的努力保持长时间的独坐，并学会左右侧身抓物，保持坐位平衡。另一项重要的运动就是学习爬行，因为爬行时宝宝必须头、颈抬起来，胸腹离地，用四肢支撑身体的重量，这就使手、脚、胸、腹、背、手臂和腿的肌肉得到锻炼而逐步发达起来，为以后站立和行走打下基础；另外，宝宝学会爬行以后，扩大了视野和接触范围，通过视觉、听觉和触觉等感官刺激大脑，可促进各方面的协调，对大脑的发育和智力的开发有非常重要的意义；通过爬行，还能提高宝宝的新陈代谢水平，有助于身体的生长发育。

爸爸妈妈可以帮助宝宝学习爬行，首先要有一个适合爬行的场地，必须是一个大的平面，平整干净。将宝宝俯卧在床上，妈妈在宝宝前面摆弄会叫或会响的玩具吸引他的注意，并引导他来拿，爸爸则在身后用手推着宝宝的双脚掌，使其借助爸爸的力量向前移动身体，接触到玩具，以后逐渐减少帮助，训练宝宝自己爬。开始爬行时宝宝可能很费力，腹部离不开床面，爸爸妈妈可用一条毛巾放在他的腹部，然后提起腹部让他练习手膝爬行，渐渐地他会上下肢协调起来，可以用双手及双膝协调灵活地向前爬行。练习爬行不但轮流锻炼了四肢的耐力，而且能增强小脑的平衡与反应联系，这种对宝宝日后学习语言和阅读也会有良好的影响。

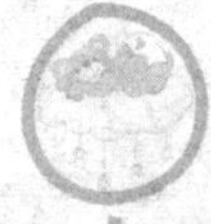

(2)语言训练：7个月左右的宝宝已步入了学习语言的敏感期，爸爸

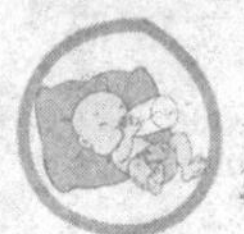
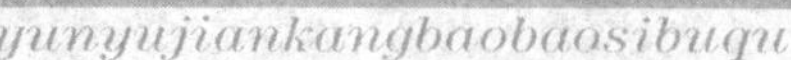

妈妈要敏锐地捕捉住这一教育的契机，在宝宝愉快时，或者每天临睡前，经常给他朗读图书、念儿歌、说绕口令；在日常的生活当中，随时随地多和宝宝说话，并注意将语言、物体和动作联系起来，通过宝宝的视觉、听觉及触觉等来帮助宝宝进一步理解语言。比如，宝宝口中乱叫“爸爸妈妈”时，开始时他还不懂得语意，但只要一旦发现他发出“爸爸”的声音，你就立刻让他的脸朝向爸爸，用你的手指着爸爸，并模仿他“爸爸”的声音。渐渐地当你说“爸爸”时，他就会朝爸爸看；用同样的方法，当你说“妈妈”时，他就会转向妈妈一方。再比如，妈妈一面拿着苹果，一面发出“苹果”的声音，同时让宝宝摸摸、闻闻、尝尝，这样经过数次的重复，妈妈一说“苹果”两字，宝宝就能知道是什么意思了。还可以用类似的方法，教宝宝指认自己的五官等。还应有意训练8～9个月的宝宝，语言和动作的联系，如“谢谢”“再见”。爸爸给宝宝玩具或东西吃时，妈妈在一旁要讲“谢谢”，并要求宝宝模仿点头或鞠躬的动作以表示“谢谢”。当家里有人出门，你一面说“再见”，一面挥动宝宝的小手，向要走的人表示“再见”。通过逐渐训练，使他一听到“谢谢”就鞠躬或点头，一听到“再见”就挥手。

(3)宝宝主被动操：宝宝主被动操适用于7～12个月的宝宝。是在成人的适当扶持下，加入宝宝的部分主动动作来完成的。宝宝主被动操的动作主要有锻炼四肢肌肉关节的上下肢运动，锻炼腹肌、腰肌及脊柱的桥形运动、拾物运动，为站立和行走做准备的立起、扶腋步行、双脚跳跃等动作。宝宝每天进行主被动操的训练，可活动全身的肌肉关节，为爬行、站立和行走打下基础。

(4)社交行为训练：7～9个月的宝宝正处于认生期，看到陌生人靠近时，宝宝会猛地一下揣回妈妈的怀里，有的宝宝会回头，以此来躲避陌生人，有的宝宝会大声哭闹。为了帮助宝宝顺利度过认生期，要多多给宝宝创造与小朋友、陌生人在一起玩的机会，可以进行一些游戏训练，成人在与宝宝玩游戏时，要慢慢逗引宝宝开心，使宝宝逐步缓解认生引起的紧张情绪，进而接近不太熟悉的陌生人。宝宝渐渐地和生人接触多了，也就不再认生了。

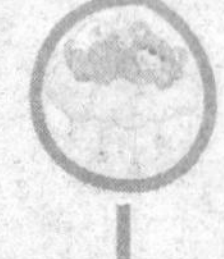
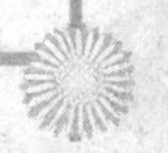

25. 如何对10~12个月的宝宝进行智力开发

(1)运动能力:10~12个月宝宝已不满足于爬行,首先要进行是站立训练,可以让他扶着家具站起来,有栏杆的小床最适合他练习站立。可在小床上放一个玩具,让他练习蹲下去取,再从蹲位扶着站起来。练习独站是一个新的挑战,开始可以靠着墙站立,慢慢再离开墙面2~3厘米独立站立。当会独站时,要给予表扬。每个宝宝的个性不同,在练习过程中摔跤是难免的,只要保护好不伤到宝宝就可以了。

然后可以进行扶走训练,将宝宝脚底放在妈妈的脚背上,妈妈向后移动步子,让宝宝体验"走"的感觉,引导宝宝脚与妈妈同步用力,锻炼宝宝脚部肌肉,为走做准备。爸爸妈妈可以两手握住宝宝手,一步步往后退,让宝宝慢慢迈步向前。一天训练3~4次,每次时间不要太长,以免过分疲劳。可让宝宝双手扶着床沿站好,妈妈在距离宝宝1米外,用玩具逗引说:"宝宝走过来!"让宝宝双手扶床沿向前走。走得比较稳了,再引导宝宝一手扶床走。也可以让他练习扶着沙发从一头走向另一头。

给宝宝创造一个宽松自由和安全的环境,不但可以促进他的翻滚、坐、爬、站和走等大运动能力发展,还可以促进认知能力的发展。

(2)语言认知能力训练:这个阶段宝宝的认知能力提高主要靠感知运动的方式,所以要让宝宝多看、多听,接触各种物体,通过自己主动运动的探索去认识这个奇妙的世界和自我。好奇心是宝宝认知发展的动力。对于宝宝的好奇心,千万不能用"不能动,不能拿"给压抑了,只要没有危险,不会损坏重要的东西都可以让宝宝玩。10~12个月的宝宝有了初步的记忆能力,能在你的帮助下调整自己的注意指向,你可以引导他共同注意某人、某物或某活动,通过共同注意,使他认识更多的周围人和事,更有效地与他人进行交流,学习有关的知识和经验。此外,寻找藏起来的物体或藏猫猫是这个年龄的宝宝感兴趣玩不腻的游戏,也是增强记忆力的好方法。

(3)语言方面:10~12个月宝宝能听懂更多的词,对简单的要求做出反应,这年龄段是学会听和说的宝贵时间。要面对面和宝宝说话,说正常句子,句子要简短,节奏较慢,发音要清晰。要和宝宝说那些看得见的东西和宝宝感兴趣的东西、感兴趣的事物名称,这些容易使他记住。

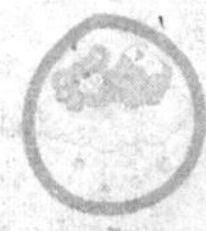

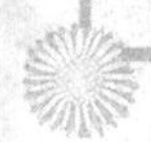

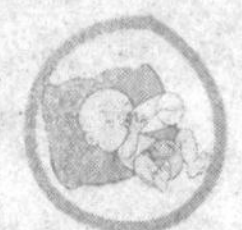
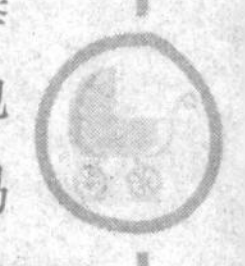
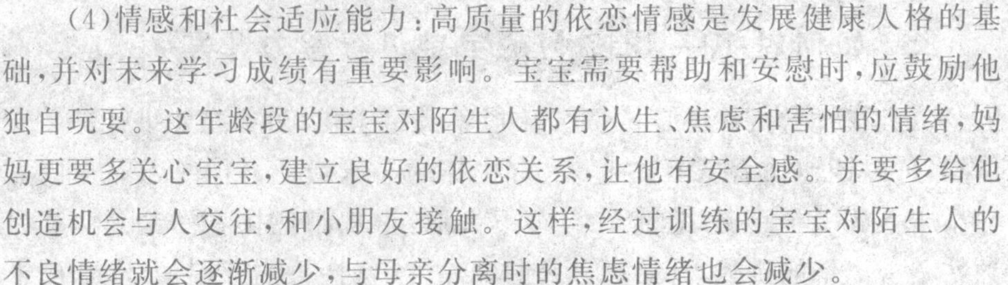

(4)情感和社会适应能力：高质量的依恋情感是发展健康人格的基础，并对未来学习成绩有重要影响。宝宝需要帮助和安慰时，应鼓励他独自玩耍。这年龄段的宝宝对陌生人都有认生、焦虑和害怕的情绪，妈妈更要多关心宝宝，建立良好的依恋关系，让他有安全感。并要多给他创造机会与人交往，和小朋友接触。这样，经过训练的宝宝对陌生人的不良情绪就会逐渐减少，与母亲分离时的焦虑情绪也会减少。

26. 如何对13～15个月的宝宝进行智力开发

当宝宝长到13～15个月的时候，身体的肢体动作慢慢发育，爸爸妈妈可以在日常生活中有意识的培养宝宝动作能力，进行一些有意识的训练。

(1)运动发育训练：此阶段主要的大运动就是行走，行走训练可以循序渐进地进行，爸爸妈妈可以先引导宝宝扶着小栏杆平行挪步，然后练习推着学步车向前走，也可以牵着他的手行走，从双手牵过渡到单手牵，等宝宝走得熟练后，就可以练习独站和独走了。等他能够独立行走以后，爸爸妈妈还可以通过游戏的方式训练宝宝走曲线，转身，下蹲捡起地上的物品。这个阶段宝宝手部动作的稳定性进一步提高，可以通过训练宝宝搭积木、捡起小珠子，向瓶子里投入小丸、撕纸，翻书等手部动作，提高宝宝的精细动作能力。

(2)语言认知训练：这一阶段的宝宝视野更加开阔，对什么东西都很好奇，对各种事物的概念逐渐建立，并形成了初步的语言。爸爸妈妈应该重点关注的是宝宝的理解能力，其次才是语言表达能力，因为只有理解了相当多的词汇才能发展出有质量的语言。爸爸妈妈应该每天拿出一定的时间，有意识地教宝宝说话。选择的词汇往往从宝宝日常生活中接触最多的开始，名词或动词相对比较直观，如称呼、五官、食品、常用的动作性指令等等，这样可以帮助宝宝建立词汇与实物，或词汇与动作之间的联系，形成词汇的概念。对所教的词汇反复强化，在各种场合出现你想要宝宝掌握的词，通过强化使宝宝把所要学习的目标词汇牢牢记住，让宝宝在任何场合中听到这个词都能够做出正确的反应。此外，要让宝宝多看书，多给他讲故事。

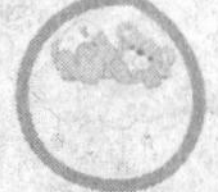

(3)社交行为训练：在培养宝宝定时睡眠、定时进餐、定时大小便等

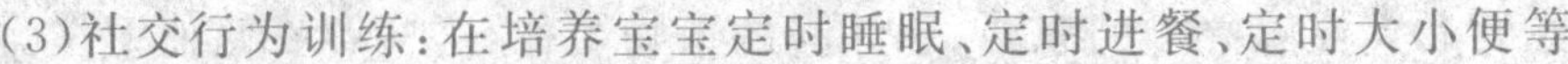
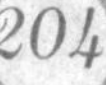

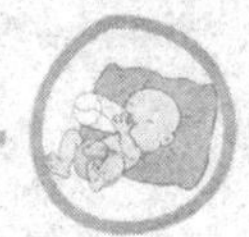

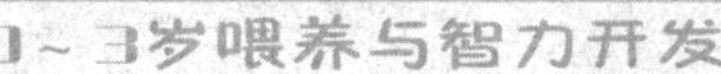

生活习惯后，还要进一步培养宝宝主动控制大小便、主动坐盆，自己脱鞋、脱帽等能力，让他学会自己摆放鞋子，将鞋子放在固定的地方等，养成一些生活好习惯。爸爸妈妈可以在日常生活中多用自己表情的变化来启发宝宝分辨他人情绪的能力，让他在和爸爸妈妈的接触中，逐渐体验到爸爸妈妈喜、怒、哀、乐的各种表情。这个阶段的宝宝由于具备一定的自我意识，但是表达能力还不足，当爸爸妈妈不能够理解他所想表达的意图时，会变得很容易发脾气。因此，在此阶段中爸爸妈妈还要注意学会观察理解宝宝，引导他通过肢体语言或手势正确的表达自己的意图，并逐渐学会克制自己的情绪。

27. 如何对19～21个月的宝宝进行智力开发

(1)运动能力发育训练：本阶段可以继续延伸前一阶段的训练，并进一步加强。主要是身体的平衡和控制姿势方面，走、跑很顺利完成的宝宝还可以训练他倒退走和侧向走，绕过障碍物跑，这些是宝宝动作协调和稳定的表现。可以教他做简单的体操，一方面可以训练宝宝肢体的运动，另一方面也可以锻炼宝宝的记忆、理解规则，养成良好的习惯。可以教会宝宝如何用笔涂鸦，进一步提高手的控制能力；还可以让宝宝学习简单的对折纸，提高动手能力；也可以训练他熟练地使用杯子、碗和饭勺，这样可以提高宝宝的生活自理能力。

(2)语言认知发展训练：在日常生活和游戏中，注意培养宝宝的认知能力，鼓励宝宝积极思考，教会宝宝一些反义词概念，如多少、大小、高低等等，并逐渐学会分辨这些概念。教给宝宝一些简单的观察方法，让宝宝学会观察不同的事物。可以通过经常提问的方式有意识地让宝宝记忆一些东西，提高宝宝的记忆力。宝宝说话时可以反复使用熟悉的单词，鼓励宝宝使用准确、简单的双词句或三词句来进行表达，并可以用简单语言完整地表达自己的想法，如阿姨抱、不要、不吃等。不能嘲笑他说错的话和重复宝宝错误的语言，应该耐心等待给他应答时间，鼓励他表达他想说的话，爸爸妈妈要使用正确的语言与宝宝对话，尽量不要使用幼儿语。可以教宝宝正确使用“我”来表达，初步建立自我意识。

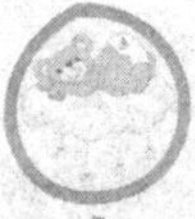

(3)社交行为发展训练：此阶段的宝宝逐渐显示出情绪情感发育的特征，他们对新鲜的事物很感兴趣，并在模仿中获得快乐。对黑暗、独

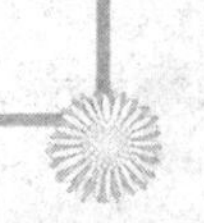

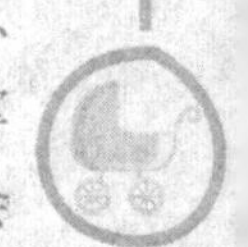

处、陌生事物等产生恐惧，会导致产生分离焦虑。开始出现骄傲、自豪、不安等情绪的萌芽。对爸爸妈妈来说，此阶段应该通过细致的观察，掌握宝宝情绪情感变化的特点，并进行适当的引导。应当鼓励和创造机会让宝宝用自己的方式去主动接近别人。因为这个阶段的宝宝还不会分享，所以经常为争夺玩具而打架。这就需要爸爸妈妈教育宝宝逐渐学会与同伴交换玩具。此阶段是性格初步形成的一段时期，适当的引导会使宝宝身心发展更加健康，形成良好的习惯。

28. 如何对22～24个月的宝宝进行智力开发

(1)运动发育训练：由于这个阶段宝宝已经能够走、跑得很好，大运动训练的重点在于进一步训练身体平衡的控制。在平地训练的基础上逐渐加入上下楼梯、跳跃等内容。

①训练上、下楼梯。应该从上楼梯开始，先选择较低，层数少的楼梯，使宝宝能够较顺利地上完楼梯，体验到成功的快乐。可以先牵着他的手帮助他上楼梯，等他的动作更协调的时候鼓励他自己上，上楼梯对于加强宝宝下肢肌肉力量及促进身体平衡能力有很好的训练作用。下楼梯的掌握比上楼梯要晚一些，同样也需要先进行辅助。

②跑步练习。通过游戏训练宝宝跑步可以加强宝宝控制身体的灵活性和稳定性，应根据宝宝的实际能力调整跑步的方式，如刚开始的时候可以跑直线，跑得很好了可以练习转弯跑，跑圆圈，听指令跑步一停止等。

③原地弹跳训练。可以先拉着他的手帮助他跳起，也可以鼓励他从最后一级台阶上跳下来。由于这一阶段的宝宝身体控制能力还有限，跳跃的能力还是刚刚形成，因此主要训练他双脚并拢跳。精细动作方面可以继续强化手部动作的稳定性与手眼协调性，如继续通过游戏的方式训练他搭积木，串珠子，模仿画，学习用勺子吃东西等。

(2)语言认知能力训练：宝宝在1岁半后，言语发展会突飞猛进，他们不但能重复成人说的言语，而且想要自己说出周围东西的名称。

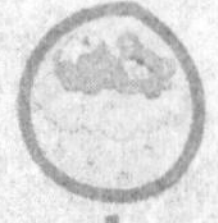

此阶段认知理解能力会飞速发展，宝宝懂的东西呈现爆发性的增多，求知欲非常旺盛，对身边的一切充满好奇，爸爸妈妈应该抓紧这段时间，常带宝宝到户外、公园去玩，鼓励他与人交往，并引导宝宝仔细观察

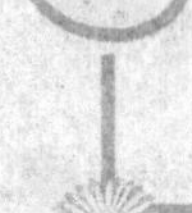

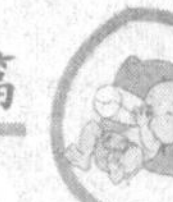
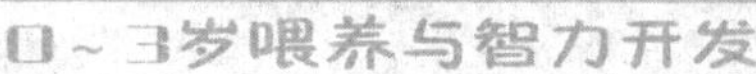

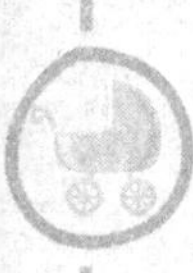

遇到的事物，告诉他遇到事物的名称和特点。通过学习，宝宝会逐渐学会区分大小、多少、长短、高低，建立起不同颜色的概念，可以在生活中利用实物、图片或日常生活经验，经常向宝宝说说各种物品的特性，如"大苹果、小苹果，红帽子、黄帽子，熊猫胖、小猫瘦，长颈鹿高、梅花鹿矮"等，这样可以促进宝宝的认知理解能力发展。

另外，可以从说话的角度来进行训练。

①教宝宝学说主谓宾句式的话。在宝宝会说简单句的基础上教他学说含有主谓宾句式的完整简单句，如"宝宝吃饭、爸爸回家了、宝宝踢皮球"等。这些伴随生活情节的语言，宝宝就容易理解和模仿。

②教宝宝回答疑问句。爸爸妈妈应在生活或游戏中教宝宝回答"某某东西在哪里?"的疑问句，如将宝宝喜欢的玩具如小皮球、小汽车等，放在他看得见但拿不到的地方或藏起来，问宝宝："小汽车在哪里?"一边鼓励他去寻找，一边教他说出"在这里或不知道、没看见、找不到"等话。这种训练也可以在户外随时进行，如抱着宝宝边走边问："树在哪里?""滑滑梯在什么地方?"等，让宝宝回答。

③教宝宝回答故事中的小问题。每讲完一个故事都要对宝宝提一点小问题让他回答，如讲完《龟兔赛跑》的故事，可以问宝宝："谁赢了?谁输了?"宝宝若答："乌龟赢了，兔子输了。"爸爸妈妈可以接着问："为什么乌龟赢了? 兔子输了?"宝宝可能会说："乌龟没有睡觉，兔子睡大觉。"若不会回答，爸爸妈妈要耐心引导。回答问题的准确性不是最重要的，关键是培养宝宝愿意回答问题的兴趣，以训练他听和说的能力。

④教宝宝理解选择句。在生活中可以教宝宝回答选择句的提问，如爸爸妈妈准备好一些物品，然后依次问宝宝："你是要饼干，还是要糖?""你是要苹果，还是要香蕉?"等，让宝宝做出选择回答。

⑤继续教宝宝背诵儿歌和顺口溜。2岁左右的宝宝发音器官尚未发育成熟，往往吐词不清，这是很正常的，但可以通过教宝宝背儿歌和顺口溜来训练宝宝逐步把字音发准。

(3)社交行为发展训练

①发展幼儿解决问题的能力。如教宝宝用小锤子将小木板砸进潮湿的沙土中，用木棍将手拿不到的环拉到跟前等。

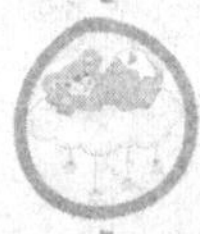

②与人交往的训练。此时期的宝宝可以学习用语言与人交往，学习

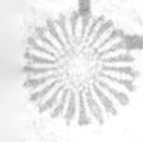
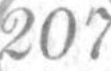

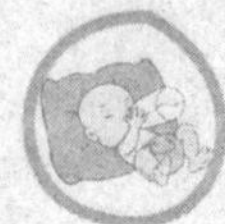

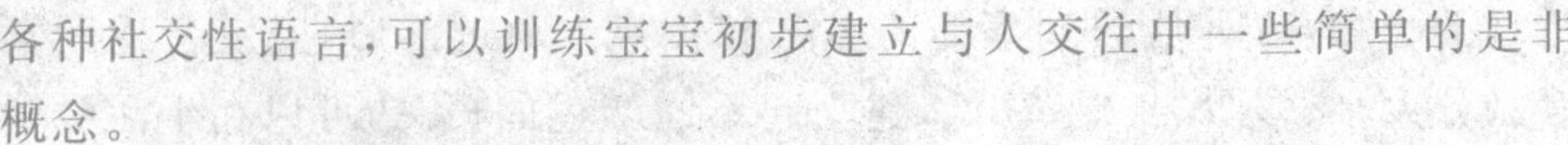

各种社交性语言，可以训练宝宝初步建立与人交往中一些简单的是非概念。

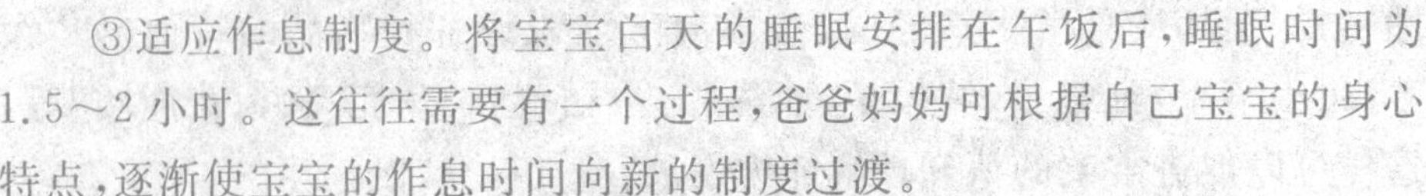

③适应作息制度。将宝宝白天的睡眠安排在午饭后，睡眠时间为1.5～2小时。这往往需要有一个过程，爸爸妈妈可根据自己宝宝的身心特点，逐渐使宝宝的作息时间向新的制度过渡。

④训练宝宝的进餐姿势。教会幼儿正确使用餐具，不要边玩边吃，不要在饭桌上引逗宝宝大笑，以防呛咳窒息，饭后不要让宝宝做剧烈活动，可让宝宝轻微安静地活动半小时，避免呕吐。

⑤教宝宝养成饭前便后洗手的习惯。

29. 如何对25～30个月的宝宝进行智力开发

(1)运动发育训练：本阶段宝宝的粗大运动训练应该以加强宝宝身体的平衡控制及肌肉力量为主。可以在日常生活中创造机会达到训练的目的。比如，让宝宝端水走可以训练他保持平衡的能力，带他到更大的活动场所，进行滑滑梯、荡秋千、攀爬、跳蹦床、骑小车等训练。平时可以让宝宝自己上下部分楼梯，还要逐渐教他学会双足交替，教他原地跳跃、独脚站、倒退走、走直线等，这些都可以提高宝宝的平衡能力。需要注意的是，爸爸妈妈不要总是怕宝宝累着，因为这个阶段的宝宝本来就是精力充沛的，过分剥夺宝宝的运动权利只会使宝宝变得更加体弱。也许他会摔倒或磕磕碰碰，但是正是由于宝宝有了这样失败的经验，他才会总结失败的经验，知道危险的概念，在以后的游戏中他就会变得更加小心，这是每个宝宝都应该经历的过程。

精细动作的训练可以进行手臂力量的训练，如拿重物，敲敲打打的游戏，可以进行一些新的手眼协调训练，如抛接球游戏、串珠子、拼图、玩积木、折纸、组合玩具等；可以进行一些手指游戏，通过游戏使宝宝认识每个指头并可以很顺利地做出多种手指动作；还可以培养宝宝在生活中加强手的应用，如鼓励他自己用勺子吃饭、自己拧开门把手、自己打开或盖上瓶盖等。

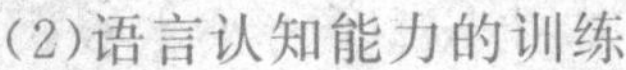

(2)语言认知能力的训练

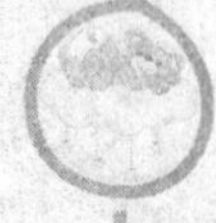

①观察能力的培养。继续扩大词汇量，并教会宝宝观察事物的特性。利用不同的道具，通过不断地对比、教他掌握更多事物的特性，如形

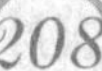

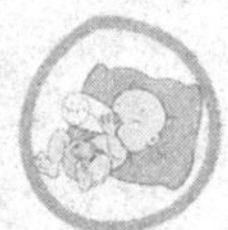

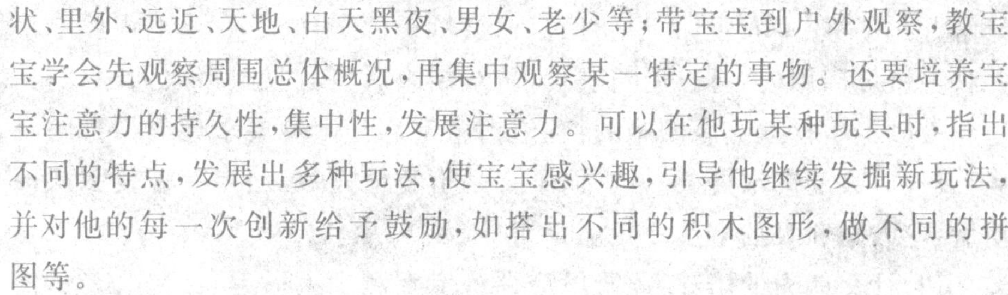

状、里外、远近、天地、白天黑夜、男女、老少等；带宝宝到户外观察，教宝宝学会先观察周围总体概况，再集中观察某一特定的事物。还要培养宝宝注意力的持久性，集中性，发展注意力。可以在他玩某种玩具时，指出不同的特点，发展出多种玩法，使宝宝感兴趣，引导他继续发掘新玩法，并对他的每一次创新给予鼓励，如搭出不同的积木图形，做不同的拼图等。

②记忆力的培养。随着宝宝语言能力的提高，可让宝宝复述成人的话语。可从简单的短句开始，然后教长一点的句子如背诵歌词、儿歌、古诗等，以促进宝宝记忆能力的提高。逐渐教会宝宝学习数字的概念，利用他们机械记忆力强的特点，不断发掘生活中与数字有关的信息，反复训练，可以强化数字的概念。经常提问一些最近发生的事情，加强他的记忆力。

③思维能力的培养。开始培养宝宝对因果关系的认识。让宝宝看看风吹能使小风车旋转，还能使脸盆里的水出现波纹，将肥皂水吹出五颜六色的肥皂泡。这可激发幼儿的好奇心，激发其学习探究的热情，促进认知发育；可以进行一些归类练习。教宝宝根据事物的某些性质练习分类，如可按声音分类，将能发出声音和不能发出声音的东西归类，还可按颜色、形状、大小、用途分类等，以提高宝宝归纳、概括的能力。可以从简单的分类逐渐向复杂的分类过渡；发展幼儿解决问题的能力。有意造成一些明显的错误或者设置一些障碍，让宝宝去发现，并鼓励他说出错误所在及解决办法，以培养宝宝分辨问题的能力。

④想象力和创造力的培养。可以进行表演游戏，让宝宝在表演中发挥自己的想象力和解决问题的能力；可以通过绘画提高宝宝手眼动作的协调性，并引导宝宝仔细观察自己所画图画的构图，想想和他所要表达的事物是否存在联系。

⑤发音的引导，此阶段一部分宝宝还存在发音不清楚的现状，可以对他们进行一些发音的训练，可以做一些口舌操促进颜面发音肌肉的协调性、加强舌运动的灵巧性，可以进行一些吹气训练以加强肺活量；注意观察宝宝发音错误的原因，进行相应的矫正训练。

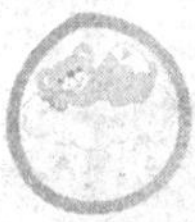

(3)习惯和生活能力的培养：继续鼓励宝宝做力所能及的事，培养良好的睡眠、饮食、卫生等习惯，培养爱劳动，关心别人的品德。教宝宝自

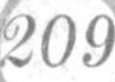

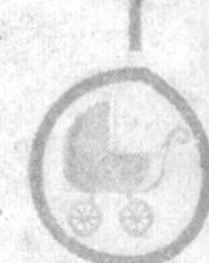

己解开扣子，脱掉衣服，大小便后自己帮忙提裤子，洗手后用毛巾擦干手并将毛巾放回原处，自己用勺进食，游戏结束后将玩具收拾放回原处等。还应鼓励宝宝树立克服困难的信心，当宝宝遇到困难要求成人帮助的时候，成人应鼓励宝宝再试一试，而不要马上替他完成，当宝宝重复多次成功后，应鼓励和表扬宝宝。

(4)社交能力的培养：此阶段应训练宝宝和别人一起玩合作游戏，使宝宝在游戏中懂得遵守一定规则，相互合作。多带宝宝接触社会，教宝宝有礼貌地称呼周围的人。另外，此阶段宝宝已形成了最基本的道德情绪，对成人的赞许会表现得开心，对成人的谴责会表现沮丧。开始能辨别简单的是非行为。爸爸妈妈在进行道德教育时，应当以身作则，此外，还要激发儿童对符合社会道德的行为产生愉快、自豪、羡慕、向往的情绪体验，而对违反社会道德的行为表示厌恶、羞耻、蔑视。及时表扬宝宝好的行为，批评纠正宝宝不良行为习惯。教育宝宝要爱护玩具、有礼貌、不乱扔果皮、主动收拾玩具、公园的花不能摘、不随地大小便等。要从小培养幼儿的美感，使他们学会看到美的东西会感到愉快，培养审美能力。

30. 如何对31～36个月的宝宝进行智力开发

(1)运动能力的训练：在上一阶段训练的基础上，进一步强化平衡能力和运动协调性的训练。

①独脚站立练习。让宝宝学会两脚交替站立，使双下肢力量均衡，开始时可以进行辅助，逐渐鼓励宝宝脱离帮助，延长独脚站立的时间，使他能够逐渐地较稳定地单脚支撑5秒以上。

②跳跃训练。可以进行跳高、跳远、跳过障碍物练习，并逐渐增加动作的难度。

③发展手部动作协调能力。可以进行画画、玩橡皮泥、拼贴画、各种积木、各种组合玩具、解开或系扣子、用剪刀、折纸等训练，既可发展宝宝手动作的灵巧性，还可促进宝宝的想象力和创造力。

④骑三轮车。可以训练宝宝动作的协调性、敏捷性和良好的反应能力，并能帮助宝宝理解交通常识。

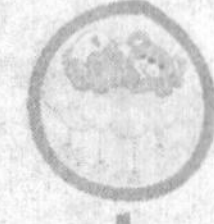

⑤平衡木训练。可以通过走直线、走平衡木的方法提高身体的平衡能力。

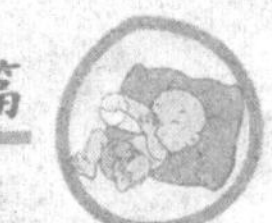
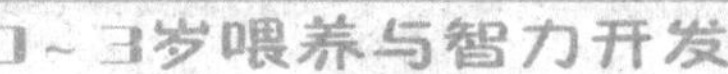

⑥攀爬、穿钻、吊挂等训练。可以全面发展身体平衡能力。大多数宝宝在3岁左右,已能够在各种攀登器(架)上攀登、攀爬、穿钻、吊挂,保持平衡,这是宝宝身体平衡能力进一步发展的重要表现。

⑦游泳。感兴趣的爸爸妈妈还可以对3岁左右宝宝开始进行游泳的学习,因为游泳是一种非常好的综合性身体锻炼。

⑧手技巧训练。熟练地使用勺子,并开始使用筷子进食。

(2)语言认知能力的训练

①观察能力的培养。观察事物的特性,如学会比较长短、比较厚薄或其他各种特征的比较。引导宝宝善于发现近似事物中的不同点和不同事物中的相似点,培养宝宝观察比较的能力,发展幼儿注意力。教宝宝按成人的指示集中精力完成一件事情或一种游戏。明确培养注意力的目的,在宝宝完成作业时成人可不断给予帮助、赞许,表扬宝宝的成绩。也可利用比赛的形式,激发幼儿积极性,鼓励他集中精力。

②记忆力的培养。利用游戏培养记忆力,如在游戏中让宝宝记住几样东西,然后藏起来一个让宝宝说出少了哪一个玩具。练习记忆图像,如让宝宝看一张画有数种动物的图片,限定在一定时间内看完,开始时时间可长些,逐渐减少看的时间,然后将图片拿开,让宝宝说出图片上有哪些动物。在日常生活中通过提问引导宝宝回想发生过的事情。

③思维能力的培养。学会数数并理解数量的概念。利用语言提问的方式引导宝宝思考,促进思维。发展幼儿解决问题的能力,让宝宝预想事情的结果,从而教会宝宝去思考、推理并学会应当怎样做。

④想象力和创造力的培养。随着年龄的增长,认知能力的加强,宝宝逐渐能理解并模仿人们之间的关系。此时可引导宝宝做扮演角色的游戏,可以让他注意现实生活中角色的特点来丰富他的游戏情节。在幼儿能画出一些线条和形状后,成人可引导宝宝将他所画的东西同实物作比较,这样宝宝会更有兴趣在绘画中想象、构图。培养宝宝听音乐和欣赏音乐的能力。教宝宝理解歌曲的内容,感受歌曲的思想感情,并要求宝宝在唱歌时用歌声表达自己的内心情感,想象歌曲提供的音乐形象,从而激发幼儿的想象力。

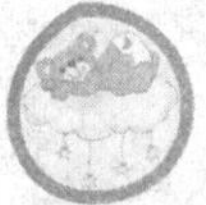

(3)社交能力的培养

①培养与人交往的能力。可教宝宝与其他宝宝一起做集体角色游

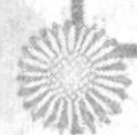
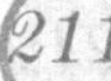

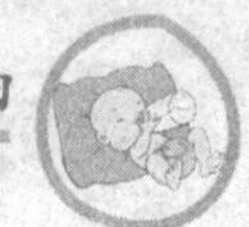

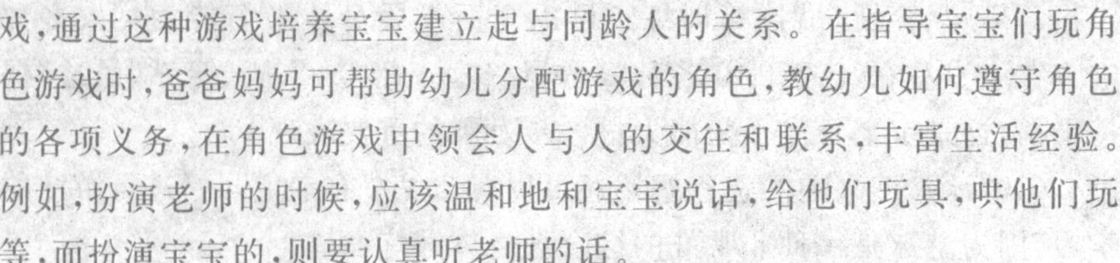

戏，通过这种游戏培养宝宝建立起与同龄人的关系。在指导宝宝们玩角色游戏时，爸爸妈妈可帮助幼儿分配游戏的角色，教幼儿如何遵守角色的各项义务，在角色游戏中领会人与人的交往和联系，丰富生活经验。例如，扮演老师的时候，应该温和地和宝宝说话，给他们玩具，哄他们玩等，而扮演宝宝的，则要认真听老师的话。

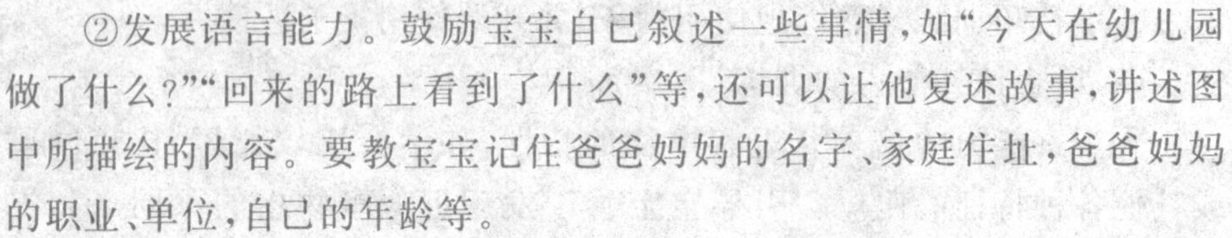

②发展语言能力。鼓励宝宝自已叙述一些事情，如"今天在幼儿园做了什么?""回来的路上看到了什么"等，还可以让他复述故事，讲述图中所描绘的内容。要教宝宝记住爸爸妈妈的名字、家庭住址，爸爸妈妈的职业、单位，自己的年龄等。

③培养宝宝良好的道德品质和情感。宝宝的道德评价能力是在爸爸妈妈的影响下形成的，开始他们常常只是重复爸爸妈妈或老师的看法，以后才慢慢地学会独立分析。爸爸妈妈应该注意自身的言行，教育宝宝文明礼貌、团结友爱、尊重长辈、尊重老师、爱祖国、爱劳动、正直善良、富于同情心等各种良好的道德品质，还要教宝宝努力克服困难，学会与他人的协作。

31. 如何利用"关键期"开发宝宝的智力

(1)0～1 岁是声音辨别关键期：宝宝出生 1 周后，就能辨别出给他喂奶的妈妈的声音，4 周后就具有对不同声音的辨别力。训练方法：①在宝宝睡醒后，精神很好时，朗读诗歌给他听。②经常唱歌或放音乐给宝宝听。③经常对宝宝说话，教他人物或物品的名称等。④经常带宝宝到户外聆听周围环境中的各种声音，如狗叫声、喇叭声、门铃声等，并向宝宝一一解释。⑤模仿动物的叫声，鼓励宝宝模仿。⑥利用游戏的机会，让宝宝辨别从不同方向传来的声音。⑦多与周围的人接触，让宝宝感受不同的声音特点和模式。

(2)0～2 岁是动作发展关键期：①满月起，用手推着宝宝的脚丫，训练他爬行。②宝宝 3 个月时，在他小床的上空悬挂一些玩具，使宝宝双手能够抓到，锻炼他的手眼协调功能。③在宝宝 6～7 个月时多创造爬的机会，如让宝宝俯卧，放一两件玩具在他前方，吸引他向前爬，尝试着去抓取玩具，以促进他动作的发育。

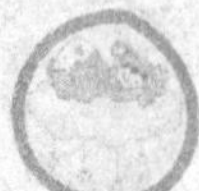

(3)1～3 岁是口语发展关键期：①引导宝宝注意大人说话的声音、嘴

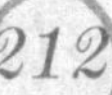

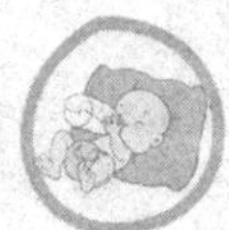

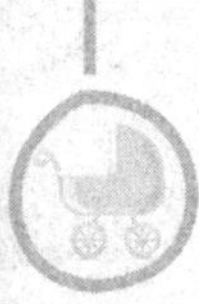
形,开始模仿大人的声音和动作。这时主要是训练宝宝的发音,尽可能使他发音准确,对一些含糊不清的语言要耐心纠正。②引导宝宝把语音与具体的事物、具体的人联系起来,经过反复训练,宝宝就能初步了解语言的含义。如宝宝在说“爸爸、妈妈”时,就会把头转向爸爸妈妈。③利用生活中遇到的各种事物向宝宝提问,如散步时问树叶是什么颜色,并要求宝宝回答,提高他的语言表达能力。④鼓励宝宝多说话,耐心纠正宝宝表达不完整或不准确的地方。

(4)2～4岁是计数能力发展的关键期:①利用日常生活的各种机会,经常数数给宝宝听,如给宝宝糖果时、上下楼梯时。②借助不同的物品,如手指、积木等,和宝宝一起数数,增加宝宝对数字的感性认识。③利用生动的形象,教宝宝认识数字符号,如“1像筷子,2像鸭子,3像耳朵”等。④设计一些有趣的游戏让宝宝做,如让宝宝从数字卡片中找数字。⑤运用具体实例,教宝宝加减法,可以用苹果、积木等道具来演示。⑥提供足够的实物材料,让宝宝自己动手,寻找数字间的联系。

(5)1～3岁是音乐能力发展的关键期:①选择适合宝宝的歌曲、世界名曲、童话故事音乐等,与宝宝一起欣赏,同时进行讲解,或向宝宝提出问题,激发他的想象。②选择适合宝宝年龄特点的歌曲。

32. 6个月婴儿适合做哪些游戏

(1)手和食物(自立):当你的宝宝可以很舒服地坐在高椅上的时候,你可以给宝宝一些小块食物让他拾起来。宝宝会对小片的新鲜水果和蔬菜感兴趣,拾起它们能使宝宝的手更为灵活。将一些薄脆饼干放在他的椅子上的托盘上,首先你告诉怎样把它们拾起来再放下,怎样拾起来放进另一只手。然后伸出你的手,把手张开,看看他是否会拾起一片食物放进你的手里。

(2)社区活动(情绪/社交,自立):当你外出散步或开车的时候,指给宝宝看他所生活的社区,并告诉宝宝如何才能适应社区生活。和宝宝谈谈他所看到的事物,如消防车、警车、公共汽车、火车、飞机、救护车、医院、学校、百货商店、图书馆、公园、操场等。你会发现,他将懂得比以前多得多的东西,远远超出你的想象。宝宝也将会知道,在他成长的过程中有许多人可以帮助他。

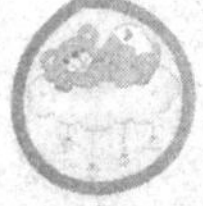
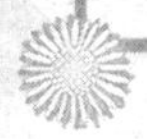

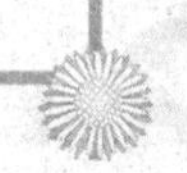

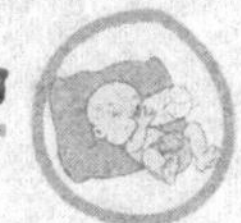

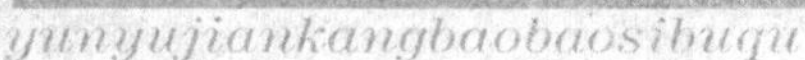

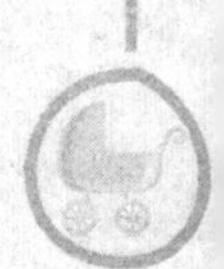

(3)镜子里的宝宝(认知):抱宝宝在穿衣镜前,让他捕捉、拍打镜中人影,用手指着他的脸反复叫他的名字,指着他的五官(不要指镜中的五官),以及头发、小手、小脚,让他熟悉后再用他的手指点身体各部位,逐渐地他就会朝着妈妈看或抓镜中的自己。这个游戏可以帮宝宝学习认妈妈、认自己、认五官、认身体,了解实物与镜影的不同。

(4)捉迷藏(情绪/感知):妈妈在床上盘腿而坐,让宝宝面对面坐在她的腿上,妈妈一手扶着宝宝的髋部,一手扶着他的腋下保持平衡。爸爸在妈妈的背后,让宝宝一只手抓着爸爸的手指,另一只手抓住妈妈的胳膊,爸爸先拉一下被宝宝抓住的手,当宝宝朝这边看时,爸爸却从妈妈背后另一边突然伸出头来亲热地叫宝宝的名字。这个游戏可让宝宝快乐,增进与父母的感情,发展感知能力。

33. 9个月婴儿适合做哪些游戏

(1)在哪只手(视觉,智力/逻辑):把一个有趣的小东西握在你的手里,张开手给宝宝看。然后再握紧拳并问:"××哪儿去了?"使用另一只手重复上述动作。几次后,宝宝就会开始抢你手中的东西。这个游戏能帮助宝宝理解放在容器里的物体不会消失。

(2)去哪儿了(智力/逻辑):这个游戏让宝宝知道看不见的物体并不是消失了。带着宝宝坐在地上拿出一个他喜欢的玩具让他玩一会儿,然后让他转过身去。他同意后,就当他的面用衣服盖住那个玩具,当然那件衣服是宝宝容易够到的。再让他转回身,帮助他找到玩具。可以重复做这个游戏,边玩边问:"玩具在哪儿?"并装作很是迷惑不解的样子。做几次后,宝宝就会知道玩具在哪儿并能把它找出来。可以换成其他玩具或物品重复做这个游戏。

(3)杯子游戏(自立,精细动作):让你的宝宝坐在一个高椅子上,或者坐在桌边,在他面前放一个小托盘。小托盘里放一个小杯子。你首先举起杯子假装喝里边的东西,同时说一些像"啊呜、啊呜"或"好喝、好喝"之类的话。然后你把杯子举到宝宝的嘴边,当宝宝假装喝的时候你也说同样的话,最后把杯子放在托盘上,看看宝宝是否会将杯子举到嘴边。

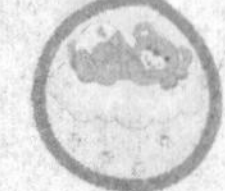

(4)洗澡游戏(自立):做一个洗宝宝身体不同部位的游戏。在宝宝

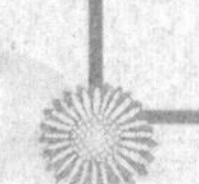

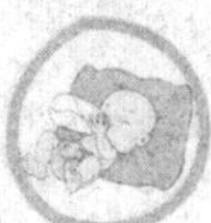

手里放一块洗澡巾或海绵，说出名称并让他自己象征性地擦洗身体的各个部位。

(5)学小鸟(创新/创造力，听觉/语言，肢体动作)：与宝宝坐在一起，将他的胳膊展开，让他的手臂上下扇动学小鸟飞翔，并学小鸟啼叫。然后，停止扇动胳膊，学飞机的“隆隆”声，让宝宝像飞机一样飞翔。在户外，让宝宝观察小鸟和飞机，并反复学它们的声音。

34. 12个月婴儿适合做哪些游戏

(1)洗手(自立)：让宝宝坐在厨房或浴室的台子上，让他能够摸到水池，学习开始自己洗手。在洗手时，和他谈谈干净和脏、湿和干、洗完了和没洗完、有泡沫和无泡沫、肥皂和溅水等事情。注意千万不要让宝宝拧动热水龙头，但可以溅一点点热水在他手上，给他一些感性认识。

(2)动物游戏(创新/创造力，肢体动作，听觉/语言)：学马奔驰与吼叫；学青蛙跳与“呱呱呱”叫，学鸭子摇摇摆摆地走和“嘎嘎嘎”地叫；学蛇滑行并“嘶嘶嘶”地叫。

(3)胡写乱画(精细动作，创新/创造力)：当宝宝悠闲地坐着时，给他几张纸和一根蜡笔，让宝宝在纸面上随便涂画。无论画得怎样，都要给予表扬。

(4)轨道(创新/创造力，肢体动作)：假设你的腿是轨道，“火车”(你的宝宝)在上面行驶。开始你拉着宝宝在腿上“走”，并学火车“哧哧哧”。然后看宝宝是否自己在腿上爬。如果宝宝做好了，就给予表扬。也可以让宝宝推着玩具在“轨道”上玩。

(5)做个麦克风(创新/创造力，听觉/语言)：拿个卫生纸轴放在嘴边当麦克风，做讲话、唱歌等表演，并让宝宝跟着学。

35. 1~2岁幼儿智力开发游戏有哪些

(1)变化多端的纸：再普通不过的纸，都可以作为刺激孩子感觉发育的好道具。把打印纸、干净的包装纸、废报纸等铺展开来，宝宝就可以拿着笔在上面随意涂鸦了。还可以教宝宝把这些纸撕成一条一条的抛向空中，或者搓成一个纸团儿当球玩。

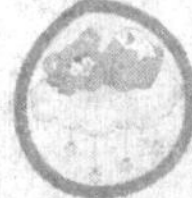
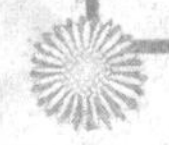
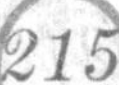

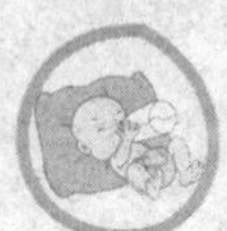

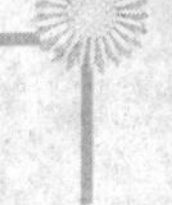

效果:涂鸦、撕纸、搓纸等对宝宝小肌肉的发育都是很有益处的。而且,探索纸的各种玩法,对培养宝宝的创造力也是有益的。

(2)小纸花:准备几张吸水性不同的纸(如纸巾、复印纸,最好纸的颜色也不一样)和一盆水。将纸折成小花放进水里。让宝宝注意观察,看哪一朵纸花先沉到水里去,哪一朵纸花很长时间还能在水面上漂着。再把纸捞出来,用手挤一下水分,看看哪张纸出水多。

效果:这能引起宝宝的好奇心,培养探索的兴趣。

(3)书里藏着小动物:找一本宝宝喜欢的小动物的图画书,和宝宝一起看。看一会儿之后,你突然把书合上,说:"看,小猫藏起来了。"引起宝宝的好奇。你接着说:"小猫藏哪儿去了?宝宝把它找出来吧。"引导宝宝去翻书。

效果:只是简单地变换一下阅读方式,就能让宝宝对书的兴趣成倍地增加。

(4)指偶表演:准备几个手指玩偶,你和宝宝各戴一个,然后进行对话表演。你用简单而生动的语言说出来,就像玩偶自己在说话一样。比如:"我是小鸭子。你是谁呀?"引导宝宝说出自己的名字。根据宝宝的语言表达能力,引导他说不同的话。遇到宝宝不会说的词,你就教他说。

效果:用这种方式帮助宝宝练习发声,宝宝一定很喜欢。这对培养孩子的语言表达能力很有帮助。

(5)拽动绳子:找一根长绳子,将绳子的一头系在玩具上,教宝宝拽着绳子的另一头,拉着玩具在屋子里走几圈。接着,你把绳子在椅子腿上绕一下,把绳子的一端递到宝宝手里,对他说:"宝宝,你把玩具拽过来吧。"宝宝就会用力去拽动绳子。如果宝宝想得到玩具,他就要想办法去把绳子解开。

效果:这可以锻炼宝宝的思维和解决问题的能力。

(6)自制玩具

①钓鱼。适合1~1岁半的孩子。所需材料:硬纸数张(剪成鱼形),回形针数个(做鱼钩),线,小木棍(做钓竿),磁铁(与硬纸贴在一起)。这个游戏能训练孩子的综合能力,特别是手指协调能力、认知能力等。

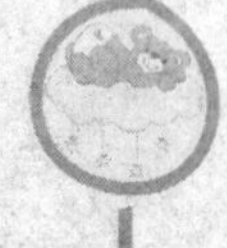

②自制图片。适合1岁半~2岁的孩子。所需材料:纸、画笔。家长可以制作一些有针对性的图片,如画一匹完整的马与一匹缺失了一条腿

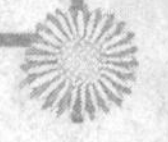

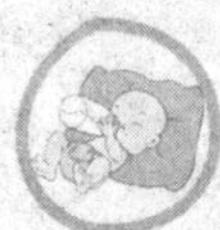

的马同时放在孩子的面前，让孩子指出两幅图的不同，这种针对性强的图片能训练孩子的观察能力，还可以灌输类别、数字的概念等，对孩子有启蒙的作用。

36. 2~3岁幼儿智力开发游戏有哪些

（1）打电话：带小孩出去时，装着互相打电话，发出电话铃声，当他应答时，问他窗外看到了什么、问他目的地是哪里，如"你在商店里干什么？你喜欢去商店吗？"这个游戏可增加宝宝词汇量，锻炼对话能力，激发想象性游戏。

（2）"瓜"聚会：将许多以"瓜"结尾的食物摊在厨房桌子上，如西瓜、南瓜、香瓜、冬瓜、哈密瓜等，与孩子一起举行一个瓜的聚会，一边品尝食物，一边谈论以瓜结尾的词。下次可以试试别的字。这个游戏让孩子知道字和声音的联系

（3）豆子分类：将许多不同的干豆（菜豆、蚕豆、黄豆、芸豆或花生豆）放在一个小碗中，教小孩如何分类。将豆子浸在水里过夜，第二天早上，看看豆子发生了什么变化，问宝宝哪种豆变化最大，然后将豆子漂洗干净。这个游戏锻炼分类、归类、集中注意力技能；让孩子更好地认识因果关系。

（4）色彩俱乐部：将一张彩纸粘在厨房的桌上，让宝宝从房间里找出同样颜色的东西。为了增加乐趣，你还可以设定时间，测试他是否能在规定时间内完成任务。

（5）划船：从房间里找一些能沉到水中或浮在水面的物体，如铝箔球、石块、木块和海绵。先让孩子猜猜哪些会沉，哪些会浮。然后试着将石头放在海绵上，或将海绵放在木头上，让他猜会发生什么。你们还可将会浮的物体当小船，进行一场竞赛。

（6）说出数字：给数字1～5各做3张卡片，将卡片摊在小孩面前，随手拿起一张，告诉孩子数字，如"这是3"，让小孩根据数字把卡片分类整理。你也可以让她拿一张卡片，说出卡上的数字。

（7）形状分类：用彩色美术纸剪出三角形、圆形和方形，它们有大有小，颜色为红、黄、蓝三色。给孩子做以下示范：将这些纸片分成方形、三角形和圆形三堆。然后让他也试着根据形状把这些纸片分类。完成后，

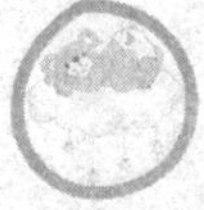
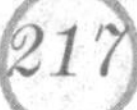

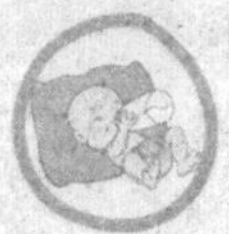

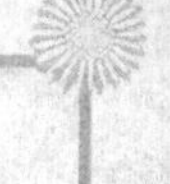
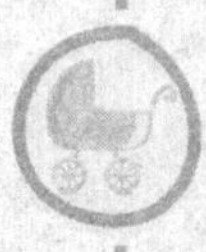

再教他如何根据颜色、大小将这些纸片分类。

(8)动物乐园:试着发出各种动物的声音。随便说一种动物,问孩子这种动物发什么声音,和他一起重复这种声音,并强调第一个字母的发音。比如,"小猫怎么叫的?喵,喵,喵,喵"。

(9)第一次乘火车:将3个鞋盒订在一起,按顺序写上1、2、3,然后让孩子拿3个玩具动物,假装它们正在排队等着上火车。告诉他谁是第一,谁是第二,谁是第三,让他将动物放入对应的车厢中。游戏中,尽量教他"第一、最后和中间"这些词。掌握这些概念后,你可以再加3个盒子和3个动物,教他第四和第六的概念。

(10)配对动物:在纸上画一些动物(或从杂志上剪一些动物),把它们分成两半,摊在桌上,让孩子将之合在一起。如果他觉得简单,找一些难的东西来玩。

(11)考推理:你和宝宝准备一起吃早点了,但还没有把早饭盒揭开,父母可让孩子猜一猜:"猜猜看,咱们今天早点吃什么?""你希望是牛奶还是豆浆?"这种方法可提高孩子的数学逻辑智能。

(12)让宝宝去问路:妈妈可以经常带孩子上街,在街上,妈妈要鼓励宝宝去问路,这可以提高他的人际智能,因为向陌生人询问道路,可以充分锻炼宝宝的人际交往能力。

(13)认方向:路上教孩子注意认路、辨别方向,如以建筑物为识别标记等。尤其到十字路口等复杂地形,可让孩子观察上、下、左、右、前、后各个方向。这可提高孩子的空间智能,让孩子熟悉道路。

(14)给宝宝下指令:妈妈可以让宝宝做个小帮手,给他适当地下指令,如"帮妈妈拿放在里面的那罐牛奶",或指示他"看看你的背后、往左边一点"等。对宝宝说话,妈妈要多用以下字眼:在里面、上面、下面、前面、后面、最上面、最下面等。这能提高宝宝的空间智能。

(15)观察树叶的变化:季节交替,植物的变化最明显。生活中,可以观察树叶一年四季的变化,让宝宝了解季节的概念,同时提高宝宝的视觉空间智能。

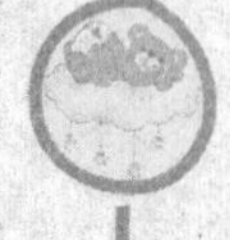
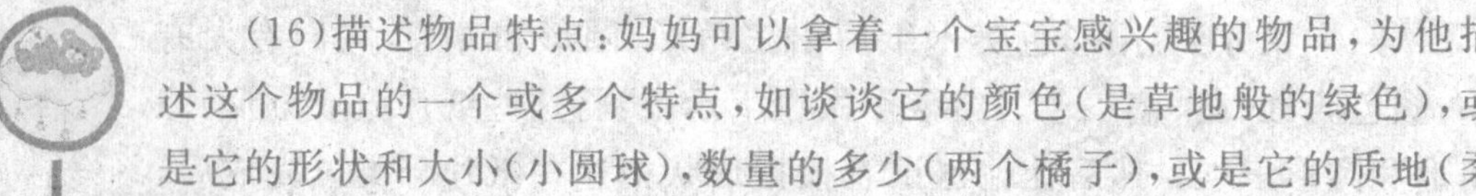
(16)描述物品特点:妈妈可以拿着一个宝宝感兴趣的物品,为他描述这个物品的一个或多个特点,如谈谈它的颜色(是草地般的绿色),或是它的形状和大小(小圆球),数量的多少(两个橘子),或是它的质地(柔

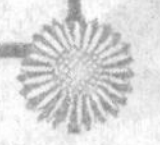

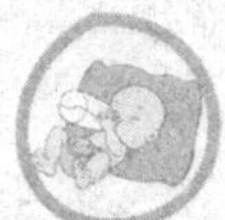

软的或是硬的),或描述它的声音(电视的声音很大,很吵)。也可以让宝宝试着描述一下这个物品的特点。

(17)故意说错一件事情:与孩子谈心时,故意说错一件大家都知道的事情,或说错一个故事,如今天艳阳高照,而你却说今天天气不好,看孩子的反应,这样能提高孩子的内省智能、逻辑智能。

(18)跑步前进:在起跑前,先定下一个目标,如前面的那棵树,远处的那个凉亭等。然后开跑,爸爸妈妈最好陪着宝宝一起跑,但爸爸妈妈一定要记得让宝宝得胜。这样他就会喜欢这种智能活动,跑到目标后可以再选一个目标再跑。跑步这种活动,会使宝宝多次深呼吸而增加送往大脑的氧气供应,会使他的头脑更为灵活,大小肌肉更协调,视力和平衡能力等都会得到提升,从而也就提高了宝宝的肢体运动技能。

37. 如何为宝宝选图书

图书尤其是婴幼儿看的图书,对于从小培养宝宝的兴趣爱好、开阔眼界、增长知识是有很大帮助的。但给宝宝选择图书时不可盲目,要根据宝宝的年龄特点和认知能力,选择他能理解、感兴趣的书籍,内容及范围也应根据宝宝年龄的增长而变化。

在最初的4个月,对宝宝来说,最重要的是爸爸妈妈的声音,大人读什么书都没问题,只要能够在读的时候充满爱与温情就行。相比之下,节奏明快、韵律优美的读物是首选。

4个月以后的宝宝对常见的物体有了较为清晰的认识。能够把物体的名称和物体本身相联系,这时候可以选择认物的书籍让宝宝阅读。最好把实物摆放在宝宝面前让他对应着看,提高认知的能力。

9个月以后的宝宝对周边的事物更有认识探索的冲动,对动物、植物更感兴趣,这时可以扩展选择与动物、植物有关的故事书。

9个月到1岁左右的宝宝,要选择彩色图画为主的书,如简单物体图画吸引他们注意,认识不同的事物。让他们认识一些眼前看不到的东西。在看画片或书时,爸爸妈妈可同时说出画上的物体名称,画片上动物的叫声,让宝宝模仿,练习发音。

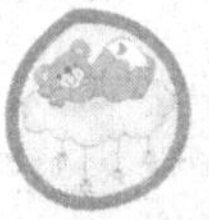

1~3岁,这是孩子学习语言非常重要的起步阶段。可以选择画面简单、字体偏大,阅读舒适感强,色彩鲜艳的图画书,内容应与幼儿日常生

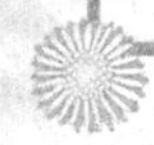
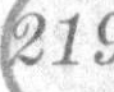

活接近，如反映日常生活用品、服装、玩具，常见的动物、植物等，告诉他们这些东西和动、植物的名称、颜色、形状等。

1～2 岁幼儿是用整体的方式在学习，形式十分多样的玩具书可以引发孩子对书的兴趣，并从动手学习中亲近书本。

2～3 岁的孩子语言发展很快，要充分利用图书教孩子说话。3 岁的孩子可以看一些故事情节简单、没有文字说明的图书故事，爸爸妈妈可以用简洁的语言指导孩子仔细观察画面，与他们进行简短的对话。

38. 如何培养宝宝的合作意识和合作能力

(1)为宝宝树立合作的榜样：爸爸妈妈是宝宝的第一任老师，爸爸妈妈的言行潜移默化地影响着宝宝。因此，爸爸妈妈要注意自身行为，为宝宝树立正面的榜样。另外，同伴也是宝宝观察学习的榜样，宝宝可以通过观察，模仿并学习其他宝宝的行为。爸爸妈妈对有合作行为的宝宝应积极评价和鼓励，会激发宝宝向同伴学习的动机。

(2)为宝宝创造合作的机会：在日常生活中，宝宝与同龄儿童一同游戏、学习的机会是很多的，如一起拼图、搭积木、作画、看图书、跳皮筋、玩过家家等。爸爸妈妈应想办法为宝宝创造、提供与同伴合作学习和游戏的机会，让宝宝在实践中学会合作。

(3)教给宝宝合作的方法：宝宝可能不会在需要合作的情景中自发地表现出合作行为，也可能不知如何去合作。这就需要爸爸妈妈教给宝宝合作的方法，指导宝宝怎样进行合作。比如，搭积木或玩游戏前，应大家一起商量，分工合作；遇到矛盾时，要协商解决问题；当玩具或游戏材料不够用时，可相互谦让、轮流或共同使用；当同伴遇到困难时，要主动用动作、语言去帮助他；当自己遇到困难、一人无法解决时，可以主动找小朋友协助等。通过这些具体的合作情景，帮助宝宝逐渐学会合作的方法和策略。

(4)让宝宝体会到合作的愉快：宝宝之间的合作常常会带来积极愉快的结果。但宝宝自己常常不能明显感觉到，因此爸爸妈妈应注意引导宝宝感受合作的成果，体验合作的愉快，激发宝宝进一步合作的内在动机，使合作行为更加稳定、自觉化。

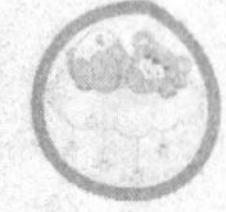

(5)及时对宝宝鼓励、引导：当宝宝做出合作行为，能较好地与同伴

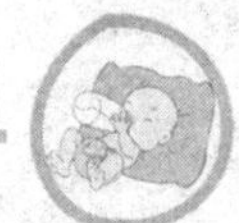

一同合作学习或做游戏时，爸爸妈妈要及时地给予肯定、鼓励。

39. 如何培养宝宝的自我控制能力

(1)培养宝宝良好的行为习惯：对宝宝自我控制力的培养，最初可以在生活习惯方面，如要求宝宝准时起床、准时就寝，按时饮食，不偏食、挑食等。随着宝宝年龄的增长，对他的自控能力培养着重于社会道德规范和社会责任心等方面，如要求宝宝在集体中要遵守集体规则和纪律，不可随心所欲地侵犯别人的利益等。成人如长期坚持一贯的要求，不做无原则的迁就，宝宝就会逐步学会控制、约束自己。

(2)帮助宝宝逐步学会评价自己的行为：培养宝宝良好行为习惯时，成人要坚持说理，要让宝宝知道"要这样做，不可那样做"的道理，让宝宝用这些道理来评价判别自己的行为是对还是错，这样他就会以此来约束自己不做不该做的事情。比如，已经很晚了，宝宝仍坐在电视机前不肯去睡，家长若硬拖他去睡，一定会引起他的情绪对立。可以耐心地对他说："今晚睡得太晚了，你明天早上起不来，到幼儿园就会迟到，会影响大家，还会使爸爸妈妈迟到"等。成人坚持这么做，不迁就宝宝，又不放弃耐心地说道理，久而久之，就会使宝宝渐渐学会评价和判别自己行为的适宜度，增强自我控制力。

(3)充分发挥榜样的作用：宝宝善于模仿，易受感染。成人可以充分利用文学艺术作品及现实生活的良好榜样去影响宝宝，引导他学习别人严格要求自己、克服困难的良好行为。

40. 如何培养宝宝愉快的情绪

(1)为宝宝提供一个愉快、宽松的成长环境：爸爸妈妈的情绪愉快稳定，在日常生活中会感染宝宝，宝宝的情绪也会处于愉快的状态。爸爸妈妈要根据宝宝的年龄特点给予所需要的爱，这种爱既能培养宝宝的愉快情绪，也是人格建构中不可缺少的组成部分。爸爸妈妈若按照成人的是非判断标准来要求宝宝，必然会对宝宝限制过多，而不利于宝宝愉快情绪的培养。

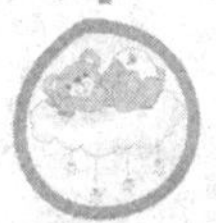

(2)满足宝宝合理的要求：这样会促进宝宝保持愉快的情绪。但对宝宝百依百顺，盲目满足宝宝所有的要求，或者不管宝宝的要求是否合

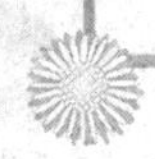
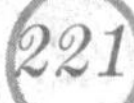

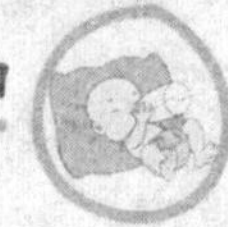

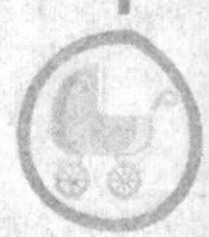

理,均以冷漠对待,都不利于宝宝合理情绪的培养。

(3)帮助宝宝释放不愉快的情绪:在日常生活中,不可能完全避免不愉快情绪产生,关键是要帮助宝宝通过适当的途径来释放它。大多数宝宝在与小伙伴玩时会感到愉快和欢乐,因此爸爸妈妈就可以多为宝宝创造这样的机会。帮助宝宝释放不愉快情绪的时候,也可设法转移宝宝不愉快的情绪,避免长时间持续这种情绪。

41. 怎样开发宝宝的创造性思维

(1)鼓励宝宝提问、探索:父母为宝宝创设宽松,求知的环境,经常向宝宝提一些能启发发散思维的问题。例如,可以就"水"提问题:水有什么用途?什么东西在水里会漂浮?水为什么会变冷?此外,向宝宝提"有什么用"和"怎么办"之类的问题也能启发宝宝的思维。例如,筷子有什么用?迷路了怎么办?世界没有太阳怎么办?等等。对上述各类的每一个问题,要求宝宝答得越多越新奇越好。家长要注意不要用大人的理智去制止宝宝开阔的思路,因为创造性思维从某种意思上说是一种异想天开,并非都很符合逻辑。

(2)建立"成果登记簿":鼓励幼儿独立从事操作性的活动,如帮助做家务,利用废旧物品制作各种小玩具等。为了及时抓住幼儿创造性思维的火花,父母最好为宝宝建立一本"成果登记簿",把宝宝在一定时间内完成的事情,或者各种新奇的想法全部记录下来。记录的内容包括日期,完成事情所用的时间,宝宝的心情和成果。即使是做得不好,甚至做糟的事情也应该记下来。这可以成为幼儿从事创造性尝试的完整记录。

(3)帮助宝宝克服单向思维:养成多角度思考问题的习惯。

42. 如何培养孩子良好的性格

(1)对待宝宝要有耐心:以尽可能的耐心最大限度地满足宝宝的合理要求。宝宝其实就是爸爸妈妈的影子,爸爸妈妈以怎样的态度对宝宝,这种态度也会潜移默化地成为宝宝性格的一部分。必要的时候,要让宝宝承受一些忍耐和等待,即使他的要求是合理的。例如爸爸妈妈在忙很重要的事情,就可以耐心地告诉他,让他知道你忙完了会再去陪他。

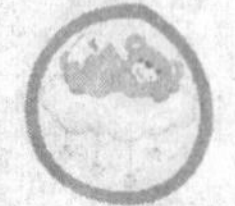

(2)言出必行:爸爸妈妈千万不要以为偶尔骗骗宝宝是无所谓的,要

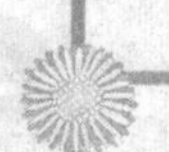
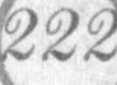

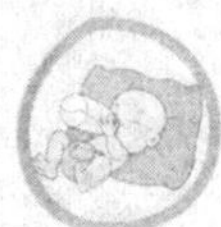
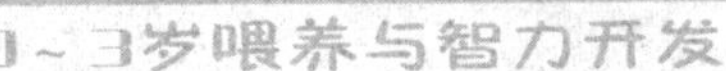

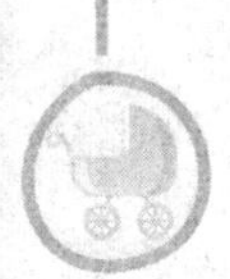

知道宝宝对欺骗是很敏感的。要时刻让宝宝意识到你答应他的事情你一定会去做，一方面让他获得信任，另一方面在他面前树立威信。

(3)始终如一：做任何事情要始终如一，处理同样的事情要给出同样的标准，让宝宝明白任何事情的原则性是不能轻易改变的。爸爸妈妈可能忘记自己给出的标准，但宝宝是不会忘记的。

(4)不把自己的意愿强加于宝宝：每个宝宝都有自己的喜怒哀乐和兴趣爱好，即使是爸爸妈妈，也无权让他们事事都按你的意愿来完成。例如，强迫宝宝参加或学习各种他不感兴趣的学习班等。凡事可以和宝宝商量，这样既不会影响宝宝的情绪，又能培养宝宝的独立性和主见性。

(5)忽视宝宝的无礼要求：有时宝宝会提出无礼的要求，遇到这种情况爸爸妈妈一定不能满足，一次也不能妥协。有时宝宝不会马上放弃自己的要求，他会试探性地观察爸爸妈妈的态度，因此爸爸妈妈一定要态度坚决，过后和宝宝以理沟通。

(6)适当地给宝宝一点权力：有时，宝宝会对某件事很感兴趣，这时不妨给宝宝一点选择的权力。比如，妈妈在厨房切菜，宝宝也想尝试，妈妈可以让宝宝帮忙洗菜，做些辅助性工作，这样既可让宝宝远离危险，又能让他体验到参与厨房工作的快乐，并告诉宝宝刀是很危险的东西，不能随便碰。

(7)让宝宝承担一点责任：从小就要注意培养宝宝的责任感，让宝宝明白做任何事情都要承担责任。比如自己玩好了玩具要收拾干净；做错了事情要勇于承担后果，接受批评并努力改正。

(8)让宝宝了解别人的感受：2～3 岁的宝宝处于以自我为中心的阶段，因此得让宝宝学会了解别人的感受，体谅别人。比如，让宝宝了解爸爸妈妈的感受，体谅爸爸妈妈的辛苦。让他知道爸爸妈妈忙的时候，宝宝要自己做力所能及的事情；打别人，别人会痛的；当人遇到困难是很希望得到帮助的等。

宝宝的良好性格是靠平时一点一点培养起来的，爸爸妈妈就更要注意给宝宝做个好的榜样，起到监督和指导的作用。相信拥有良好性格的宝宝，在未来的道路上更能经历风雨，取得成功。

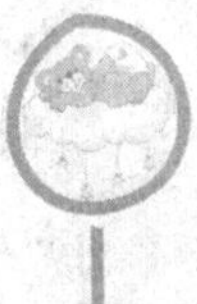
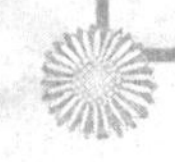

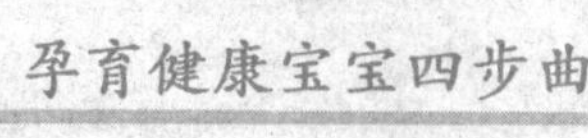
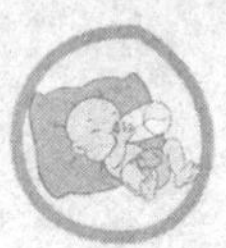

43. 玩具对宝宝有哪些积极作用

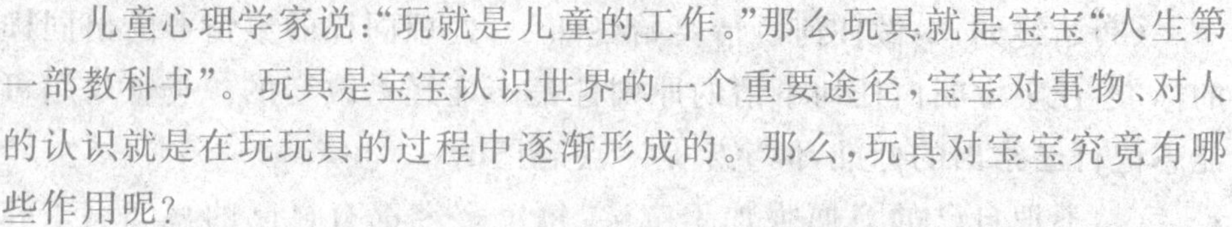
儿童心理学家说:“玩就是儿童的工作。”那么玩具就是宝宝“人生第一部教科书”。玩具是宝宝认识世界的一个重要途径,宝宝对事物、对人的认识就是在玩玩具的过程中逐渐形成的。那么,玩具对宝宝究竟有哪些作用呢?

(1)玩具可以促进宝宝感知的发展。宝宝在游戏中视、听、触觉及情感反应得到发展,锻炼了他们的注意、记忆、观察、想象等认知能力和语言能力,同时加深了对环境的认识。

(2)玩具可以发展宝宝的动手能力,使手的灵敏性和协调性得到发展,促进智力发育。

(3)在宝宝与小朋友一起玩玩具的过程中,可以发展宝宝的社会交往能力,培养互助、谦让的品行。

(4)宝宝可以从益智玩具中学到许多知识,寓教于乐,使宝宝体会到学习的乐趣。

(5)玩具可以给宝宝带来欢乐的情绪和精神满足,有益身心健康。

44. 如何根据宝宝的性格选择玩具

玩具是宝宝的“教科书”,不仅可以增加宝宝的生活情趣,丰富知识,开拓智力,而且有助于培养宝宝良好的性格。由于遗传因素和后天环境的影响,宝宝在成长中可能养成不良性格和坏脾气,除了日常思想言行教育外,选择适当的玩具引导宝宝在玩耍中纠正自己的不良性格和坏脾气,也是一种很好的教育方法。

(1)选择静态性的玩具纠正宝宝的多动症:有的宝宝过分顽皮好动,整天摸、爬、滚、打,手脚不停,很难安静下来。如果选择一些积木、插板、拼搭模型等静态性的玩具给宝宝玩,把宝宝的注意力引导到手、脑并用的拼、搭、镶、嵌玩具上,久而久之,就能克服宝宝坐不住、静不下来的不良习惯,有益宝宝身体和智力的健康发展。

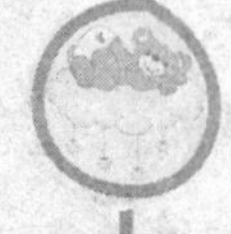

(2)选择动态性玩具纠正宝宝孤僻的性格:有的宝宝生性沉默寡语,不好动,不合群。如果选择一些声、光、色俱全的发条、惯性电动的动态性玩具给宝宝玩,让宝宝追着汽车、飞机、坦克玩具跑,跟着枪、炮玩具声

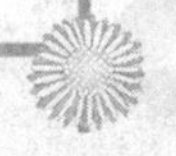

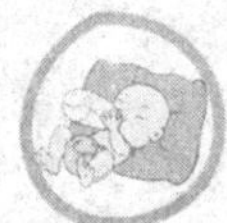

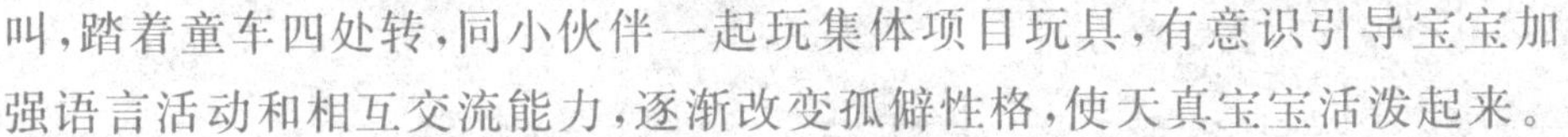

叫，踏着童车四处转，同小伙伴一起玩集体项目玩具，有意识引导宝宝加强语言活动和相互交流能力，逐渐改变孤僻性格，使天真宝宝活泼起来。

(3)选择制作性玩具纠正宝宝急躁的脾气：有的宝宝性情暴躁，做事毛手毛脚，“破坏性”很强，如果选择一些自制的纸、木、布的玩具，让宝宝自己动手制作各种各样的玩具，慢慢培养宝宝耐心、细致、不急不躁的良好性格，使“火爆筒”的宝宝变得心灵手巧。

45. 如何训练宝宝坐便盆

(1)细心观察宝宝排便规律：训练宝宝养成定时大便的习惯时，要先摸清宝宝每天大约什么时间排便次数多，如果发现宝宝出现脸红、瞪眼、凝视等神态时，就应把宝宝抱到便盆前，并用“嗯、嗯”的发音使宝宝形成条件反射，久而久之，宝宝一到时间就会有便意了。

(2)让宝宝熟悉“便盆”：8个月左右，宝宝已经能够坐稳，就可以开始训练他坐便盆。给宝宝准备一个色彩鲜艳的卡通造型专用便器，固定放在卫生间，带宝宝如厕最好使用固定的语言或手势：跟宝宝说“拉臭臭”、“大便”，跟宝宝比划下蹲姿势或者擦屁屁的动作等。让宝宝一听到相同的话或看到相同的手势就能形成条件反射，也有利于宝宝学会使用这些语言和手势，表达排便意思。并把纸尿裤上的粪便放入便盆内，指给宝宝看，使他逐渐理解便盆的概念和用途。

(3)有相对固定的时间：最好有具体定时的排便时间，一般早饭或晚饭后30分钟左右，是培养宝宝大便的最佳时间，宝宝坐专用便器的时间控制在5～10分钟即可，如果宝宝没有便意，强行延长坐便时间是不可取的。

(4)对宝宝要及时鼓励，反复强化：当宝宝有排便的表情时，要称赞、鼓励他，试着让他自己处理。宝宝顺利完成后，要给他鼓励和称赞。即使排便失败，也不要训斥宝宝，不要让宝宝产生排斥和厌恶排便的抵触心理。另外，还应对宝宝经常提醒，反复强化坐便盆的重要性，加强宝宝对便盆的认同感。宝宝如厕的表现通常是波段式摆动的，有时候进三步、退一步，家长一定要有耐心，多鼓励。

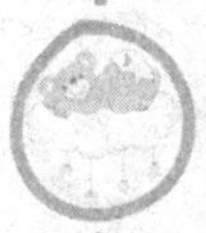

(5)不宜哄骗：不要为了哄宝宝不哭闹，就给坐便的宝宝吃东西、玩玩具或看图书，这样转移注意力更难以让宝宝顺畅排便，久而久之会造

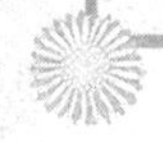
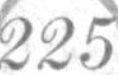

成恶性循环。

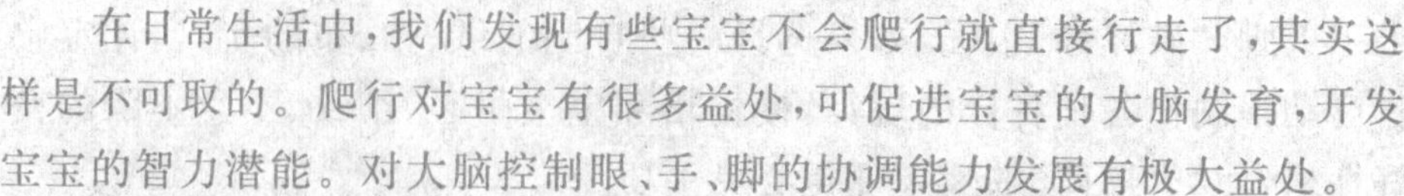

46. 为什么要让宝宝爬行

在日常生活中，我们发现有些宝宝不会爬行就直接行走了，其实这样是不可取的。爬行对宝宝有很多益处，可促进宝宝的大脑发育，开发宝宝的智力潜能。对大脑控制眼、手、脚的协调能力发展有极大益处。

(1)爬行使宝宝开始主动移动自己的身体，开阔眼界，增长见识，促进其认知能力的发展。爬行会刺激左右脑均衡发展、理解与记忆并进。爬行可刺激内耳或前庭系统，有助于维持平衡感，而手眼协调也有相同作用。

(2)爬行对于脑部有直接的促进作用。爬行需要大、小脑之间的密切配合，多爬能够丰富大、小脑之间的神经联系，有利于脑神经系统结构的完善，促进脑的生长，必然会对孩子学习语言与阅读发挥良好影响。

(3)爬行能锻炼宝宝全身大肌肉活动的力量，尤其是四肢活动的协调性和灵活性，是一种综合性的强体健身活动。爬可以锻炼胸肌、背肌、腹肌及四肢肌肉的力量，还有助于视听觉、空间位置感觉、平衡感觉的发育，可以促进身体的协调。它可使血液循环流畅，并可促进肌肉、骨骼的生长发育，防止脊柱弯曲。一方面，宝宝在爬行时，头颈仰起，胸腰抬高，有利于增强呼吸系统功能；另一方面，宝宝在爬行运动中四肢并用，可使左右脑正常发育，使宝宝的智力得到全面的发展。因此，宝宝要学会爬行且爬得越早越好。

47. 宝宝学步期的发育分几个阶段

第一阶段(10～11 个月)：此阶段是宝宝开始学习行走的第一阶段，当父母发现宝宝在放手能稳定站立时，就可以开始尝试走路了。

第二阶段(12 个月)：蹲是此阶段重要的发展过程，父母应注重宝宝站—蹲—站连贯动作的训练，父母可将玩具丢在地上，让宝宝自己捡起来。如此做可增进宝宝腿部的肌力，并可以训练身体的协调性。

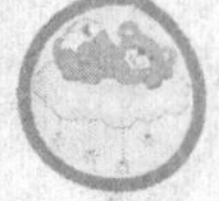

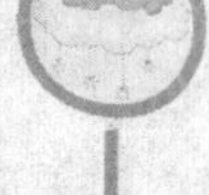

第三阶段(12 个月以上)：此时宝宝扶着东西能够行走，接下来必须让宝宝学习放开手也能走 2～3 步，父母可以各自站在两头，让宝宝慢慢从爸爸的这一头走到妈妈的那一头。此阶段需要加强宝宝平衡的训练。

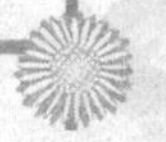

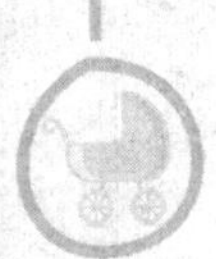

第四阶段(13个月左右):此时父母除了继续训练宝宝腿部的肌力及身体与眼睛的协调性之外,也要着重训练宝宝对不同地面的适应能力。让宝宝练习爬楼梯,如家中没有楼梯可利用家中的小椅子,让宝宝一上一下、一下一上地练习。

第五个阶段(13～15个月):宝宝已经行走良好,对四周事物的探索逐渐增强,父母应该在此时满足他的好奇心,使其朝正向发展。可利用木板放置成一边高、一边低的斜坡,但倾斜度不要太大,让宝宝从高处走向低处,或由低处走向高处,此时父母须在一旁牵扶,以防止宝宝跌下来。

48. 怎样教宝宝学走路

宝宝一般在10个月后,经过扶栏的站立已能扶着床栏横步走了。这时怎样来教宝宝学走路呢?

首先,在宝宝初学走路时,为防止摔倒,应选择活动范围大,地面平,没有障碍物,摔倒了也不会受伤的地方学步。同时,要给宝宝穿合适的鞋和轻便的服装,以利活动行走。

其次,在宝宝学步时,父母应注意不能急于求成,更不能因怕摔就不练习了。要根据孩子的具体情况灵活施教。初学时应每天安排时间陪着学步,练习时间不宜过长,30分钟左右就可以了。并注意保护,这样有利于宝宝更快学会走路。最好每次训练前让他排尿,撤掉尿布,以减轻下半身的负担。

初学时,家长站在宝宝的后面,用双手扶在其腋下,或在前面搀着他的双手向前迈步,练习走。锻炼一个时期后,宝宝慢慢就能开始独立的尝试,当宝宝拉着大人的手走得很稳时,家长应该设法创造一个引导宝宝独立迈步的环境,如让宝宝靠墙站好,大人退后两步,伸开双手鼓励宝宝,叫他"宝贝,来妈妈这儿"。当宝宝第一次迈步时,你需要向前迎一下,避免他第一次尝试时摔倒。初次,他可能会步态蹒跚,向前倾斜,跌跌撞撞扑向你的怀中,收不住脚,这是很正常的表现,因为重心还没有掌握好。这时父母要继续帮助他练习,让他大胆地走第二次、第三次。渐渐地熟能生巧,会越走越稳,越走越远,用不了多长时间,宝宝就学会走路了。1岁多的宝宝已能走得比较稳了。

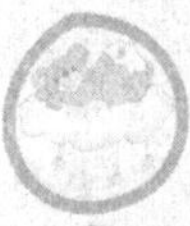

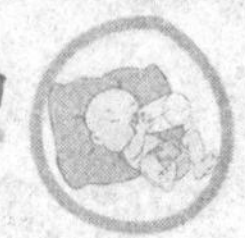

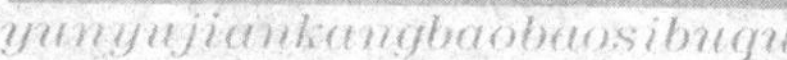

49. 宝宝学步时有哪些注意事项

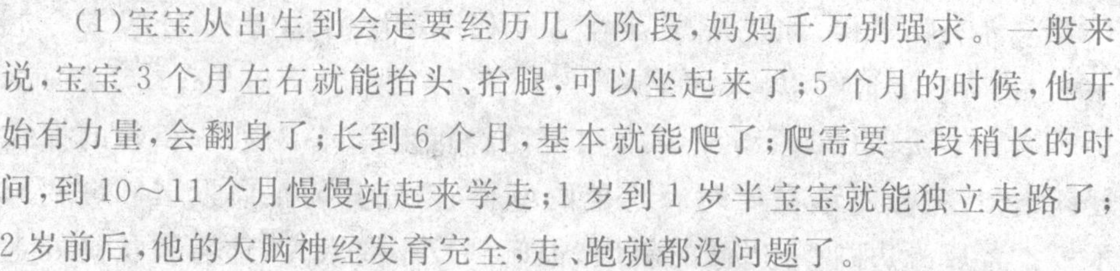

(1)宝宝从出生到会走要经历几个阶段，妈妈千万别强求。一般来说，宝宝 3 个月左右就能抬头、抬腿，可以坐起来了；5 个月的时候，他开始有力量，会翻身了；长到 6 个月，基本就能爬了；爬需要一段稍长的时间，到 10～11 个月慢慢站起来学走；1 岁到 1 岁半宝宝就能独立走路了；2 岁前后，他的大脑神经发育完全，走、跑就都没问题了。

(2)宝宝走路的时候别喂他吃东西，以防噎着、戳着嗓子。

(3)地面一定要平，不能有坡、不能滑。否则，宝宝走起来很容易摔倒、受伤。

(4)孩子在家里走的时候，别让他在摆满各种尖角家具的房子里走，避免磕着。

50. 为什么不宜用学步车教宝宝学走路

爸爸妈妈认为学步车可以让宝宝早点会走路，并且有时家里人手不够，爸爸妈妈走开一下，把宝宝放入学步车让他自己玩，宝宝不会哭闹又能避免宝宝爬到危险的地方。其实，爸爸妈妈们的想法都错了。使用学步车既有不安全因素，也不利于宝宝的运动发育。

用学步车的宝宝行走能力得不到练习，反而学会走路更晚，原因有以下几点：

(1)学步车不利于锻炼宝宝的平衡能力。宝宝走动，车子就跟着移动，所以学步车中的宝宝无需自主把握平衡，这不利于锻炼宝宝的平衡能力。

(2)宝宝在学步时是用脚尖移步的，依靠学步车宝宝实现了行走，但宝宝的大腿肌肉得不到加强锻炼。平衡力、大腿肌肉力量是宝宝学会走路的关键点，所以一旦宝宝离开学步车，能实现自行走路的速度反而更慢。而且长期使用学步车可以导致宝宝异常的行走姿势，我们俗称的“学步车步态”。

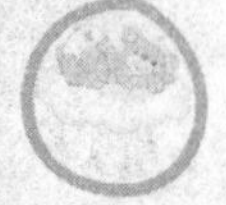

此外，看似安全的学步车其实极其危险。宝宝在学步车中，碰到椅子、茶几等障碍物时，很容易“人仰车翻”，一旦车翻了，宝宝的头就会着地，这有致命危险。即使在相对安全的室内，一旦大人离开了小孩，活泼

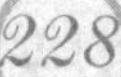

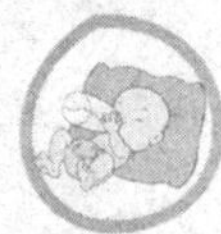

的宝宝可能会把车带入卫生间、厨房、台阶处、有电插头的地方而造成危险。所以不建议使用学步车。

51. 剖宫产与自然分娩出生的宝宝有何不同

随着高龄产妇的日益增多和一些观念上的原因,越来越多产妇选择剖宫产。那么,剖宫产生下来的孩子和顺产生下来的孩子有没有区别呢?

研究表明,剖宫产的孩子在出生的时候没有经过产道的挤压,缺乏生命中第一次触觉和本体感的体验和学习。这种体验的缺乏虽然不会影响孩子的智商,但却容易让孩子产生情绪敏感、注意力不集中、手脚笨拙等问题。

因为正常经产道分娩的胎儿会受到宫缩、产道适度的物理张力改变等,使胎儿的身体、胸腹、头部有节奏地被挤压,而剖宫产宝宝却缺乏这种刺激,所以容易出现触觉感、本体感,以及前庭平衡感的失调,即“感觉统合失调”。

又如,快捷的剖宫产使胎儿失去了分娩过程中被挤压的经历,缺乏了早期大脑和皮肤的压力触觉感受,从而产生以触觉防御性反应过度为主的诸多的行为问题。如长大以后容易出现做事拖拉磨蹭、语言表达有障碍等问题。

还有,剖宫产的孩子虽然与自然分娩的孩子在智力上并无差异,但剖宫产的孩子的适应能力要比自然分娩的孩子的适应能力差。比如,洗澡、换衣服、换床铺等,适应能力比较差,或者保护性反应比较过度。表现为情绪化,爱哭,睡不好觉,睡不实。他们往往坐不住板凳,在家时脾气特别大,出门胆小退缩,不大方,怕拥挤,在陌生的环境中最喜欢躲在妈妈的屁股后面。一句话,“在家是龙,出门是虫”。

不过家长不必过于担心,以上现象都可以通过后天的训练来解决。

52. 剖宫产出生的宝宝如何训练

剖宫产出生的宝宝聪明、顽皮,容易紧张,家长不要为此而训斥、惩罚他们,因为他们不是故意捣乱,而是需要训练矫正。

(1)大脑平衡的训练:准妈妈选择剖宫产很多是因为胎位不正、脐带

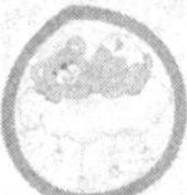
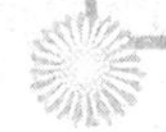
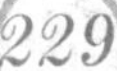

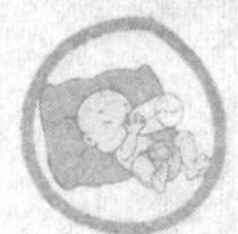
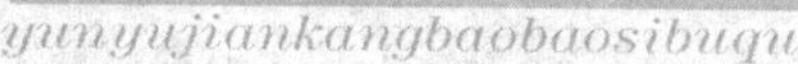
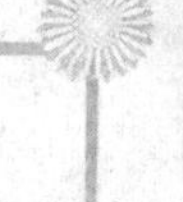
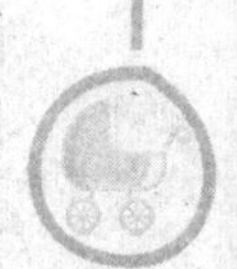

缠绕、体重过大等因素，而这些因素通常会造成胎儿大脑前庭功能发育不足、在母体内的活动不充分。宝宝出生以后，注意力方面必然会受到一定的影响。

宝宝出生后的前3个月，要适当地摇抱宝宝，或让宝宝躺在摇篮里，训练前庭平衡能力，让其大脑平衡能力得到最初的锻炼；宝宝七八个月时，更要训练爬行，不要使用学步车，这样对锻炼宝宝的手脚协调能力很有帮助。当宝宝再大一些时，要多走平衡木、荡秋千、做旋转游戏等训练。

(2)本体感觉训练：剖宫产出生的宝宝对自己的身体感觉不良，身体协调性差，动作磨蹭，有的宝宝还会出现语言障碍和尿床等问题。要鼓励宝宝多进行各种体育活动：较小的宝宝可以玩翻跟斗的游戏，再大一点可以对他们进行拍球、跳绳、游泳、打羽毛球等训练活动。

(3)触觉能力训练：如果宝宝两三岁以后还有吃手和咬笔头等问题，则是宝宝触觉敏感的反应。可以让宝宝玩水、沙子、游泳、赤脚走路，洗澡后用粗糙的毛巾擦身体，用电吹风微风吹身体，用柔软的毛刷子刷身体，用毛巾把孩子卷起来做卷蛋卷游戏，和小朋友一起玩需要身体接触的游戏。

53. 培养宝宝的动手能力有何意义

俗话说"心灵手巧"。灵巧的手是一个人大脑发育良好的标志之一。手指与大脑之间存在着非常广泛的联系，在大脑中支配手部动作的神经细胞有20万个，而负责躯干的神经细胞却只有5万个，仅仅是管辖大拇指的运动区域，就几乎相当于大腿运动区的10倍！可见大脑发育对手灵巧的重要性，而手动作的灵敏又会反过来促进大脑各个区域的发育。这就是人们常说的"眼过百遍，不如手做一遍"。

如果让宝宝的小手指更加灵活，触觉更加敏感，宝宝就一定会更聪明、更富有创造性，思维也会更加开阔。

54. 如何培养宝宝的动手能力

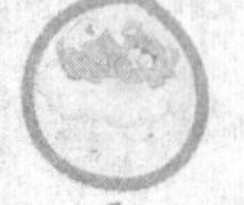

宝宝出生后，家长就可以有意识地刺激宝宝的小手。2个月时，宝宝会出现吮手动作，这时不要强行干预。当宝宝3个月时，他就会抓玩具

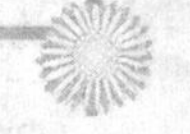

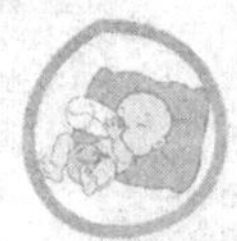

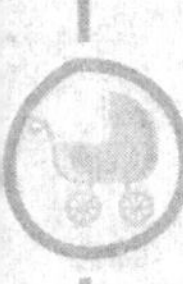

了，此时需要训练抓握能力，给他多种质感和形状的物体让他体验。在宝宝半岁后，教宝宝做简单的手指操，让宝宝将手的动作与声音刺激联系起来，如让宝宝“抓挠”；伸出食指表示“1”；双手鼓掌做“欢迎欢迎”等等。10个月时，可以训练宝宝捡拾物体。

1岁以后，让他学做“你拍一，我拍一，两个小孩做飞机……”的拍手游戏。在宝宝1岁左右，可以让宝宝做旋瓶盖、解纽扣等动作，让他拿起小积木，将两块叠在一起。1岁半时，让宝宝拿勺吃饭并训练宝宝自己端碗、端小杯子。

在宝宝2岁之后，就要训练他自己穿衣服、收拾玩具。当妈妈做事时，可让宝宝“帮忙”，妈妈理床，宝宝拉床单；妈妈摆碗，宝宝放筷子；妈妈剥豆择菜，宝宝去倒豆荚；妈妈包饺子，给宝宝一小块面，让他尝尝自己包出的面疙瘩。每个宝宝都会兴致勃勃地“参加劳动”的，在活动中，宝宝会感受成功，得到乐趣。许多智力玩具都具有训练手的精巧运动、手眼协调能力和激发宝宝想象力的作用。最传统的搭积木、捏橡皮泥和新开发的各种变形玩具、插拼玩具都有上述功能，家长可先给宝宝示范一下，然后就让宝宝尽情去想，不必按说明书的要求去玩。

2岁半的宝宝可学做手工，如折纸、剪贴。开始从简单的一步折纸学起，到3岁时可学2～3步的折纸，3岁开始学拿剪刀，先学剪纸条，后学剪图形，可以用纸条贴成链条或方纸贴成花篮等。4～5岁可以剪更复杂的剪贴和图案。男宝宝喜欢做车、船、大炮、飞机等。家长可帮助宝宝做多种手工，以便促进手的协调性和灵活性。

在宝宝3岁时，可以让他学用筷子了，宝宝在使用了筷子后，小手会更加灵活。许多游戏，如拍手歌、夹豆子、穿线、套圈、拍球都会提高宝宝手的协调与运动能力，学绘画、学乐器也能大大提高宝宝手的灵巧性。为了让宝宝心灵手巧，年轻的父母一定要记住，多训练宝宝的双手。正如有位著名的教育家说过的那样：“儿童的智力发展，体现在手指尖上。”

55. 宝宝不适应幼儿园怎么办

从家庭的个体生活走向幼儿园的集体生活，这对宝宝来说是一个巨大的变化。由于生活环境、生活方式，特别是接触的对象不同，宝宝会感到不习惯、不适应，产生怯生、恐惧的心理，出现哭闹、逃跑、不肯吃饭、不

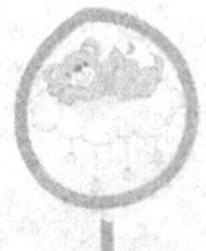
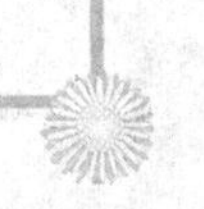
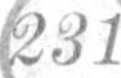

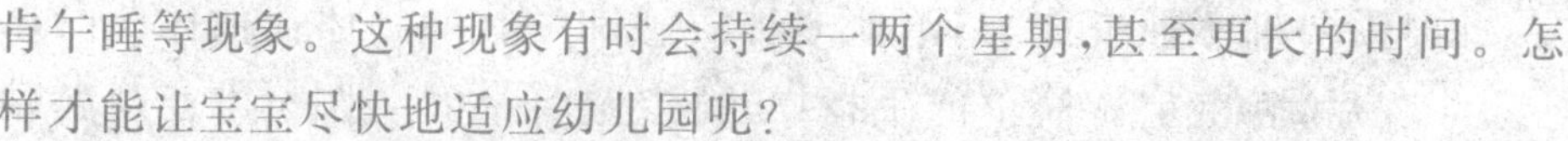

肯午睡等现象。这种现象有时会持续一两个星期，甚至更长的时间。怎样才能让宝宝尽快地适应幼儿园呢？

(1)心理准备工作：入幼儿园前，不妨带宝宝先去幼儿园玩一玩，与老师交谈交谈，以消除宝宝的怯生心理；通过参观幼儿园的活动室、玩具橱、游戏室等设备，增进宝宝的羡慕和愉悦情感；宝宝通过看一看幼儿园小朋友们欢乐的活动场面，从旁体验一下幼儿园富有情趣的集体生活，促使宝宝产生不久就上幼儿园的自豪感。宝宝产生了进入新环境的意愿，就为他将来适应新环境奠定了良好的思想基础。

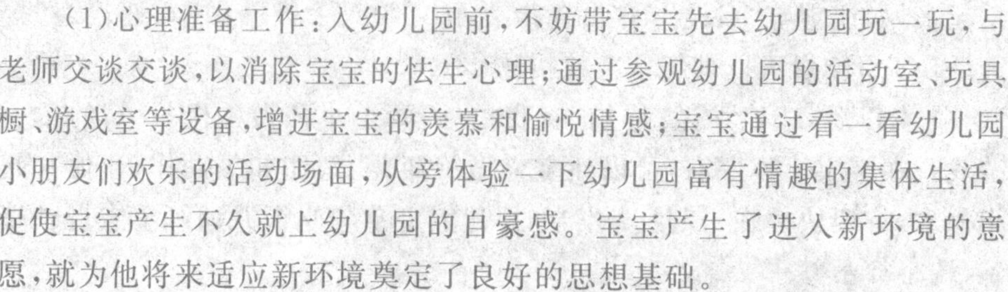

(2)生活习惯的培养：给宝宝安排与幼儿园相适应的作息时间，早睡早起，每天中午睡午觉等，这样进入新环境后就容易适应新的生活制度。

(3)生活能力的培养：应注意培养宝宝的自理、自立能力，放手让宝宝自己吃饭，自己大小便，自己脱衣上床睡觉。大人劳动时，可以让宝宝在身边学着剥剥豆儿，拿拿工具；外出时可以携带宝宝同往，尽可能让宝宝多接触外界的人和事。这样足以增进宝宝的独立性，减少宝宝的依赖性。

通过以上几个方面的准备工作，宝宝进入幼儿园这一新环境，很快就适应。值得注意的是，进入幼儿园前，切忌使宝宝产生恐惧心理。例如，有的爸爸妈妈常用“不听话就送你去幼儿园”之类的话来恐吓宝宝，这是很不好的。宝宝进入新环境后，如果出现不适应、不习惯的现象，家长不应该溺爱、舍不得，更不应在一旁陪伴。这时，爸爸妈妈应该信赖教师会亲切地关心宝宝，尽量避免自己同宝宝多接触。宝宝回家后，爸爸妈妈应该从多方面夸赞新环境，促使宝宝心理上的转变。

56. 宝宝上幼儿园前应具备哪些特质

宝宝到了3岁便可以上幼儿园了。在幼儿园，宝宝需要与大家一起学习、活动。而大多数3岁宝宝的社交技巧都不是太理想，而且其情绪亦不够稳定，他们都需要时间学习与别人相处。如果宝宝具备以下8种特质，便有机会在幼儿园里“鹤立鸡群”。

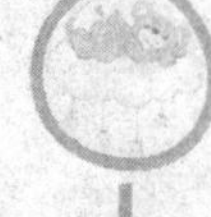

(1)自信：宝宝要学会欣赏自己，并相信自己会成功。有自信的宝宝是更乐意接受挑战的，而且他们会勇于表达自己，不怕外界的压力。

(2)独立：宝宝一定要学习为自己做事，过分依赖的宝宝难以建立良

好的自我形象,事事会以别人为依附。

(3)自发性:自发性是宝宝学习新事物的原动力,有自发性的宝宝会喜欢学习,对新事物表现出好奇。自发性是成功的一大要素。

(4)好奇:小宝宝其实是天生好奇的,打从婴儿期开始,便不断地探索这个世界,如宝宝能继续保持好奇心,便能在学习上事半功倍。

(5)耐性:宝宝必须学习完成手上的工作后再做另一件工作,有耐性的宝宝会专心持久地集中精力,把一件事情做好;反之,一个没有耐性的小孩,做什么事都只是"三分钟热度",那就难以把事情做好。

(6)合作:宝宝必须学习与别人相处、分享和轮流使用物品。现代家庭多是独生子女,宝宝不愿意与人分享,但幼儿园是群体的世界,如果宝宝学会了与人合作,学习、生活就会更加顺利、愉快。

(7)自制:宝宝必须明白有些行为是不对的,如打架或骂人。他们必须知道,即使是生气,也有正确和不正确的发泄方法,这一点便是自制能力锻炼,能够控制自己行为的宝宝,定会是个老师欣赏的乖宝宝。

(8)欣赏别人:宝宝必须学会欣赏别人和体会别人的感受,现今大多数小宝宝对别人的好意视为理所当然,不懂得感谢和欣赏别人的好意,结果同时使自己和别人都不愉快。懂得欣赏别人的宝宝,一定是个快乐的宝宝。

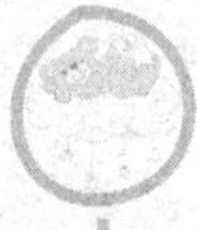